Monthly Book
Medical Rehabilitation

編集企画にあたって………

　厚生労働省は，団塊の世代が75歳以上となる2025年を目途に，「自分らしい暮らしを人生の最後まで続けることができるよう，住まい・医療・介護・予防・生活支援を一体的に提供」する地域包括ケアシステムの構築を提唱した．まさにきたる2025年は地域包括ケアシステムの完成年であると同時に，在宅を中心とした医療がさらに発展していく年でもある．

　一方，リハビリテーション医療は急性期・回復期・生活期すべての時期にわたって必要とされる医療であり，特に生活期リハビリテーション医療は急性期・回復期よりも長い期間であり，生活の場でリハビリテーション医療を展開していく．生活とは，『生きていくための活動』であり，『活動を育む医療』であるリハビリテーション医療の集大成がそこにはある．その意味では，リハビリテーション医療は地域包括ケアシステムを成功に導くための1つのアイテムであると言える．

　今回，在宅でのリハビリテーション診療で，対象者を診療していくにあたってどのような視点で，どのようなことに注意しながら，どのように対応していくべきなのか，第一線でご活躍されている諸先生にご執筆いただき，在宅でのリハビリテーション診療の手引書のごとく活用される本を目指して編集した．ご存じの通り，在宅で生活している対象者の疾患や障害は様々であり，合併症や併存疾患，生じ得る二次的障害も個々人によって違っている．今回は，総論で在宅リハビリテーション医療における障害に対する一般的な考え方について解説していただき，各論では在宅リハビリテーション医療でよく診る疾患・外傷について取り上げ解説していただいた．この本をきっかけとして在宅で診療を行っている医師の方々には，リハビリテーション診療の視点に立った在宅診療を加えていただくのは勿論のこと，実際にリハビリテーション医療に携っている医師をはじめ，理学療法士，作業療法士，言語聴覚士，義肢装具士，また，ケアマネジャー，介護福祉士の専門職の方々にとっても，在宅リハビリテーション診療の手引書になれば幸いである．

2024年9月
川手信行
水間正澄

WRITERS FILE ライターズファイル（50音順）

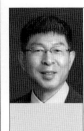
荒井　洋
（あらい　ひろし）
- 1987年　大阪大学医学部医学科卒業
- 1993年　大阪府立母子保健総合医療センター検査科医員
- 1998年　特別医療法人大道会ボバース記念病院小児神経科小児神経科部長
- 2006年　特別医療法人大道会森之宮病院小児神経科部長
- 2015年　社会医療法人大道会ボバース記念病院副院長（兼務）
- 2017年　社会医療法人大道会ボバース記念病院院長

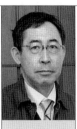
海老原　覚
（えびはら　さとる）
- 1990年　東北大学医学部卒業
- 1994年　同大学大学院第一内科入学
- 1996年　McGill大学Meakins-Christie研究所留学
- 2000年　東北大学医学部附属病院老年・呼吸器内科，助手
- 2009年　同大学病院内部障害リハビリテーション科，講師
- 2014年　東邦大学リハビリテーション科，教授
- 2022年　東北大学大学院医学系研究科内部障害学分野，教授
- 2024年　同大学医学系研究科臨床障害学分野，教授

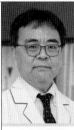
菊地　尚久
（きくち　なおひさ）
- 1990年　金沢大学医学部医学科卒業
- 1992〜93年　米国カリフォルニア大学デービス校医学部リハビリテーション研究施設留学
- 1996年　金沢大学大学院修了
- 1999年　横浜市立大学医学部附属病院リハビリテーション科，助手
- 2001年　同，学内講師
- 2006年　米国バージニアコモンウェルス大学リハビリテーション医学科研修
- 2008年　横浜市立大学附属病院リハビリテーション科，准教授
- 2014年　横浜市立市民総合医療センターリハビリテーション科部長，准教授
- 2017年　千葉県千葉リハビリテーションセンター，副センター長
- 2020年　同，センター長

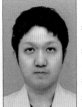
井口　紘輔
（いぐち　こうすけ）
- 2016年　島根大学医学部医学科卒業
- 　　　　広島大学病院，初期臨床研修医
- 2018年　広島大学病院リハビリテーション科入局
- 　　　　広島市立リハビリテーション病院リハビリテーション科
- 2019年　アマノリハビリテーション病院リハビリテーション科
- 2020年　広島大学病院リハビリテーション科
- 2023年　浜松市立リハビリテーション病院リハビリテーション科

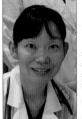
大森まいこ
（おおもり　まいこ）
- 1999年　慶應義塾大学医学部卒業
- 　　　　同大学病院リハビリテーション医学教室入局
- 2001年　同大学月が瀬リハビリテーションセンター
- 2003年　同大学病院リハビリテーション医学教室
- 2005年　川崎市立川崎病院リハビリテーション科
- 2006年　慶應義塾大学医学部リハビリテーション医学教室
- 2017年　国立病院機構埼玉病院リハビリテーション科
- 2020年　同，部長
- 2024年　大井中央病院，副院長

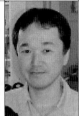
久米　亮一
（くめ　りょういち）
- 1997年　株式会社ニッシン自動車工業（自動車用車いすリフトや手動運転装置の取り付けや開発）
- 1997年　日立自動車交通株式会社（福祉部：福祉バス・タクシーの運転手兼リフトの整備）
- 2002年　早稲田医療専門学校義肢装具学科卒業
- 2002年　早稲田医療専門学校義肢装具学科，専任教員
- 2004年　有限会社吉田義肢装具研究所入社
- 2017年　株式会社COLABO創業，代表取締役

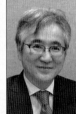
石垣　泰則
（いしがき　やすのり）
- 1982年　順天堂大学医学部卒業
- 1990年　城西神経内科クリニック開設
- 2009年　コーラルクリニック開設
- ・順天堂大学医学部，講師（非常勤）
- ・日本在宅医療連合学会，代表理事
- ・日本生活期リハビリテーション医学会，理事
- ・リハビリテーション医学教育推進機構，学術理事
- ・日本在宅ケアアライアンス，副理事長

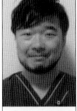
勝谷　将史
（かつたに　まさし）
- 2003年　兵庫医科大学卒業
- 　　　　同大学病院，研修医
- 2005年　川西市民病院産婦人科
- 2007年　兵庫医科大学リハビリテーション医学教室入局
- 　　　　関西リハビリテーション病院リハビリテーション科
- 2009年　西宮協立リハビリテーション病院リハビリテーション科
- 2011年　同，医長
- 2016年　同，副部長
- 2019年　同，部長

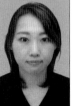
杉山みづき
（すぎやま　みづき）
- 2015年　東京慈恵会医科大学卒業
- 2017年　国立成育医療研究センター（小児科）
- 2020年　昭和大学医学部リハビリテーション医学講座入局
- 2024年　同大学大学院修了，助教，医局長

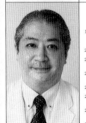
礒　良崇
（いそ　よしたか）
- 1998年　昭和大学医学部卒業
- 　　　　同大学病院第3内科（現循環器内科），研修医
- 2000年　山梨赤十字病院循環器内科，医員
- 2004年　Tulane大学遺伝子治療センター，Postdoctoral fellow
- 2005年　Vermont大学心血管研究所，Postdoctoral fellow
- 2007年　昭和大学病院循環器内科，助手
- 2011年　同大学藤が丘リハビリテーション病院循環器内科，講師
- 2014年　同大学藤が丘リハビリテーション病院循環器内科，准教授
- 2020年　同大学藤が丘病院循環器内科，准教授

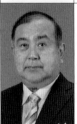
川手　信行
（かわて　のぶゆき）
- 1989年　昭和大学医学部卒業
- 1998年　同大学医学部リハビリテーション医学，専任講師
- 2002年　同大学保健医療学部理学療法学科，助教授
- 2004年　同大学リハビリテーション医学診療科，准教授
- 2016年　同大学藤が丘リハビリテーション病院リハビリテーション科，診療科長
- 2018年　同大学医学部リハビリテーション医学講座，主任教授

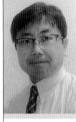
永井　隆士
（ながい　たかし）
- 1997年　昭和大学医学部卒業
- 　　　　同大学整形外科学教室入局
- 2009年　同大学整形外科学教室，医局長
- 2011年　同大学整形外科学教室，講師
- 2016年　同大学藤が丘病院整形外科，講師
- 2019年　同大学整形外科学教室，准教授
- 2021年　同大学リハビリテーション医学講座，准教授
- 2022年　同大学病院附属東病院リハビリテーション科，診療科長

WRITERS FILE ライターズファイル（50音順）

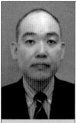
乃美　昌司
（のみ　まさし）
- 1995年　神戸大学医学部医学科卒業　兵庫県立成人病センター
- 2000年　神戸大学大学院腎泌尿器科学講座, 助手
- 2000年～03年　ハーバード大学医学部・ボストン小児病院外科・再生医療・細胞療法研究部門, リサーチフェロー
- 2003年　兵庫県立こども病院
- 2005～06年　神戸大学大学院腎泌尿器科学講座, 非常勤講師
- 2008～09年　兵庫医科大学先端医学研究所, 非常勤講師
- 2008年　兵庫県立リハビリテーション中央病院

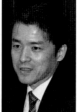
平原佐斗司
（ひらはら　さとし）
- 1987年　島根医科大学卒業　同大学第二内科研修医
- 1988年　六日市病院内科
- 1989年　平田市立病院内科
- 1991年　島根医科大学第二内科　帝京大学病院第二内科
- 1992年　東京ふれあい医療生協　梶原診療所
- 現在　オレンジほっとクリニック, 東京都地域連携型認知症疾患医療センター長

宮越　浩一
（みやこし　こういち）
- 1996年　岡山大学卒業　同大学整形外科入局　岡山労災病院臨床研修医
- 1998年　公立雲南総合病院整形外科・リハビリテーション科
- 2003年　第二岡本総合病院リハビリテーション科, 医長
- 2004年　兵庫医科大学リハビリテーション医学, 助手
- 2005年　亀田総合病院リハビリテーション科, 副院長
- 2006年　亀田総合病院リハビリテーション科, 部長

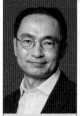
橋本　圭司
（はしもと　けいじ）
- 1998年　東京慈恵会医科大学卒業
- 1999年　東京都リハビリテーション病院, 医員
- 2000年　神奈川リハビリテーション病院, 医員
- 2005年　東京慈恵会医科大学附属病院, 助教・講師
- 2009年　国立成育医療研究センター, 医長
- 2016年　はしもとクリニック経堂, 院長
- 2021年　昭和大学, 准教授　医療法人社団圭仁会, 理事長

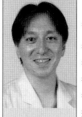
藤原　大
（ふじわら　だい）
- 2002年　東北大学医学部卒業　宮城厚生協会坂総合病院, 泉病院, 古川民主病院にて初期研修
- 2005年　宮城厚生協会坂総合病院リハビリテーション科, 医員（後期研修医）
- 2007年　宮城厚生協会長町病院リハビリテーション科, 医員（後期研修医）
- 2009年　東北大学病院リハビリテーション部, 非常勤医師（国内留学）
- 2011年　宮城厚生協会坂総合病院リハビリテーション科, 医長
- 2012年　同, 科長
- 2020年　同, 診療部長（現職）

森田　秋子
（もりた　あきこ）
- 1984年　慈誠会徳丸病院入職
- 2003年　国際医療福祉大学言語聴覚学科入職
- 2009年　医療法人輝生会入職
- 2014年　珪山会鵜飼リハビリテーション病院, リハビリテーション部長

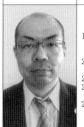
林　正春
（はやし　まさはる）
- 1991年　藍野医療技術専門学校卒業（現藍野大学）　中伊豆温泉病院
- 2004年　同病院作業療法科, 技師長
- 2020年　同病院, 医療技術部長
- 2022年　聖隷クリストファー大学, 臨床准教授
- 2024年　同, 臨床教授

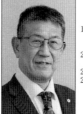
三上　靖夫
（みかみ　やすお）
- 1985年　徳島大学卒業　京都府立医科大学整形外科入局
- 2005年　同大学大学院運動器機能再生外科学, 講師
- 2013年　同, 准教授
- 2014年　同大学大学院リハビリテーション医学, 教授

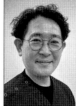
山本　徹
（やまもと　てつ）
- 2001年　上智大学文学部社会福祉学科卒業
- 2004年　国立身体障害者リハビリテーション学院言語聴覚学科卒業
- 2004年　医療法人社団永生会永生病院
- 2010年　同法人在宅総合ケアセンター
- 2020年　同法人同センター, 副センター長
- 2022年　日本社会事業大学大学院福祉マネジメント学科修了

資格：言語聴覚士, 社会福祉士, 精神保健福祉士, 日本摂食嚥下リハビリテーション学会認定士

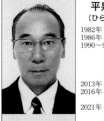
平泉　裕
（ひらいずみ　ゆたか）
- 1982年　昭和大学卒業
- 1986年　同大学大学院修了
- 1990～92年　ミネソタ大学整形外科ならびにTwin Cities Scoliosis・Spine Centerクリニカル/リサーチフェロー
- 2013年　昭和大学, 教授
- 2016年　医療法人志匠会品川志匠会病院, 副院長
- 2021年　医療法人社団輝生会成城リハビリテーション病院, 院長

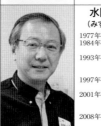
水間　正澄
（みずま　まさずみ）
- 1977年　昭和大学卒業
- 1984年　同大学整形外科学教室, 講師
- 1993年　同大学リハビリテーション医学診療科, 助教授
- 1997年　同大学医療短期大学, 教授
- 2001年　同大学病院リハビリテーション医学診療科, 教授
- 2008年　同大学リハビリテーション医学講座, 教授
- 2016年　医療法人社団輝生会

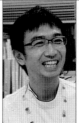
和田　真一
（わだ　しんいち）
- 1997年　東邦大学医学部卒業　同大学大森病院胸部心臓血管外科
- 2004年　川崎幸病院大動脈センター
- 2007年　昭和大学リハビリテーション科
- 2008年　同大学藤が丘リハビリテーション病院
- 2011年　昭和大学リハビリテーション医学講座, 医局長
- 2014年　轟山リハビリテーションクリニック
- 2015年　同クリニック, 院長
- 2016年　帝京大学大学院公衆衛生学研究科修了

CONTENTS

MB Med Reha No. 305 2024 増刊

在宅におけるリハビリテーション診療マニュアル

編集／川手信行　水間正澄　　編集主幹／宮野佐年・水間正澄・小林一成

在宅リハビリテーション総論

生活期リハビリテーション医療の概要……………………………川手　信行　1
　生活期は，合併症・併存疾患の増悪，活動低下，二次的障害が生じる時期であり，それらをより早期に発見・診断・治療するとともに活動・参加，主体性を促す包括的なリハビリテーション治療・支援が必要である．

生活期リハビリテーションの医療体制，進め方（多職種チーム）……井口　紘輔ほか　8
　通所リハビリテーション，外来リハビリテーション，訪問リハビリテーションにおける各々の役割，用いられる保険制度の違いや情報交換のポイントなどについて概説する．

**在宅生活がうまくいくために，私たちは地域でどう
リハビリテーションマネジメントすればよいのか？**……………和田　真一　15
　在宅生活をより良くするために，多職種の情報から ICF 全体を評価して，主体性を尊重して価値観を共有し，適切なリハビリテーションマネジメントをする．

在宅におけるコミュニケーション障害……………………………森田　秋子　24
　個別のコミュニケーション障害には，失語症，構音障害，聴覚障害がある．認知能力とは記憶や判断等，高次脳機能障害の総体であり，重症度により関わり方や目標が異なる．

在宅における摂食嚥下リハビリテーション………………………山本　徹ほか　29
　在宅における摂食嚥下支援は，健康問題である摂食嚥下障害と，生活課題である食事の困難さの双方に対し，多職種多機関連携で関わっていく必要がある．

排尿・排便障害……………………………………………………乃美　昌司ほか　36
　在宅での排尿・排便管理は，様々な原因により多彩な症状を示すため，変化しやすい患者の状態とニーズに応じたフォローアップと医療の提供が求められる．

在宅での筋痙縮への対応やリハビリテーション治療の実際……杉山みづきほか　46
生活期における「痙縮」は筋肉や関節，軟部組織の変化により ADL 障害をきたしている．Spastic movement disorder と同義で使用される「痙縮」を病態から考える．

義肢・装具……………………………………………………………久米　亮一　51
下肢装具の役割，治療用装具と更生用装具の違い，装具選定の際に考慮すべきポイント，装具の評価方法，歩容の観察の重要性，定期的なフォローアップの必要性について述べる．

日常生活用具
―作業療法の視点―…………………………………………………林　　正春　60
日常生活用具は，障害者や高齢者などにとって有用な道具でなければならない．その分野においては OT として専門性が発揮されるところではあるが，多職種の視点も必要であり，さらに充実した用具を適用するには多職種連携が重要であると考える．

栄養管理………………………………………………………………藤原　　大　73
在宅における栄養の問題は多岐にわたっている．GLIM 基準による栄養診断と原因に関する推論が必要である．単なる栄養負荷に終始しない多面的な関わりにより，生活機能と QOL の向上が達成される．

感染対策………………………………………………………………宮越　浩一　80
リハビリテーション診療にあたっては，十分な感染予防策が必要となる．在宅の環境においても同様である．組織全体でのシステム構築が求められる．

在宅リハビリテーション各論

脳血管疾患……………………………………………………………勝谷　将史　85
脳血管疾患による障害像は多様であり，国際生活機能分類（ICF）をベースに患者の状況を評価する．改善を可能な障害に関しては先進的な治療も導入するが患者のナラティブな側面への配慮も必要となる．

運動器疾患……………………………………………………………平泉　　裕　92
運動器疾患に対する在宅リハビリテーションのポイントについて解説する．

CONTENTS

脊椎・脊髄疾患……………………………………………三上　靖夫ほか　**101**
腰痛で日常生活に支障をきたしている在宅高齢者は多い．その原因となる腰椎変性疾患と骨粗鬆症性脊椎骨折に絞り，知っておくべき病態や自然経過，対処法を中心に概説する．

神経・筋疾患………………………………………………石垣　泰則　**109**
在宅の神経・筋疾患の患者は障害が重度であるが，治し・支える医療であるリハビリテーション医療の提供にあたり，医師の心構えと診療のコツを解説する．

小　児……………………………………………………………荒井　洋　**117**
小児リハビリテーションを提供するために必要な小児疾患の特性，発育・発達および小児特有の評価法・治療法を概説する．

在宅心臓リハビリテーション…………………………………礒　良崇　**123**
在宅心臓リハビリテーションは，心疾患患者の生命予後やQOLのために重要な治療である．個別化された運動処方と注意点，患者中心の課題解決がポイントとなる．

呼吸器………………………………………………………海老原　覚　**131**
リハビリテーション処方として1セッションのリハビリテーションプログラムの構成は軽症者ほど全身持久力・筋力トレーニングの比重が高くなり，重症者では，コンディショニングやADLトレーニングの比重が高い．

認知症のリハビリテーション……………………………平原佐斗司　**136**
認知症を生活機能障害を核とした障害と捉え，認知症ケアのすべてのステージで，リハビリテーション的アプローチを組み入れることが重要である．

高次脳機能障害……………………………………………橋本　圭司　**142**
高次脳機能障害のリハビリテーションの目標は，脳損傷者のADL能力や就労能力を拡大することに留まらず，自己同一性や自尊心を再構築して人生に新しい意味を見つけることにある．

がん……………………………………………………………………………大森まいこ　**148**
がんという大きな病気を抱えたがん患者さんが，自宅で少しでも居心地の良い，また希望を持った生活ができるためにリハビリテーションができることを考えたい．

フレイル・サルコペニア・ロコモ………………………………………永井　隆士ほか　**155**
フレイル，サルコペニア，ロコモは加齢とともに増加する．それぞれが合併することもあるが，先にロコモに罹患する割合が高い．予防には運動療法と栄養指導が重要である．

高齢者，障害者の高齢化対策……………………………………………菊地　尚久　**163**
地域包括ケアシステムは要介護状態でも住み慣れた地域で自分らしい暮らしを最後まで続けられるように住まい・医療・介護・予防・生活支援を一体で提供するシステムである．

Writers File ……………………………	前付 2・3
Key Words Index ………………………	前付 8・9
ピン・ボード ……………………………	170
バックナンバー在庫一覧 ………………	172
次号予告 …………………………………	182

Key Words Index

和　文

あ行
悪循環　131
維持期　123
医療介護連携　8
医療的ケア児　117
運動器　92
運動処方　123
運動療法　155
栄養指導　155

か行
価値観　15
活動　1,8
感染対策　80
GLIM 基準　73
痙縮　46
構音障害　24
高次脳機能障害　142
高齢者　101,163
呼吸困難　148
国際生活機能分類　29,85
骨粗鬆症性脊椎骨折　101
骨転移　148
コミュニケーション障害　24
コンデイショニング　131

さ行
在宅心臓リハビリテーション　123
在宅リハビリテーション　80,92,163
再統合　142
作業療法　60
サルコペニア　155
CI 療法　85
失語症　24
指定難病　109
主体性　15
小児リハビリテーション　117
シルバーリハビリ体操　163
神経心理学的障害　142
神経心理学的リハビリテーション　142
進行がん　148
診断推論　73
生活課題　29
生活期　1,15
生活期リハビリテーション　8
摂食嚥下リハビリテーション　29
セルフマネジメント教育　131
装具　51,85
装具療法　101

た行
多職種多機関連携　29
多職種連携　8,60
多面性　73
短下肢装具　51
地域包括ケアシステム　1,109,163
チーム医療　8
低栄養　73
デジタル技術　123
疼痛　148

な行
ナラティブ　85
日常生活動作　148
日常生活用具　60
尿失禁　36
認知症　24,136
認知能力　24
脳血管障害　85
脳性麻痺　117
脳卒中　51

は行
排尿障害　36
排便障害　36
浮腫　148
フレイル　155
便失禁　36
変性　101
便秘　36
訪問リハビリテーション　123,148
ポジティブヘルス　109
ボツリヌス治療　85
ボツリヌス療法　46
骨と関節　92

ま・や行
末期がん　148
有害事象　80

ら行
リハ栄養ケアプロセス　73
リハビリテーション　1,15,101,136
ロコモティブシンドローム（ロコモ）　155

欧　文

A
activities of daily living ; ADL　148
activity　1,8
advance care planning ; ACP　109
advanced cancer　148
adverse events　80
ankle foot orthosis　51
aphasia　24

B
bone and joint　92
bone metastasis　148
botulinum toxin therapy　85
botulinum toxin treatment　46
bowel dysfunction　36

C
cerebral palsy　117
cerebrovascular disease　85
children with medical complexity　117
chronic phase　1
clinical reasoning　73
cognitional ability　24
communication disorders　24
Community-based　15
community-based integrated care system　109,163
conditioning　131
constipation　36
constraint-induced movement therapy　85

D
daily life tools　60
degeneration　101
dementia　24,136
digital technology　123

dysarthria　24
dysphagia rehabilitation　29
dyspnea　148

― E ―
edema　148
elderly　101
elderly people　163
exercise prescription　123

― F・G ―
fecal incontinence　36
frailty　155
GLIM criteria　73

― H ―
health care and long-term care integration　8
higher brain dysfunction　142
home-based cardiac rehabilitation　123
home-based rehabilitation　163
homecare rehabilitation　80
home-visit rehabilitation　123

― I ―
infection control　80
integrated community care system　1
International Classification of Functioning, Disability and Health ; ICF　29, 85

inter-professional work　8
intractable disease　109

― L ―
life problems　29
locomotive organs　92
locomotive syndrome(locomo)　155

― M ―
maintenance phase　123
malnutrition　73
multidisciplinary cooperation　60
multifaceted　73
multi-professional, multi-agency collaboration　29

― N ―
narrative　85
neuropsychological disorder　142
neuropsychological rehabilitation　142
nutritional guidance　155

― O ―
occupational therapy　60
orthotic therapy　101
orthotics　51, 85
osteoporotic vertebral fracture　101

― P ―
pain　148
pediatric rehabilitation　117
positive health　109

― R ―
rehabilitation　1, 15, 101, 136
rehabilitation exercises for elderly people　163
rehabilitation in home　92
rehabilitation medicine in life stage　8
rehabilitation nutrition care process　73
reintegration　142

― S ―
sarcopenia　155
self-leadership　15
self-management education　131
spastic movement disorder ; SMD　46
spasticity　46
standards of values　15
stroke　51

― T ―
team approach to health care　8
terminal cancer　148
therapeutic exercise　155

― U・V ―
urinary dysfunction　36
urinary incontinence　36
vicious cycle　131
visit rehabilitation　148

読んでいただきたい文献紹介

　在宅医療・診療に関する文献は，最近になって数多く出されている．しかし，生活期リハビリテーション医学・診療についての文献については少しずつ多くはなってきているが，マニュアル本や参考書が多く，エビデンスの高い論文としてはまだまだ少ない．生活期リハビリテーション診療に関するマニュアル本や参考書を含めて，明日からのリハビリテーション診療の参考になる文献を中心に紹介したい．

　マニュアル本・参考書では，日本リハビリテーション医学教育推進機構，日本生活期リハビリテーション医学会，日本リハビリテーション医学会監修の
- 久保俊一，水間正澄編，生活期のリハビリテーション医学・医療テキスト，医学書院，2020．

があり，初心者にもわかりやすく多方面にわたって記載されており参考になる．
また，他にも本書の編者が編集した，
- 水間正澄編，地域リハビリテーション　くらしを支える医療の実践，別冊 臨床リハ，2013．
- 川手信行編，リハビリテーション科における長期的サポート，*MB Med Reha*, 185, 2015.

などがある．また，生活期リハビリテーション医療の第一線で活躍されている先生が編集された
- 石川　誠編，知っておきたい！これからの生活期リハビリテーション，*MB Med Reha*, 217, 2017.
- 宮田昌司編，これからの"地域"づくり―リハビリテーションの視点から―，*MB Med Reha*, 229, 2018.

などの書籍や，
- 生活期リハビリテーションの実践，臨床リハ，31(6)，2022．
- 海老原　覚編，高齢者リハビリテーションの羅針盤　治し，支える医療の実践，臨床リハ，30(13)，2021．

などがあり，実践的な解説を中心にまとめられており，診療の参考になる．
また，患者の「主体性」を引き出して患者が自ら行うことを引き出すことで活動性を向上させていくことが重要であるという視点から，
- 長谷川　幹：主体性をひきだすリハビリテーション　教科書をぬりかえた障害の人々．日本医事新報社，2009．
- Wada S, et al：The long-term process of recovering self-leadership in patients with disabilities due to acquired brain injury. *Jpn J Compr Rehabil Sci*, 10：29-36, 2019.

などの文献は，必読に値すると思われ，生活期リハビリテーション医療がこの先なにを目指して行っていくべきなのか指針となる文献と思われる．

特集/在宅におけるリハビリテーション診療マニュアル
在宅リハビリテーション総論
生活期リハビリテーション医療の概要

川手信行*

Abstract 日本では在宅での高齢者や障害児者は増加しており，生活期のリハビリテーション医療・支援への期待は益々大きくなっている．生活期のリハビリテーション医療・支援には，医療保険，介護保険，福祉サービスなど，様々な種類があるが，患者の年齢や要介護認定の有無，障害の状況によって使い分けていく必要がある．生活期リハビリテーション医療・支援は，患者の活動性の向上や主体性の確立を主眼にして，患者自らが獲得したい行動（主体性）を見出し，動機づけを行い，個々の患者に適した訓練プログラム（個別性）を作成し，定期的なチェックと訓練内容の更新を行い（継続性），気軽に行える（簡便性）訓練プログラムを工夫することが大切である．生活期は，合併症や併存疾患の増悪，活動の低下，二次的障害が生じる時期であり，それらの変化をより早く見つけ出し，総合的かつ包括的なリハビリテーション治療・支援が必要である．

Key words 生活期(chronic phase)，リハビリテーション(rehabilitation)，地域包括ケアシステム(integrated community care system)，活動(activity)

「生活期リハビリテーション医療・支援」が必要となる社会的背景

2024年4月22日公表の総務省人口推計の報告によると，2023年11月1日現在の日本の人口の確定値では，65歳以上の高齢者数は3,622万8千人で，総人口に占める割合は29.1％となった[1]．2010年には23.0％であるから約13年間で6.1％増加したことになる．今後も高齢化率は上昇し続け，人口比率の高い団塊世代（約800万人）の人達が75歳を迎える2025年には，高齢化率は約30％になると予想されている[2]．日本は，かつて世界が経験したことのない超高齢社会に既に突入しており，それへの対応として様々な施策が行われているが，厚生労働省は，地域包括支援センターが中心となって，病院・介護保険等のサービス・地域コミュニティが連携して地域在住の高齢者を地域が一体となって支援していくシステムである地域包括ケアシステムの構築を2025年を目途に急ピッチで進めている[3]．

また，一方で，2023年6月に内閣府より出された令和5年版障害者白書[4]によると2022年度の身体障害児者数は436万人，知的障害児者は109万4千人となっている．前述の高齢者障害も合わせた多くの障害児者・高齢者の方々の大半が在宅や施設での生活を送っていることになる．これらの方々が，高齢になっても障害を持っても，地域の中でより良く生活できるようにするために，リハビリテーション医療・支援への期待やニーズは益々大きくなっていくと考えられる．

「生活期」のリハビリテーション医療・支援の名称について

「生活期」リハビリテーション医療・支援という

---

* Nobuyuki KAWATE，〒227-8518 神奈川県横浜市青葉区藤が丘2-1-1 昭和大学医学部リハビリテーション医学講座，教授/昭和大学藤が丘リハビリテーション病院リハビリテーション科，診療科長

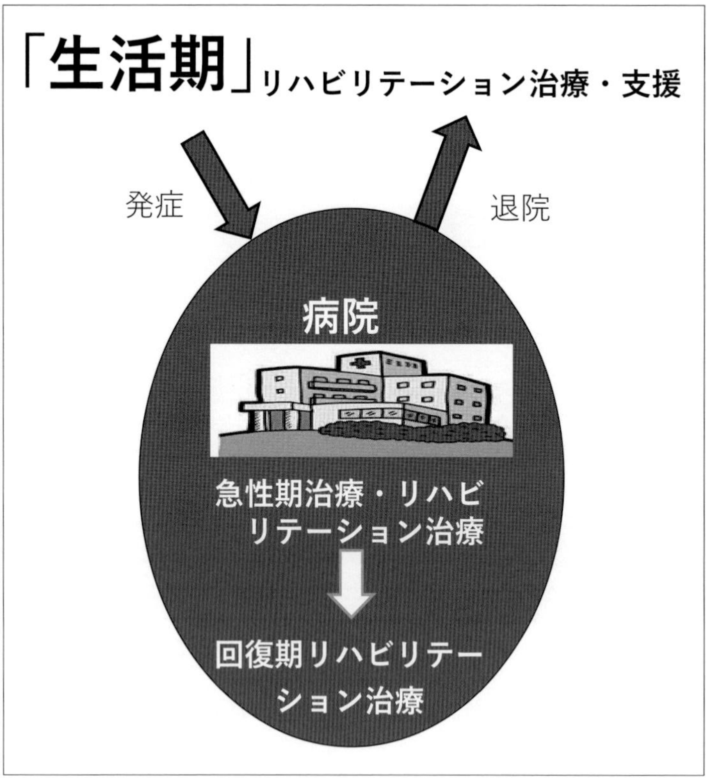

図 1. 「生活期」を「急性期」「回復期」を包含した時期として捉えるイメージ図

名称は,特にリハビリテーション領域において使用されてきている.医療における各時期の区分の名称については,領域によって多少違いはあるが,一般的に1980年代以降は「急性期」,「回復期」,「維持期」という名称が使用されており,リハビリテーション領域においてもそれぞれ「急性期」のリハビリテーション医療,「回復期」のリハビリテーション医療,「維持期」のリハビリテーション医療・支援という名称が使われてきた.それ以前は「維持期」は「慢性期」という名称が使われ,現在でも「慢性期」という名称は利用される場合もある.二木[5]によると,「生活期」という名称が「維持期」に代わって使用されるようになったのは,2010年の「地域包括ケア研究会報告書」が契機であり,2012年ごろより本格的に使用されるようになったと述べている.

患者は「生活期」においても,長い時間をかけてゆっくりと機能が改善し,活動性が向上することも少なくなく,また,機能障害・活動制限・参加制約などの障害は不変ではなく,疾病や外傷の病態の変化や患者周辺の生活環境の変化などによって,絶えず変化していくものであり,決して維持的,慢性的ではないという視点や患者の生活そのものを治療・支援する視点から,「生活期」リハビリテーション医療・支援という名称を使用することが妥当ではないかと筆者は考えている[6)7)].

2019年には,「生活期のリハビリテーション医学・医療の進歩普及を図り,その質の向上のため生活期のリハビリテーション医学・医療に関する教育と研究を行い,生活期のリハビリテーション医学・医療に関わる他団体との連絡,提携しながら地域包括ケアの推進に貢献し,もって国民の健康と福祉の増進に寄与する」ことを目的に公益社団法人日本リハビリテーション医学会の支援の下,一般社団法人日本生活期リハビリテーション医学会(代表理事:水間正澄)が創立し[8)],「生活期」のリハビリテーション医療・支援の普及が図られている.

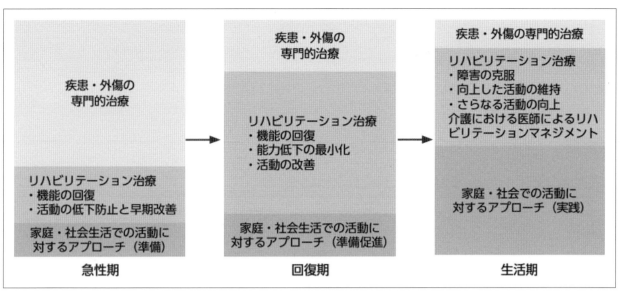

図 2. リハビリテーション医療・支援が関わる割合

(文献 9 より引用)

生活期リハビリテーション医療・支援の考え方

一般的に、患者は、疾病や外傷が発症すると「急性期」で治療を行い、「回復期」においてリハビリテーション治療を中心とした治療を経て、「生活期」に移行するが、疾患や外傷によっては「回復期」を経由せずに、直接「生活期」に移行する例もある。また、「急性期」「回復期」の2つの時期は、ほとんどの場合、病院に入院して治療が行われるが、「生活期」は在宅あるいは施設での生活をしながら治療・支援が行われる。もちろん、「急性期」「回復期」で、病院に入院することなく在宅あるいは施設において治療・支援が行われる場合もある。その場合には患者は自分自身の生活をしながら治療を受けていることになり、「急性期」「回復期」の時期も「生活期」に含まれるといっても過言ではない。また、入院している間も生活をしていないわけではなく、病棟でも患者の生活があるという視点から、最近は、「急性期」「回復期」で病院に入院して治療を受けている期間も「生活期」であり、「生活期」を「急性期」「回復期」を包含した時期として捉える考え方もある(図1)[7]。まさに患者の生活を抜きにして医療は語れない。医療従事者は絶えず患者の生活を念頭に置いて医療・支援を行う必要があると考えられる。

もう1つ別の見方で、入院期間の長さで考えてみると、「急性期」は約1か月以内、「回復期」は長くても6か月以内であり、合わせても概ね6か月以内の期間内で展開される。それに対して、「生活期」はそれよりももっと長い時間を有する時期であり、主となる疾病や外傷の状態は安定しているとは言え、合併症や併存疾患の変化、機能や活動、参加などでの様々な変化が生じる時期でもある。また、疾病や外傷を抱えながら入院・退院を繰り返す患者や疾患に対する継続的な治療が必要な患者も少なくない。その意味からすれば、まさに「生活期」のリハビリテーション医療・支援は、患者の人生そのものを支える医療・支援であり[6]、リハビリテーション医療・支援が関わる割合も「急性期」、「回復期」に比べて増加してくる(図2)[9]。

生活期リハビリテーション医療・支援を支える体制の概要(表1)

生活期のリハビリテーション医療・支援を支える体制は、大きく分けて3つに分けられる。医療保険によるリハビリテーション医療、介護保険に

表 1. 生活期リハビリテーション医療・支援の体制の概要

医療保険	外来リハビリテーション ＊標準算定日数内および回復期リハビリテーション病棟退院後3か月間：6単位まで 　（介護保険との併用は2か月間） 訪問リハビリテーション（訪問看護ステーションおよび医療機関）
介護保険	訪問リハビリテーション（訪問看護ステーションおよび医療機関） 通所リハビリテーション（デイケア） 介護老人保健施設・介護医療院入所中のリハビリテーション 介護老人保健施設でのショートステイ中のリハビリテーション
福　祉	障害者自立支援法による自立訓練（機能訓練） 　　（医療機関や通所リハビリテーション事業所でも実施可能） 地域自治体が独自で行っているリハビリテーション支援 企業，NPO法人や地域住民ボランティアの支援事業

よるリハビリテーション医療・支援，福祉サービスにおけるリハビリテーション支援である．医療保険によるリハビリテーション治療は，2009年以降，生活期リハビリテーション医療に対して制限がかけられてきており，標準的算定日数やそれを超えた場合の1か月13単位までの制限（除外疾患あり），2012年診療報酬改定での原則的な医療保険での生活期リハビリテーション治療の原則廃止（実施されたのは2019年4月），また，2016年診療報酬改定では，要介護支援者が医療保険での疾患別リハビリテーション治療を行う場合には，目標支援等管理シートを作成し，患者にリハビリテーション治療の目標や方針について詳しく説明することになり，医療保険から介護保険への移行を促すようになっている．2024年度6月には医療報酬・介護報酬同時改定があり，的確なリハビリテーション治療の適応の判断（医師による診断）や医療保険と介護保険のシームレスな移行や相互の連携がより重要になってきている．医療保険では，前述の通り，要介護認定の有無や疾病や障害によって単位数や日数等に制限があるが，外来での疾患別リハビリテーションと療法士が在宅に派遣される訪問リハビリテーションが可能である．介護保険では，要介護・要支援者として認定されていることが大前提であるが，通所リハビリテーション（デイケア）と訪問リハビリテーションが可能である．訪問リハビリテーションは，医療保険で行われる場合も介護保険で行われる場合も，療法士が医療機関から派遣される場合と訪問看護ステーションから派遣される場合がある．また，介護老人保健施設や介護医療院に入所中には施設内でのリハビリテーション治療を受けることができる．福祉サービスでのリハビリテーション支援は，主に障害者自立支援法による自立訓練（機能訓練）があり，地域の自治体等で行われている．自立訓練（機能訓練）は，外来リハビリテーションを行っている医療機関や通所リハビリテーション事業所でも行うことができるようになった（申請が必要）．また，地域包括ケアシステムの推進のもとで地域自治体が独自で行っているリハビリテーション支援や企業，NPO法人や地域住民ボランティアが中心となって行っている事業も行われるようになってきており，今後，地域包括ケアシステムが真に地域住民参加の発展を遂げていくためには重要な役割を担ってくると思われる．

生活期リハビリテーション医療・支援における医師の役割

「急性期」「回復期」において生じた機能障害，活動制限，参加制約などの障害は，「生活期」に移行しても継続するのは言うまでもないが，それらは「生活期」の長い時間，同じ状態であることはな

く，疾病や外傷が変化していくのと同じように，経時的に絶えず変化する．例えば，パーキンソン病の場合，病態や内服薬に対する反応の変化に伴い，筋強剛や振戦，無動・寡動，姿勢反射障害などの機能障害も変化し，それに伴って活動制限，参加制約などの障害も変化する．また，脳卒中の場合も痙性麻痺による筋痙縮の長期的な変化によって，内反尖足などの関節拘縮や関節変形を引き起こし，装具の不適合や皮膚損傷，反張膝等の発生，それらに伴う活動性の低下，廃用症候群をきたす[10]場合もある．

生活期リハビリテーション医療・支援に携わる医師は，生活の中で生じる患者の障害の経時的な変化を的確に診断し，適切な対応を施す事が必要であると思われる．里宇[11]は生活期において患者を診る目的は，① 健康管理・緊急事態への対応，② 機能の維持・向上，③ 生活の維持・向上，④ 家族機能の維持・向上，⑤ 社会参加の促進の5項目を挙げ，健康管理や緊急事態への対応のみでなく，障害に対する対応の重要性を述べている．

加えて，患者周辺の環境についても注意深く見ていかなくてはならない．「住み慣れた自宅だから退院してからも大丈夫」という声をよく耳にするが，機能障害や活動制限が残存した患者にとっては，障害を持って初めて経験する自宅の環境なのであって，「住み慣れた環境」ではなく，全く違った環境なのである[12]．患者の障害や活動性に合わせて，家屋構造や生活様式など生活環境に手を加えて，修正を加えなければならない場合もあり，また，そのことが同居家族や周辺住民などにも影響を及ぼす可能性もある．生活期リハビリテーション医療に携わる医師は，それらの事も踏まえて，周辺環境の修正についても的確な判断をする必要がある．

また，生活期リハビリテーション医療・支援における患者の機能や活動性の改善は，「急性期」・「回復期」と比べ非常にゆっくりであり，日々変化が際立って目立つものではない．それゆえにただ漫然とした機能訓練が繰り返されるなど，長期間にわたって同じ内容の事が行われている場合も少なくない．特に，介護保険での訪問リハビリテーションや通所リハビリテーションを利用している患者は，医療保険でのリハビリテーション訓練との併用ができなくなった例も多いため，生活期のリハビリテーション医療を熟知している医師の診察や診断を受ける機会も減少し，適切なリハビリテーション治療やマネージメントが受けられない例も多い．そのため，リハビリテーション目標がはっきりと定まっておらず，ただ漫然と『訓練のための訓練』・『リハビリテーションのためのリハビリテーション』が繰り返され，いわゆるリハビリテーション依存者に陥ってしまう例も見られる．リハビリテーション治療・支援の目標をより具体的に設定し，患者が自らの意志で活動性を増やしていくことが重要であり，生活の主役は患者自身であり，患者自らの考えで，自らの意志で主体的に行動することが重要であり，それを促すことが必要である[13)14)]．

生活期リハビリテーション医療・支援のプログラムの考え方

生活期リハビリテーションの過程においては，患者の主体性を引き出すことが重要である．主体性とは患者が「自らの意志，自らの判断で，自ら率先して行う」ことである[6)13)14)]．「回復期」においても，患者の主体性を高めるプログラムはなされているが不十分な場合が多く，「急性期」や「回復期」から退院したばかりの患者は，機能障害の改善にとらわれ，「もっと手や足が動くようになりたい」「もっと歩けるようになりたい」など漠然とした要求になりがちである．このような場合，「トイレまで歩いて行く」，「自分で買い物に歩いて行く」など目標を明確化[6)]し，行動を具体化することで患者のモチベーションが向上し，主体性が促されると考えられる．

「急性期」や「回復期」に入院している間は，治療が主であるために，リハビリテーション訓練の開始時刻になったら，看護師などに連れられてリハ

ビリテーション訓練室に誘導され，療法士の主導による訓練を受け，病棟でも食事や更衣，入浴は看護師や介護職の業務に合わせてスケジュール化され，患者は医療従事者にされるがまま，受け身的な存在となっている[6)14)]．しかし，「生活期」においては，「急性期」「回復期」に比べ，医療従事者は非常に少なく，主役は患者自身であり，患者の自らの考えで行動し，活動することが必要となる．このような，患者が自ら取り組み，活動性を向上させるための生活期のリハビリテーションプログラムの基本は，①患者自らが獲得したい行動（主体性）を見つけ出し，②患者の動機づけを行い，③個々の患者の障害程度に適した訓練プログラム（個別性）であり，④定期的なチェックと訓練内容の更新を行い（継続性），⑤家にある物を利用するなど気軽に行える（簡便性）内容で，⑥療法士がいない時でも患者が自主的に行うことができる，⑦療法士主導ではなく患者主導のリハビリテーション訓練プログラムを作成することが必要[15)]であると考えられる．

また，2021年に出された脳卒中治療ガイドライン（2023年改訂版）[16)]では，亜急性期以降の患者のリハビリテーション診療の進め方として，生活期のリハビリテーション診療の中で，『在宅で生活する生活期脳卒中患者に対して，歩行機能を改善するために，もしくは日常生活活動（ADL）を向上させるために，トレッドミル訓練，歩行訓練，下肢筋力増強訓練を行うことがすすめられる（推奨度A　エビデンスレベル高）』や機能改善と活動性維持のための患者および家族教育の中で，『患者の行動変容を長期的に継続させるために，対面，郵便，オンラインなどによって自己管理プログラムを提供することは妥当である（推奨度B　エビデンスレベル高）』などを挙げており，在宅での患者の主体的に行うリハビリテーションを推奨している．

終わりに

生活期は，リハビリテーション医療・支援の視点から見た場合，患者にとって決して安定した時期ではなく，障害は絶えず変化し，長期間の間に合併症や併存疾患の増悪，活動の低下，二次的障害が生じ悩んでいる患者も多い．障害の変化により早く気づき，見つけ出し，総合的かつ包括的なリハビリテーション治療・支援プログラムを作成できる（活動を診断，治療できる）ことが，生活期リハビリテーション医療・支援を担う医師には必要である．その意味でも生活期のリハビリテーション医療・支援に精通する医師やリハビリテーション専門職が生活期の場面で患者や家族に関わることが重要であり，ケアマネジャーや保健師，介護福祉士など生活期を支える関連職種や地域行政や地域住民活動を巻き込んだ総合的・包括的な生活期リハビリテーションの構築を地域包括ケアシステムの中に展開していくことが必要である．

文　献

1) 総務省ホームページ：人口推計　総務省統計局．〔https://www.stat.go.jp/data/jinsui/new.html〕（2024年4月30日に利用）

2) 内閣府：令和2年版高齢社会白書　第1章高齢化の状況．〔https://www8.cao.go.jp/kourei/whitepaper/w-2020/html/zenbun/s1_1_1.html〕（2024年4月30日に利用）

3) 厚生労働省ホームページ：地域包括ケアシステムの実現に向けて．〔http://www.mhlw.go.jp/stf/seisakunitsuite/bunya/hukushi_kaigo/kaigo_koureisha/chiiki-houkatsu/〕（2024年4月30日に利用）

4) 内閣府：参考資料　障害者の状況．〔https://www.shugiin.go.jp/internet/itdb_gian.nsf/html/gian/gian_hokoku/20230620shogaishagaiyo.pdf/$File/20230620shogaishagaiyo.pdf〕（2024年4月30日に利用）

5) 二木　立：「維持期リハビリ」から「生活期リハビリ」への用語変更の経緯．総合リハ，50(8)：1023-1027，2022．
Summary　生活期リハビリテーションという名称がいつごろから使われ始めてきたか，社会的背景のもと詳細に記載されている．

6) 和田真一ほか：リハ医療システムと今後　生活期リハ．昭和学士会誌，74(4)：384-388，2014．

7) 川手信行：生活期リハビリテーションの実践オーバービュー．臨床リハ，31(6)：506-511，2022．
8) 一般社団法人日本生活期リハビリテーション医学会ホームページ．〔https://jalrm.or.jp/〕(2024年5月1日に利用)
9) 久保俊一，田島文博：第1部総論Ⅰリハビリテーション医学・医療・診察．久保俊一ほか編，総合力がつくリハビリテーション医学・医療テキスト，1-18，日本リハビリテーション医学教育推進機構，2021．
10) 川手信行ほか：【知っておくべき！治療用装具・更生用補装具の知識の整理】脳卒中患者に対する短下肢装具．MB Med Reha, 292：53-60，2023．
   Summary 生活期の脳卒中患者の装具療法について述べており，反張膝や内反尖足，装具不適合の防止について言及した総説である．
11) 里宇明元：リハ外来の目的とリハ医の役割．臨床リハ別冊 脳卒中リハビリテーション外来診療，浅山滉ほか編，医歯薬出版，196-204，1997．
12) 川手信行：回復期リハビリテーション病棟から生活期への移行．Jpn J Rehabil Med, 58：522-527，2021．
13) 長谷川幹：主体性をひきだすリハビリテーション―教科書をぬりかえた障害の人々―，日本医事新報社，2009．
14) Wada S, Hasegawa M：The long-term process of recovering self-leadership inpatients with disabilities due to acquired brain injury. Jpn J Compr Rehabil Sci, 10：29-36, 2019.
   Summary 生活期の脳損傷患者の主体性の回復過程を段階的に分類し，それぞれの特徴を捉えた論文である．
15) 竹島慎一ほか：慢性脳卒中患者の歩行活動に及ぼす定期介入型在宅リハビリテーションプログラム「身近でリハビリテーション」の効果．昭和学士会誌，81(5)：427-435，2021．
   Summary 生活期の脳卒中患者に対する独自のプログラム「身近でリハビリテーション」を1年間行った場合の活動性向上に対する効果を実証した論文である．
16) 日本脳卒中学会脳卒中ガイドライン委員会編，脳卒中治療ガイドライン2021〔改訂2023〕，261-264，2023．
   Summary 脳卒中治療のガイドラインで，2021年の改訂版であり，生活期リハビリテーション治療・支援についても言及している．

特集／在宅におけるリハビリテーション診療マニュアル
在宅リハビリテーション総論

生活期リハビリテーションの医療体制，進め方（多職種チーム）

井口紘輔[*1]　三上幸夫[*2]

Abstract 生活期リハビリテーションとは「在宅・施設を問わず，機能や活動の低下を防ぎ，身体的，精神的かつ社会的に最も適した生活を獲得するために提供されるリハビリテーション医療サービスの一部」として定義され，主に通所リハビリテーション，外来リハビリテーション，訪問リハビリテーションが中心となる．各々，施設基準や対象者，利用までの流れや保険制度が異なっており，在宅医療に携わる医療者として理解しておくべき知識である．本稿では概説とともに，多職種における情報連携の重要性を述べる．

令和6年度介護報酬改定ではこれまで以上に自立支援，重症化防止の観点からリハビリテーション・口腔・栄養の一体的な取り組みが推進されているほか，医療・介護間の情報連携を円滑に進めていくために様々な加算が新設された．医療機関と生活期リハビリテーション事業所における情報連携を積極的に図ることが必要である．

Key words 生活期リハビリテーション(rehabilitation medicine in life stage), 多職種連携(inter-professional work), チーム医療(team approach to health care), 医療介護連携(health care and long-term care integration), 活動(activity)

はじめに

生活期リハビリテーションとは「在宅・施設を問わず，機能や活動の低下を防ぎ，身体的，精神的かつ社会的に最も適した生活を獲得するために提供されるリハビリテーション医療サービスの一部」であると定義される[1]．

生活期リハビリテーションのうち，急性期や回復期でのリハビリテーションを経て主に在宅を中心に生活している方々に対して提供されるリハビリテーションとして，通所リハビリテーション・外来リハビリテーション・訪問リハビリテーションが挙げられる．それぞれの領域において求められる役割が異なっており，また用いられる保険制度も異なっている．各々の特徴や，多職種間での情報連携のポイントなどを中心に述べる．

通所リハビリテーション（デイケア）

1．概略

通所リハビリテーションは65歳以上，または64歳以下で特定疾病（脳血管疾患等）を有する人が介護保険申請を行い，要支援1～2または要介護1～5の認定を受けた方が介護保険サービスとして利用できる．ただし，すべての要介護者が対象という訳ではなく，「医師が必要性を検討し，適応があると認めた人に限る」ことが特徴である[2]．その役割として「理学療法，作業療法その他必要なリハビリテーションを行うことにより，利用者の心身の機能の維持回復を図るものでなければならない」[3]ため，リハビリテーションが中心であることが特徴である．混同されやすい通所介護（デイサービス）は日常生活の介護が中心であるため，

[*1] Kosuke IGUCHI, 〒433-8511 静岡県浜松市中央区和合北1-6-1 浜松市リハビリテーション病院リハビリテーション科／広島大学病院リハビリテーション科
[*2] Yukio MIKAMI, 広島大学病院リハビリテーション科，教授

表 1. 通所リハビリテーションと通所介護の違い

	通所リハビリテーション	通所介護
サービスを提供する施設	医師のいる施設のみ開設可(病院,診療所,介護老人保健施設,介護医療院 等)	医師のいない施設で開設可能
医師の配置	専任の常勤医師1人以上	なし
リハビリテーションを実施する理学療法士・作業療法士・言語聴覚士および機能訓練指導員の配置	理学療法士,作業療法士,言語聴覚士を単位ごとに利用者100人に1人以上 (所要1~2時間の場合,適切な研修を修了した看護師,准看護師,柔道整復師,あん摩マッサージ師で可)	機能訓練指導員 1人以上 対象資格:理学療法士,作業療法士,言語聴覚士,看護職員,柔道整復師,あん摩マッサージ指圧師,一定の実務経験を有するはり師,きゅう師
リハビリテーション計画書/通所介護計画書	通所リハビリテーション計画書 医師の診療内容および運動機能検査等の結果を基に,指定通所リハビリテーションの提供にかかわる従業者が共同して個々の利用者ごとに作成する	通所介護計画 利用者の心身の状況希望およびそのおかれている環境をふまえて,機能訓練などの目標,当該目標を達成するための具体的なサービスの内容等を記載する
設備基準	リハビリテーション専用室 指定通所リハビリテーションを行うのに必要な専用の部屋(面積が利用定員×3m²以上),設備	機能訓練室・食堂 それぞれ必要な面積を有するものとし,その合計した面積が利用定員×3m²以上

(文献3より引用)

本来の基本方針が異なっていることに注意が必要である.その他,通所リハビリテーションと通所介護の違いを表1に示す.

2. 施設基準

通所リハビリテーションには人員・施設基準に従い医師,看護師,理学療法士,作業療法士もしくは言語聴覚士が配置され,医師の指示に基づき看護職による処置や理学療法,作業療法,言語聴覚療法そのほか必要なリハビリテーション治療が実施される.リハビリテーションの適応を判断するために専任の常勤医師が1人以上配置されることが必要である[4].

3. 対象と利用の流れ

通所リハビリテーションは前述のように「リハビリテーション」という役割を持っていることに加えて,「介護保険サービス」という側面を持ち合わせているため,「医師によるリハビリテーションの適応検討」と,ケアマネジャーによる利用者の生活全般の「ケアプランの調整」によって成り立っている.利用者の状態や生活全般,希望を把握したうえで,リハビリテーション専門職や看護師・准看護師や介護職員などの通所スタッフと共に要介護状態の予防や改善を目的に最も効果的な方法と施行頻度・時間を選択していく.そして課題達成に向け,「個別リハビリテーション」「短期集中リハビリテーション」「集団訓練」「趣味活動やレクリエーション」などを考慮してリハビリテーション治療計画が立案される.

4. 訓練内容

「個別リハビリテーション」や「短期集中リハビリテーション」では施設内の専門的器具などを用いて理学療法士,作業療法士,言語聴覚士などによる基本動作訓練,歩行訓練,ADL訓練,摂食嚥下訓練,失語症に対する機能訓練,自主訓練指導などが実施される.「集団訓練」ではフレイルやサルコペニアなどの疾病予防,健康増進のための筋

力増強訓練，各種の体操運動指導や栄養指導，口腔ケア指導などを集団で行う．「趣味活動やレクリエーション」では麻雀やカラオケなどの興味や嗜好に合わせた余暇活動を楽しむことで生き甲斐や仲間作りを促進し社会活動への意欲を高める．利用者自身が「したい」「してみたい」「うまくできるようになりたい」と思う達成可能な訓練課題が選択されることで心身機能の維持や改善，家庭での活動や社会での活動につながっていく．

5．情報交換

通所リハビリテーションの継続・修了(卒業)を検討するにあたり，リハビリテーション会議が開催される．利用者と利用者家族，通所リハビリテーションスタッフだけではなく，医師やケアマネジャー，他事業所・他職種など利用者に関わるすべての職種が利用者に関わる状況を共有し，目標となる活動と参加に対して各職種が行うべき役割・内容を確認・共有する．内容は医師またはリハビリテーション専門職が利用者・家族に直接説明し同意を得たうえで実行され，リハビリテーション会議を繰り返すことで目標の達成具合や課題などを再評価・再検討し内容を見直していく(S-PDCAサイクル)．

病院入院中や施設入所中と異なり，利用者に関わる職種が集まり情報共有を行う機会は少ない．そのためリハビリテーション会議が非常に重要な役割を示すが，実際にはすべての職種が1つの場に集合して会議を行うことは困難な事が多い．日頃から電話やFAX・メールで情報共有しておき，利用者のリハビリテーション状況や生活状況の共有を行い，全体像を把握していくことが重要である．テレビ電話やICT，メッセンジャーアプリを用いた連携強化なども必要と思われる．

6．令和6年度改定トピック

令和2〜4年度において，介護保険のリハビリテーション実施者が，疾患別リハビリテーション(医療保険)のリハビリテーション実施計画書を入手していたのは利用者の44％に留まっていたとの報告[5]がある．令和6年6月1日より施行される令和6年度介護報酬改定において，基本報酬の見直しなどに加えて，入院中に作成されたリハビリテーション実施計画書の受け取りの義務化や，生活期のリハビリテーション従事者が医療機関の退院前カンファレンスに参加することで得られる退院時共同指導加算の新設など，さらに医療・介護間の情報連携が推進されている．

また今回の改定のトピックとして通所リハビリテーションにおけるリハビリテーション，口腔，栄養の一体的取り組みの推進が挙げられており，管理栄養士や歯科衛生士など多職種との連携も求められている．ただし令和5年度における各専門職における通所リハビリテーション事業所の配置状況は，管理栄養士が31.2％，歯科衛生士が5.4％[6]と少ないのが現状である．

7．課題など

医療と介護の連携という点においても通所リハビリテーションの存在が重要である．高齢化社会の進行，また急性期や回復期での入院日数の短縮が促進された結果，より医療依存度の高い居宅要介護者が増加している．そのため基礎疾患やリスク管理など，より詳細でスムーズな情報の連携が求められる．

外来リハビリテーション

外来リハビリテーションは，在宅生活を送りながら通院可能な方が受けられるリハビリテーションであるが，介護保険を用いる通所リハビリテーションとは異なり医療保険が用いられる．病院やクリニック，診療所などの医療機関で提供され，機能や能力の向上だけでなく，ADL・IADL拡大支援，就労や復学支援，運転再開支援など役割は多岐にわたる．

通所リハビリテーションや訪問リハビリテーションなどの介護保険領域でのリハビリテーションと比較すると，利便性は低く自己負担率は高い．また介護保険認定されている方は介護保険サービスでのリハビリテーションが優先されるため，医療保険での外来リハビリテーションは適用

表 2. 疾患別リハビリテーションの概要

項目名	標準的算定日数	対象疾患(抜粋)
心大血管疾患リハビリテーション料	150日	急性心筋梗塞,狭心症,開心術後,大血管疾患,慢性心不全で左室駆出率40%以下 等
脳血管疾患等リハビリテーション料	180日	脳梗塞,脳腫瘍,脊髄損傷,パーキンソン病,高次脳機能障害 等
廃用症候群リハビリテーション料	120日	急性疾患等に伴う安静による廃用症候群
運動器リハビリテーション料	150日	上・下肢の複合損傷,脊椎損傷による四肢麻痺,運動器の悪性腫瘍 等
呼吸器リハビリテーション料	90日	肺炎・無気肺,肺腫瘍,肺塞栓,慢性閉塞性肺疾患であって重症度分類Ⅱ以上の状態 等

表 3. 標準的算定日数の除外対象

1. 以下の症状に該当し,治療継続により状態の改善が期待できると医学的に判断される場合	
失語症,失認及び失行症	高次脳機能障害
重度の頚髄損傷	頭部外傷及び多部位外傷
慢性閉塞性肺疾患	心筋梗塞
狭心症	軸索断裂の状態にある末梢神経損傷(発症後1年以内)
外傷性の肩関節腱板損傷(受傷後180日以内)	回復期リハビリテーション病棟入院料を算定
回復期リハビリテーション病棟において在棟中に回復期リハビリテーション病棟入院料を算定した患者であって,当該病棟を退棟した日から起算して三月以内の患者(保険医療機関に入院中の患者,介護老人保健施設又は介護医療院に入所する患者を除く.)	
障害児(者)リハビリテーション料に規定する患者の場合(加齢に伴って生じる心身の変化に起因する疾病のもの)	
難病患者リハビリテーション料に規定する患者の場合(先天性又は進行性の神経・筋疾患以外)	
その他疾患別リハビリテーションの対象者でリハビリ継続が必要と医学的に認められるもの	

2. 以下で治療上有効と医学的に判断される場合
先天性又は進行性の神経・筋疾患
障害児(者)リハビリテーション料に規定する患者の場合(加齢に伴って心身に起因する疾病以外)

とならない.

疾病や障害の種類によって「疾患別リハビリテーション」として分類されており(**表2**),疾患別リハビリテーションはリハビリテーションを行うことができる期間(標準的算定日数)が決まっている.この期間内であれば1日6単位(120分)まで算定することが可能である.

標準的算定日数を過ぎて疾患別リハビリテーションを行う患者のうち,「患者の疾患,状態などを総合的に勘案し,治療上有効であると医学的に判断される場合」はひと月に13単位(260分)までリハビリテーションを継続することが可能である.ただし継続することとなった日を診療録に記載することと併せ,継続することとなった日およびその後3か月に1回以上,リハビリテーション実施計画書を作成し,患者またはその家族等に説明のうえ交付することが必要である.

標準的算定日数を超過すると基本的には外来リハビリテーション終了,もしくは介護保険サービスでのリハビリテーションへ移行する必要がある.ただし別に厚生労働大臣が定める状態にある患者(**表3**)については,医療保険での算定継続が可能である.

訪問リハビリテーション

1. 概略

訪問リハビリテーションは乳幼児から高齢者までのあらゆる年齢層を対象とする.また予防期か

ら終末期まであらゆる病期での利用が可能である．対象となる疾患に制限はなく，医師が診察し，診察の結果訪問リハビリテーションが必要であると判断された場合に訪問リハビリテーションが利用可能である．ただし対象者は通院が困難であることが前提であり，通院が可能な場合は原則通所でのリハビリテーション実施を優先する．訪問リハビリテーションは医療保険または介護保険により提供されるが，その定義や利用方法に関しては異なっている．

2．施設基準

訪問リハビリテーションは医療機関（訪問リハビリテーション事業所）からの訪問と，看護業務の一環として行われる訪問看護ステーション（訪問看護事業所）からの訪問がある．医療機関・訪問看護ステーションのいずれも医療保険または介護保険により提供されるが，介護医療院・介護老人保健施設からの訪問リハビリテーションは介護保険となる．

3．対象と利用の流れ

医療保険では在宅患者訪問リハビリテーション指導管理料の規定の中で，「在宅で療養を行っている患者であって通院が困難なものに対して，診療に基づき計画的な医学管理を継続して行い，かつ，当該診療を行った保険医療機関の理学療法士，作業療法士又は言語聴覚士を訪問させて基本的動作能力若しくは応用的動作能力又は社会的適応能力の回復を図るための訓練等について必要な指導を行うもの」，または「保険医療機関が，診療に基づき，患者の急性増悪等により一時的に頻回の訪問リハビリテーション指導管理を行う必要性を認め，計画的な医学管理の下に，在宅で療養を行っている患者であって通院が困難なものに対して訪問リハビリテーション指導管理を行うもの」と定義されている．

医療保険での訪問リハビリテーションは，介護認定を受けていない方が対象となる．訪問リハビリテーション事業所の医師が診察を行い，訪問リハビリテーション指示書や診療情報提供書もしくは訪問看護指示書が発行される．主治医が他医療機関の場合には事業所に対して診療情報の提供と指示書の発行が必要となる．その後（または同時に），訪問リハスタッフが自宅（または病院）を訪問し生活状況・目標の確認や相談を行い，訪問リハビリテーションが開始となる．

介護保険では介護保険法第8条において「訪問リハビリテーションとは，居宅要介護者（主治医がその治療の必要の程度につき厚生労働省令で定める基準に適合していると認めたものに限る.）について，そのものの居宅において，その心身の機能の維持回復を図り，日常生活の自立を助けるために行われる理学療法，作業療法その他必要なリハビリテーションをいう．」と定義されている．

介護保険での訪問リハビリテーションは，介護認定を受けているものが対象となる．担当ケアマネジャーまたは事業所に相談を行い，病院や診療所から訪問する場合には訪問リハビリテーション指示書や診療情報提供書が，訪問看護ステーションから訪問する場合には訪問看護指示書が必要となる．また介護保険を受けている者は原則として介護保険を利用して訪問リハビリテーションを受ける必要があるが，訪問看護事業所においては"厚生労働大臣が定める疾病等（**表4**）"と診断された者は医療保険を利用して訪問リハビリテーションを受けることもできる．

4．訓練内容

訪問リハビリテーションにおける最大の特徴は，病院や施設で行われる急性期・回復期のリハビリテーション，外来・通所リハビリテーションとは異なり，利用者の自宅を中心として行われるという点である．その人らしい生活の再建や質の向上を図るため，利用者個人だけでなく，その家族や生活環境にも働きかけることが必要である．そのためには在宅生活での情報収集，リハビリテーション計画の作成，リハビリテーションの提供，計画の評価または見直し，改善するというリハビリテーションマネジメントが必要である．

ニーズや生活環境に合わせた介入の例として，

表 4. 厚生労働大臣の定める疾患等

① 末期の悪性腫瘍	⑩ 多系統萎縮症（線条体黒質変性症，オリーブ橋小脳萎縮症及びシャイ・ドレーガー症候群）
② 多発性硬化症	⑪ プリオン病
③ 重症筋無力症	⑫ 亜急性硬化性全脳炎
④ スモン	⑬ ライソゾーム病
⑤ 筋萎縮性側索硬化症	⑭ 副腎白質ジストロフィー
⑥ 脊髄小脳変性症	⑮ 脊髄性筋萎縮症
⑦ ハンチントン病	⑯ 球脊髄性筋萎縮症
⑧ 進行性筋ジストロフィー	⑰ 慢性炎症性脱髄性多発神経炎
⑨ パーキンソン病関連疾患（進行性核上性麻痺，大脳皮質基底核変性症及びパーキンソン病（ホーエン・ヤールの重症度分類がステージ3以上であって，生活機能障害がⅡ度又はⅢ度のものに限る））	⑱ 後天性免疫不全症候群
	⑲ 頚髄損傷
	⑳ 人工呼吸器を使用している状態

調理や掃除などの家事動作訓練や自宅周囲での屋外歩行訓練，福祉用具利用の助言などが挙げられる．また摂食嚥下障害を有する患者に対して言語聴覚士による専門的嚥下訓練，食事姿勢や食形態の提案なども行われる．患者だけでなく家族に対する介護相談など精神的支援も重要である．

5．情報交換と課題

訪問リハビリテーション利用頻度や利用時間は，利用者本人・家族，主治医やケアマネジャーなどが協議することで決定され，ケアプランに盛り込まれる．ただし，介護給付費分科会[4]によると訪問リハビリテーションの1回の利用時間は利用者の約8割が40分であり，頻度は約9割が1～2回／週で実施されており，入院中のリハビリテーションの様に高頻度でのリハビリテーションの提供は困難である．その為，利用者本人や介護者，理学療法士・作業療法士・言語聴覚士などの訪問リハスタッフだけではなく，ヘルパーや通所事業所，地域自治体の関係者との密な連携を図り，活動機会を増やして生活の中で役割を獲得していけるようマネジメントしていく必要がある．

ただしリハビリテーション会議のような患者や家族を含めた多職種での会議が行われていることは少なく，通所リハビリテーション以上に多職種での情報共有の機会は少ない（他医療機関の医師は特に）．訪問リハビリテーション利用者の中には治療適応のある疾患（脳卒中後の痙縮）など，早期の病院受診が患者の活動性を高めるケースも多

い．生活期において密に医療との連携を図るためにも，通所リハビリテーションと同様にテレビ電話やICTなどを用いた情報連携強化を図っていくことが課題である．

また自宅内や周囲環境での機能訓練，活動機会維持だけでなく，地域の通いの場などへの参加など活動範囲を広げていくという視点も必要である．そのためには医師が明確な目標設定や修了時期の設定を行い，利用者や訪問リハビリテーションスタッフ，ケアマネジャーと十分に共有することで，適切なサービス利用につながることが期待される．

6．令和6年度改定トピック

令和6年度介護報酬改定では，通所リハビリテーション同様にリハビリテーション，口腔，栄養の一体的取り組みが推進されているほか，「認知症短期集中リハビリテーション実施加算」が追加されることもトピックである．高齢者の増加とともに認知症患者の増加が予想されるなかで，生活環境だけでなく認知機能も踏まえて住み慣れた自宅での生活を続けていくためのアプローチが重要となってくる．

本稿の執筆にあたりまして，
メリィホスピタル　立畑翔一先生，アマノリハビリテーション病院　川村美紀子先生，ちゅうざん病院　近本哲士先生，広島大学病院　松本彰紘先生，平田和彦先生にご意見を賜りました．
この場をお借りして御礼申し上げます．

文 献

1) 松坂誠應：生活期リハビリテーション総論．Jpn J Rehabil Med, 54：486-489, 2017.
   Summary 生活期リハビリテーションについての概説や，目標達成のために必要な手段などをわかりやすく解説している．
2) 介護保険法：通所リハビリテーション．第8条第8項．
3) 厚生省：通所リハビリテーション．平成十一年厚生省令第三十七号「指定居宅サービス等の事業の人員，設備及び運営に関する基準」第110条．
4) 厚生労働省：通所リハビリテーション．第180回社会保障審議会介護給付費分科会(資料3)．(令和2年7月20日)
5) 厚生労働科学研究費補助金(長寿科学政策研究事業)「要介護者に対する疾患別リハビリテーションから維持期・生活期リハビリテーションへの一貫したリハビリテーション手法の確立研究」(研究代表者：三上幸夫，令和2～4年度)によるアンケート調査結果．
6) 令和5年度 生活期リハビリテーションにおける適切な評価の在り方に関する調査研究事業 調査結果集，全国デイ・ケア協会，令和6年3月．

特集／在宅におけるリハビリテーション診療マニュアル

在宅リハビリテーション総論

在宅生活がうまくいくために，私たちは地域でどうリハビリテーションマネジメントすればよいのか？

和田真一*

Abstract 在宅の生活期リハビリテーションには，病院とは異なるアプローチが必要である．在宅ではより「活動」にフォーカスが置かれるので，それに関連するICF全体が重要になる．また，在宅の専門職チームの特徴は，それぞれの専門職が直接顔を合わせることが少ないことである．職種ごとにICF上の得意分野があるため，地域では自分の知っている情報だけではマネジメントが困難であり，多職種で能動的に情報共有する必要がある．リハビリテーションの目的は機能回復だけでなく，「活動・参加」の向上にあり，適切なリハビリテーション資源を選択して，日常生活の活動量向上などを目指すことがポイントである．生活期の改善には本人の主体性がキーポイントになり，価値観の共有がリスク管理になる．在宅生活がうまくいくためには，多職種の情報からICF全体を評価して，患者・利用者の状況や価値観に合わせ，生活に根差した「意味のある」目標を立て，本人の主体性を尊重した支援が重要である．

Key words 生活期(Community-based)，リハビリテーション(rehabilitation)，主体性(self-leadership)，価値観(standards of values)

はじめに

在宅で「リハビリテーションしたい」「継続したい」と言われたらどうしているだろうか．たとえば，ケアマネジャーさんから「本人(家族)が訪問リハビリテーション希望しています」とお願いされ，医師が訪問リハビリテーション指示書や訪問看護指示書の「リハビリテーション」に記載をする．この場面で関わる専門職がリハビリテーションの適応や意味合いや予想されるストーリーをどこまで考えているだろうか．医師はリハビリテーションの適応を判断する役割がある．ケアマネジャーはケアプランの中にどのように組み込むのか考える必要がある．リハビリテーション練習の細かい内容を考えるのは療法士であるかもしれない．それぞれの役割がある中で，在宅でのリハビリテーションにどのような意味合いがあり，今後の生活とリハビリテーションがどうつながるのかについては，関わる専門職で共有する必要がある．

在宅では病院と同じような機能回復中心のリハビリテーションではうまくいかないことが多く，病院と異なるアプローチが必要になる．その対象者がしたい生活を支援する視点でリハビリテーションを行っていくにはどうすればよいのか，解説していきたい．

在宅リハビリテーションの考え方と留意点

「病院と在宅」の違い，「急性期・回復期と生活期の違い」を理解することが重要である．

1．フレイルモデルも扱う

在宅では病院式の機能回復中心のリハビリテーションではうまくいかない[1]．

---

* Shinichi WADA, 〒142-0054 東京都品川区西中延1-11-17 医療法人社団あおい會森山リハビリテーションクリニック，院長

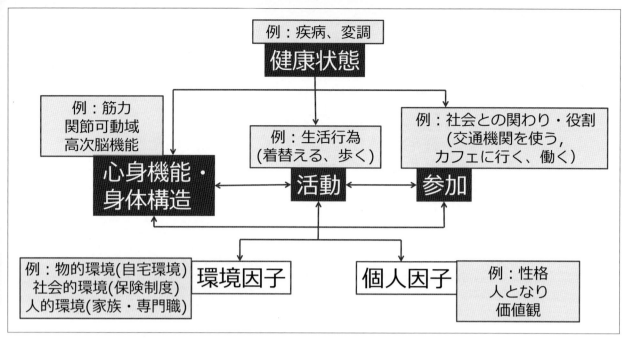

図 1. 国際生活機能分類(ICF；International Classification of Functioning, Disability and Health)を基にした生活機能と障害と健康の生物・心理・社会統合モデル

病院の急性期・回復期では，脳卒中や骨折などの疾患を発症・受傷した機能障害から始まる「疾患モデル」[2]を扱うことが多い．「疾患モデル」では，発症から数か月は機能的に大きく改善することが多いので，機能回復を目指していれば基本的な「活動」も付随して改善していくことになる．しかし，在宅でのリハビリテーションは，発症から長期間が経った人や「フレイルモデル」[2]で徐々に弱ってきた人も対象になる．この対象者には急激な機能回復が望めないことが多く，病院と同じような機能回復中心のリハビリテーションではうまくいかない．その対象者が生活をどうしていきたいか？　と「活動・参加」の目標を意識して，それを支援する視点でリハビリテーションを行っていく．

在宅の生活期では，最終的に死に至る能力低下の過程の中で，その状態での生活の質を保つためにリハビリテーションが有用である場合があり，必ずしも身体能力が向上しなければリハビリテーションの意味がないというわけではない．

2．ICF の全体がより重要／他の職種と会うことが少ないチーム

国際生活機能分類(ICF；International Classification of Functioning, Disability and Health)の視点(図 1)で考えると，生活の場の在宅では病院と比べ，より「活動」にフォーカスが置かれるので，「活動」を中心としてそれに関連する ICF 全体が重要になる．

また，在宅の専門職チームの特徴は，チームであるものの，他の専門職と直接顔を合わせることが非常に少ないことである．患者・利用者に対して，自分とは別の専門職が 1 対 1 で対応していることを意識しなければならない．

職種ごとに ICF 上の得意分野があるため(図 2)，地域では，自分の知っている情報だけではマネジメントが困難である．在宅では，自分が関わっている患者・利用者の背後で対応されている人達の情報も共有して，まとめて ICF 全体をアセスメントできる専門職こそが地域で求められる．

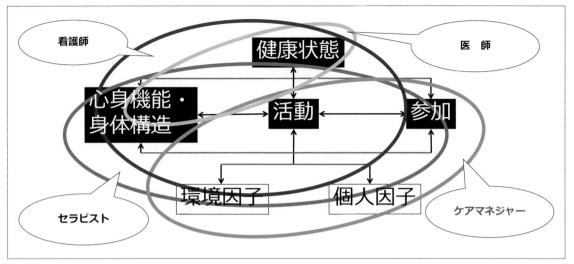

図 2. ICF 上の多職種のスキルや得意分野の違い(例)

在宅の生活がうまくいくためのマネジメント

1. 在宅での評価/リハビリテーションの目標の確認

在宅のリハビリテーションは生活の場で展開されるため,その目標は対象者の生活に根差した「意味のある」目標であることが求められる[3].「リハビリテーションをしたい」と希望する人はリハビリテーションそのものがしたいわけではないと考え,リハビリテーション自体を目的化しない.「どうしてリハビリテーションをしたいのか?」,生活に根差した「活動・参加」レベルのやりたい理由を探る.「何に困っているのか?」「何がどうなるとよいと考えているのか?」,リハビリテーションをやりたいと考える原因となった困りごとや目標を探っていく.生活に根差した「意味のある」活動・参加の目標を把握すると,幅広い ICF の評価項目の中での重要ポイントがわかってくる.

ICF 全体の評価は多岐にわたり,状況が多様であるため,現状では,幅広い ICF 評価をするための統一されたスケールは存在しない.心身機能,活動・参加,環境因子などについて,評価の参考となるスケールの候補として,いくつか挙げられる(**表 1**).

不確実性の高い状況で「意味のある」目標を設定するための意思決定プロセスとして,共同意思決定(shared decision making;SDM)[4]などがある.

2. 意思決定プロセスと主体性・価値観

意思決定プロセスを進め,在宅のリハビリテーションをマネジメントしていくには,本人の身体機能,能力,環境,心理状況などの評価に加え,「本人の主体性」と「本人・家族の価値観」がポイントになると考えている.

1) 本人の主体性

発症当初は医療者や支援者に依存的であったものの,長期に改善した中途障害者の共通点の1つは,本人が主体的になったことである[5)6)].

主体性回復モデルでは,主体性を構成する3要素として「意欲」「自分次第という考え」「自信」を挙げ,この主体性を「認知(自分の障害や環境を客観視できること)」が下支えするとしている[7](**図 3**).「認知」は,障害像を認識できない状態から,「障害像を漠然と認識する」を経て「自分を客観的にみられる」(メタ認知)にいたる変化の過程である.「知的気づき」→「体験的気づき」→「予測的気づき」と至る過程とも考えられる[8)9)].「意欲」は,意欲低下の状態から,「自分でやってみたい」「やりたい」(結果期待が高まる)にいたる変化の過程.「自分次第という考え」は,他人任せの考えから,自分で決定したことによる結果は自らが責任を取る考えになる変化の過程.「自信」は,何ごとも「できない」と思う状態から,なんとか「できそう」「でき

表 1.

評価	評価ツールの一例	参考になる参照先（webは2024.4.30参照）
心身機能	ROM, MMT, Brunnstrom stage, HDR-R, MMSE, SIAS(stroke impairment assessment set：脳卒中機能障害評価セット)	千野直一ほか編，脳卒中の機能評価—SIASとFIM［基礎編］，金原出版，2012.
	MoCA-J：評価票	https://cogniscale.jp/wp-content/uploads/2017/09/MoCA-Test-Japanese_2010.pdf
	MoCA-J：教示マニュアル	https://s50b45448262f1812.jimcontent.com/download/version/1558490455/module/11363501891/name/MoCA-Instructions-Japanese_2010.pdf
	SPPB(short physical performance battery)	https://kaatsu.jp/topic/pdf/SPPB.pdf
活動・参加	BI(Barthel Index) FIM(functional independence measure；機能的自立度評価法)	千野直一ほか編，脳卒中の機能評価—SIASとFIM［基礎編］，金原出版，2012.
	LSA(life space assessment)	https://www.rehakyoh.jp/images/pdf/2016100704.pdf
	FAI(Frenchay Activities Index)	https://www.rehakyoh.jp/images/pdf/2016100704.pdf
	SIM(social independence measure；社会的自立度評価)	https://kouseishisetsu.jp/wp-content/uploads/2023/12/%EF%BC%B3%EF%BC%A9%EF%BC%AD%EF%BC%88%E8%A9%95%E4%BE%A1%E3%83%9E%E3%83%8B%E3%83%A5%E3%82%A2%E3%83%AB%EF%BC%89.pdf
	SIOS(社会的自立支援アウトカム尺度)	https://kaedenokaze.com/rehabiliday/sios/
	東京都三士会共通「効果の見える生活期リハビリテーション評価表(訪問版)」	https://www.pttokyo.net/kaiin/2015/02/3435.html
環境因子	福祉住環境コーディネーターの知識	https://kentei.tokyo-cci.or.jp/fukushi/
心身機能，活動・参加	MPAI-4日本語版(Mayo-Portland adaptability inventory)	https://aoikaimoriyamarehab.blog.jp/archives/35374586.html
ICF網羅的	ICFコアセット(特定の健康状態(脳卒中，腰痛など)，医療背景(急性期，亜急性期，長期)に対して最も関連するICFのカテゴリーを抜粋して提示)	Jerome E, et al(eds.)，日本リハビリテーション医学会監訳 ICFコアセット 臨床実践のためのマニュアル，医歯薬出版，2015.
栄養状態	GLIM基準	https://www.jspen.or.jp/glim/glim_overview
	MNA-SF(mini nutritional assessment-short form；簡易栄養状態評価表)	https://www.nutri.co.jp/nutrition/keywords/ch5-1/keyword3/

る」と考えて行動する状態への変化の過程，としている．

「障害受容」などの考え方よりも「主体性を支える」という考え方で支援する方が考えやすいと思われる[10]．主体性回復モデルでは，病初期の混乱している状態から自分らしい行動を起こせる状態へ至る過程を5つの要素について段階分けして考えることができる．加えて，最終的な価値観の転換である「障害受容」に至らなくても積極的な生活態度から活動・参加の拡大を目指すことができると考えられる[10]．たとえば，要介護の人が「ゴルフをやりたい」と言った場合，障害受容論を誤って用いてしまうと「障害受容できていない」と考え，「なんとか障害を受容させよう」と考えがちである．「ゴルフをする以前に立位の練習ですよ」と基本的な身体機能の練習が先と考えるのが普通かもしれない．しかし，主体性回復モデルで考えると，活動量向上へ向けた意欲を大事にして，本人が主体的にやりたいことをなんとかできる方法がないか，支援の方策をいろいろな角度から検討することになる．車椅子でゴルフの打ちっぱなしへ連れていき，家族が腰を支えながら本人がボールを

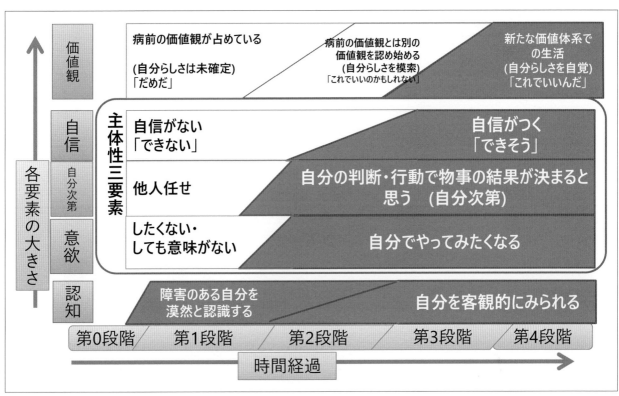

図 3. 主体性回復モデル
第0段階「できないことを認識できない」　第3段階「行動を起こせる」
第1段階「行動を起こしづらい状態」　　　第4段階「行動(生活)をマネジメントできる」
第2段階「行動を起こす準備段階」

(文献7より引用)

打っているうちに立位バランスや歩行能力が向上していったケースもある[11]．やりたいことがある場合，「身体機能を上げてからやりたいことをやる」という方向性に加え，「やりたいことをやれる方法でやることで結果，身体機能も上がる」という方向性も考える．どちらも考えて実践するのが，生活期リハビリテーションである(図4)．本人の主体性を尊重しながらサポートするのは支援者の共通認識としてマネジメントを進めやすくなると感じている．

2）本人・家族の「価値観の共有」＝リスク管理

価値観の共有は，在宅でのリハビリテーションのマネジメントに必要であり，「何をどこまでやるのか？」のリスク管理でもある．

リハビリテーションおいて療法士の重要な役割の1つは，他の職種ではさせることができない本人の限界動作を行うことである．限界動作の練習は療法士が不安なくできることが重要である．リスクがわからない練習では本人の能力を活かしづらく，低負荷のリハビリテーションが中心になってしまう．在宅の生活期リハビリテーションでは，リスク管理についても本人が主体で，本人の価値観に合わせてリハビリテーションをマネジメントする．在宅でのリスク管理は，多職種の情報を共有したうえで，本人・家族を交えて，「何を大事にして，何のため・何を・どこまでするか？」を話し合って価値観を共有し，方針を決定することである．

たとえば，歩行不安定な場合に，「転倒してでも歩きたい」価値観の人もいれば，「転倒だけは避けたいから歩きたくない」価値観の人もいる．専門職は本人が大事にしたい価値観を把握したうえで，その価値観を尊重したときに考えられるメリットやリスク・デメリットを説明する．本人が理解したうえで「転んで骨折してもいいから歩きたい」と望み，家族や周囲の人もその価値観を尊

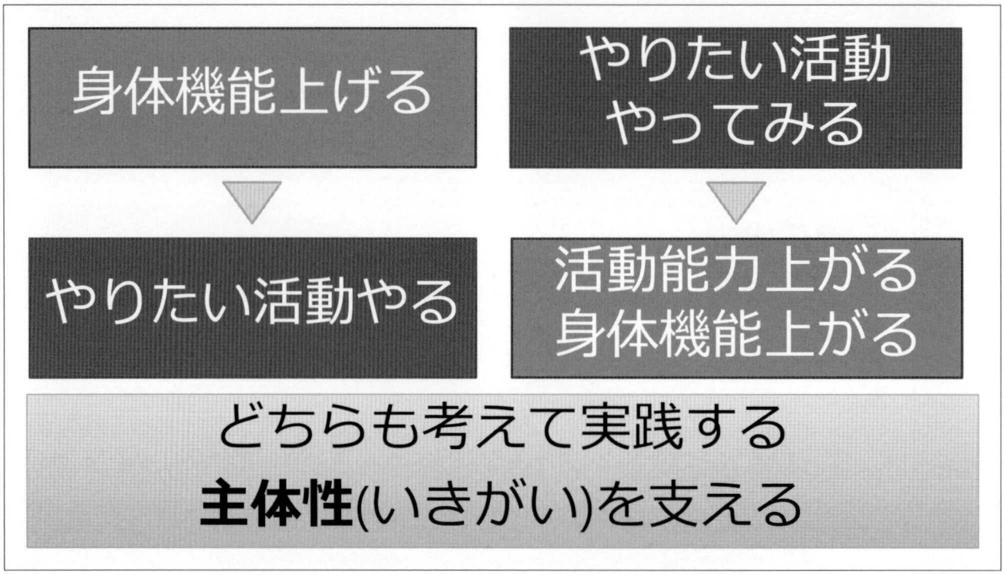

図 4. 生活期リハビリテーション：主体性の尊重

重して，リスクがあるリハビリテーション練習をすることになった場合には，その価値観を関わる多事業所，多職種で共有して一貫した対応をする．可能な範囲で同意書などを作成して，どの場面でもできる限りの転倒予防対策を講じ，不可避の転倒があることを了承していただいたうえでの歩行練習を進める．ここまでのリスク管理になると通常は医師が中心になるべきである．

3．リハビリテーションの意味合いと方向性の確認：リハビリテーション会議

より良い生活のための主体性の評価や価値観までを知るためには，各専門職が自分で持っている情報だけでは不十分であり，ICF全体を意識した幅広い情報収集と時間をかけた話し合いが必要である．その情報交換と議論をして，方針を決定するのがリハビリテーション会議のあるべき姿である．

漠然とした提案や説明ではなく，「リハビリテーションは生活の中の何のためにやっているのか？」「どんな生活上の有用性があるのか？」「保険によるリハビリテーション以外の手段はないか？」を常に検討する．考えられる今後のストーリーを示し，「リハビリテーションと生活がどうつながるのか」を本人，家族，関わる専門職に伝えて共有する．前述のように，能力向上を目指せない中でもリハビリテーションが生活に根差した目標に対して有用で，代替手段がないのであれば，その意味合いを共有する．

リハビリテーション会議のないリハビリテーションでは，より良い生活を目指す方向性が統一しづらくなる．

4．「生活期でどうすればよくなりますか？」にどう答えるか？

回答として，「リハビリテーションやってもらって能力上げましょう」「年のせいだから上がらない」「発症から長期間経っているから上がらない」などを聞くことがある．これらは回答として不十分だと考えている．

在宅における回答として普遍性が高いのは「日常の活動量がその人の能力を決める」である．日常的に動かないのであれば，動かないなりの身体能力になっていくし，日常的に活動していれば，している活動なりの身体能力になっていく(**図5**)．日常の活動量の評価として，標準的な1週間の外出時間や1日の離床時間や歩数，家庭や社会での役割など，活動・参加の状況を評価する．身体能力が徐々に落ちてきた高齢者の場合，「年を取ったから身体能力が落ちた」のではなく，「日常生活の活動量が減ったから身体能力が落ちた」とアセスメントできることが多いと感じている．

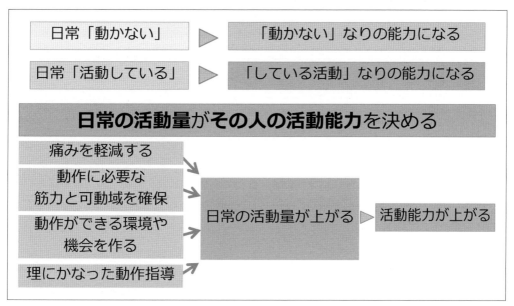

図 5. 在宅における活動能力

表 2. リハビリテーションの場　比較

	外　来	訪　問	通　所
動　作	一般的な動作の習得	生活に即した動作の確立	集団で体を動かす活動
時　期	機能面が変化する時期	機能はプラトー動作や環境の工夫が大事な時期	機能はプラトー活動量の向上を目指す時期
対　応	個別 マンツーマン	個別 マンツーマン	集団 (個別指導わずか)

5．日常の活動量を上げる工夫を継続する

在宅で徐々に身体能力が落ちてきた人でも改善できるポイントとして「日常の活動量」を考えると，マネジメントしやすくなり，活動量向上につながる治療や支援を複数組み合わせていくことになる．「理にかなった動作の指導」が活動量向上につながるのであれば，理にかなった動作の指導をする．同様に，「動作に必要な筋力と可動域を確保」「痛みの軽減」「動作ができる環境や機会を作る」で日常の活動量が増えるのであれば，それらを行っていく（図5）．

リハビリテーション治療の選択

訪問リハビリテーション，通所リハビリテーション，外来リハビリテーションのそれぞれに適切な適応がある．その人のICF全体を踏まえ，それぞれのリハビリテーション資源の場所，時期，課題の特徴を考慮し，その人に合ったリハビリテーションを処方・提案してマネジメントする[12)13)]（表2）．

1．一般的な外来リハビリテーションの適応

身体機能面が変化する時期に，リハビリテーション室とその周辺で，一般的な動作練習をマンツーマンの個別で行うものである．

2．一般的な通所リハビリテーションの適応

身体機能面の変化は大きく望めない時期でも，生活の場を離れて，動作練習や認知機能・コミュニケーション練習，短時間の動作能力評価などを集団の場で行うものである[12)]．

3．一般的な訪問リハビリテーションの適応

身体機能面の変化は大きく望めない時期でも，生活の場で，生活環境に即した動作練習や生活環

境の工夫をマンツーマンの個別で行うものである[13]．

　医師の訪問診療の場合は，外来診療に1人で通えないことが導入の条件となる．しかし，訪問リハビリテーションの場合はこれとは異なり，通院が困難な利用者に対して，通院・通所で同様のサービスが担保されるのであれば，通所系サービスを優先すべきとされている．通院・通所で行うリハビリテーションよりも自宅とその周囲で行うマンツーマンの練習や指導が有効だから訪問リハビリテーションを導入するのである[13]．自宅での日常生活動作を確認したうえで，生活の場での練習と環境の工夫により，生活動作が改善する場合などが適応になる．

4．外来・訪問リハビリテーションの導入例

　基本動作が最小介助レベルで家族に連れられてきた高齢患者から外来で「徐々に歩く能力が落ちてきたため，自宅内を歩けるようになりたい」という希望があったとする．介護保険は未申請．身体能力低下をきたす疾患を除外したうえで，慢性的な栄養摂取不足，活動量不足，薬剤性などを念頭に置いて考えられるものを確認していく．SPPBを施行し，タンデム立位の不安定性があり，日常の慢性的な不活動による廃用性の殿筋の筋力低下があり，失調や感覚障害はない．これらから，個別の動作指導やセルフエクササイズ指導により，殿筋の筋力向上から基本動作・歩行の安定性向上が見込めると診断できれば，個別リハビリテーションの適応である．介護保険の申請手続きを進めながら，家族が連れて来られるなら週2～3回の外来リハビリテーションを行う．数か月で基本動作の安定性が向上すれば，それを自宅環境での動作や日常の活動性向上につなげる指導をするために，訪問リハビリテーションへの移行も検討する．

まとめ

　在宅生活がうまくいくためには，多職種の情報からICF全体を評価して，患者・利用者の状況や価値観に合わせ，生活に根差した「意味のある」目標を立て，本人の主体性を尊重した支援が重要である．リハビリテーションの目的は機能回復だけでなく，「活動・参加」の向上にあり，適切なリハビリテーション資源を選択して日常生活の活動量向上などを目指すことがポイントである．これらの要素を総合的に考え，専門職と連携し，患者・利用者がより良い生活を送れるよう支援することが，在宅リハビリテーションの成功につながる．

　「障害者の主体性」研究に関して，JSPS科研費：課題番号17K01582, 22K11319から助成を受けています．

文　献

1) 水間正澄：【知っておきたい！これからの生活期リハビリテーション】これからの生活期リハビリテーション．MB Med Reha, 217：1-7, 2017.
2) 葛谷雅文：高齢者医療におけるサルコペニア・フレイルの重要性．日本内科学会雑誌, 106：557-561, 2017.
3) 藤原　大：【訪問リハビリテーションで使える困ったときの対処法】訪問リハビリテーションの目標の立て方．MB Med Reha, 281：6-12, 2022.
   Summary　訪問リハビリテーション対象者における目標は，生活に根差した目標であることが求められる．目標設定に対象者の関与は必須であり，相互理解と共有を促進するための手法（SDMやSMARTの法則）を利用する．
4) Pollard S, et al：Physical attitudes toward shared decision making：a systematic review. Patient Educ Couns, 98：1046-1057, 2015.
5) 長谷川　幹：主体性をひきだすリハビリテーション―教科書をぬりかえた障害の人々．日本医事新報社, 2009.
6) 中島鈴美：障害者，高齢者の主体性と訪問療法．主体性をひきだす訪問理学・作業療法．2-14, 日本医事新報社, 2019.
   Summary　障害のある人が主体的な生活を展開できるよう支援する役割も求められる訪問療法士の関わる視点として，本人の心理，関係性，訪問療法の修了，自己管理への取り組みなどを述べている．
7) Wada S, et al：The long-term process of recovering self-leadership in patients with disabilities due to acquired brain injury. Jpn J Compr Reha-

bil Sci, **10**：29-36, 2019.

8) Crosson B, et al：Awareness and compensation in postacute head injury rehabilitation. *J Head Trauma Rehabil*, **4**(3)：46-54, 1989.

9) 阿部順子：第2章 社会適応に向けた援助の基本, 2 障害の認識を進める. 脳外傷者の社会生活を支援するリハビリテーション. 38-39, 中央法規, 1999.

Summary （文献8, 9ともに）自己の障害認識が進む過程について, 一般的な説明ができる「知的気づき」, 生活場面でどんな問題が出るか具体的に述べることができる「体験的気づき」, 起こりそうな問題を予測できる「予測的気づき」の順に深化していく.

10) 和田真一ほか：「障害の受容」と障害のある人の主体性. *Jpn J Rehabil Med*, **58**(1)：95, 2021.

11) 長谷川 幹：地域で支える障害者の自立─クラブの結成. あせらずあきらめず地域リハビリテーション. 109-115, 岩波書店, 2002.

12) 和田真一：通所リハビリテーションの実践. *J Clin Rehabil*, **31**：519-526, 2022.

13) 和田真一：【訪問リハビリテーションで使える困ったときの対処法】訪問リハビリテーションの適応判断と導入のしかた. *MB Med Reha*, **281**：1-5, 2022.

特集／在宅におけるリハビリテーション診療マニュアル

在宅リハビリテーション総論

在宅におけるコミュニケーション障害

森田秋子*

Abstract 脳卒中や頭部外傷後に生じる失語症，構音障害，高次脳機能障害や，高齢化により急増している認知症等の要因により，コミュニケーション障害が生じる．在宅で見かけるコミュニケーション障害は多様であり，障害を診断し，コミュニケーション方法を理解することは容易ではないが，①個別のコミュニケーション障害，②認知能力の重症度，を軸に考えると理解しやすい．個別のコミュニケーション障害としては，言語機能の障害である失語症，構音運動の障害である構音障害，聴力の障害である聴覚障害などを理解しておくことが重要である．認知能力とは，注意，記憶，判断などの個別の高次脳機能障害の総体であり，重症度により関わり方や目標が異なる．軽度以上の場合では意思決定力を有す，中等度では意思決定に援助を要す，重度では自力では意思決定困難，であることが多く，支援の在り方を考えるうえで重要である．

Key words コミュニケーション障害(communication disorders)，認知能力(cognitional ability)，失語症(aphasia)，構音障害(dysarthria)，認知症(dementia)

在宅で出会うことの多いコミュニケーション障害

1．コミュニケーション障害を見分ける視点

在宅で出会うコミュニケーション障害の種類は多様であり，関わり方も様々である．障害を見分けるために，コミュニケーションの成り立ちについて理解しておくとわかりやすい．コミュニケーションは，言語理解と言語表出から成り，これを損なう代表的な個別の機能障害として，失語症（言語理解・表出の障害），構音障害，聴覚障害がある．

その土台には，そもそも「言いたいことを思いついたりまとめたり，込められた意味や思いを理解する」などの認知機能の働きが必要である．この働きがどの程度保たれているのかによって，コミュニケーションの成否は大きく異なってくる．

これらの言語機能，構音機能，聴覚機能，認知機能などの低下を引き起こす原因には，脳卒中，頭部外傷，神経性難病，認知症など，多様な疾患がある．また，これらの障害による症状に加えて，精神疾患，心理的要因や個人因子(性格，価値観など)等の要因が影響をし合う(図1)．

2．コミュニケーション障害の重症度を捉える視点

1．で見てきたように，コミュニケーション障害は，言語機能，構音機能，聴覚機能，認知機能等の要因が影響し合う．意思決定や意志表出の支援につなげるためには，どの程度のコミュニケーションが可能なのかを捉えておくことが重要である．この場合，細かい特徴に左右されるより大まかな伝達度に目を向け，おさえておくと関わり方の手がかりになる．以下に，コミュニケーション実用度の5段階の基準を示す(表1)．

---

* Akiko MORITA，〒453-0811 愛知県名古屋市中村区太閤通4-1 医療法人珪山会鵜飼リハビリテーション病院リハビリテーション部，部長

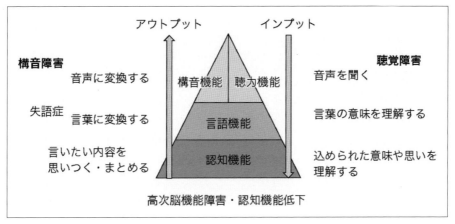

図 1. コミュニケーションの成り立ちとコミュニケーション障害
(文献1より引用)

表 1. コミュニケーション実用度段階基準

段階		目安	特徴
5	良好	高度なやり取りが可能	・若干の言い淀みや言い誤り,音の歪みはあっても抽象的なやり取りや説明力,推測力,解釈する力が必要とされるやり取りが可能
4	軽度	日常的なやり取りが可能	・抽象的なやり取りや説明力,推測力,解釈する力が必要とされるやり取りには支障があるが,日常的なやり取りが可能
3	中等度	日常的なやり取りに困難がある	・日常的なやり取りにおいて確実性,信頼性,正確性に欠ける ・日常生活場面において,状況にふさわしいやり取りや相手に配慮したやり取りが十分に行えない
2	重度	日常的なやり取りに大きな制限がある	・日常的なやり取りはほぼできないが,挨拶が交わせたり,気持ちをある程度伝え合うことができる
1	最重度	日常的なやり取りができない	・意味のあるやり取りができない

(文献2より引用)

個別のコミュニケーション障害

1. 個別のコミュニケーション障害の種類

在宅で出会うことの多い個別のコミュニケーション障害として,失語症,構音障害,聴覚障害,認知症について述べる.

2. 失語症

大脳左半球の損傷により生じる,言葉を聞いて理解したり,話したり,読んだり,書いたりすることの障害である.損傷病巣により,症状の特徴が大きく異なり,顕著な特徴を示す場合はタイプに分類できる例もある.

発語失行(言葉を滑らかに話すことが障害される)を伴い,表出の障害が顕著であるが,聴覚的理解は保たれるブローカ失語,流暢に豊富に話すが聴覚的理解障害があり,言い間違いや意味不明な発語になるウェルニッケ失語,理解することも話すことも重篤に障害される全失語などがある.

失語症は,軽度の場合日常会話は可能であるが,復職等には支障をきたす場合がある.中等度の場合は部分的に伝わり合えるが詳細な意思伝達は困難であり,聞き手の推測や援助が必要である.重度の場合は言葉によるやり取りは困難であり,代替コミュニケーション手段の可能性を探る

など，支援の重要性はより高い．

在宅で失語症者は孤立しやすく，支援が不足することにより抑うつや引きこもりにつながることもあり，注意が必要である．

3．構音障害

脳卒中や神経性難病による神経損傷により生じる「運動障害性構音障害」，口腔や舌の損傷や切除などによる「器質性構音障害」などがある．軽症の場合は，ロレツが回らないような発話となるが，言っていることは何とか聞き取れる．重症になると発話だけでのやり取りが困難になる．

構音障害と失語症の大きな違いは，構音障害では言語機能が保たれるため，筆談や50音表を用いたやり取りが可能である．発語や書字が困難でも，指先など運動可能な身体部位を用いてパソコン等に言語情報を入力し，音声に変換するなどの代替コミュニケーション機器の活用が検討できる場合もある．ただし，全般的認知能力の程度によっては，注意や感情の制御ができず，これらの使用は困難となる．

4．聴覚障害

聴覚障害には，伝音性難聴(外耳～中耳の障害)と感音性難聴(内耳～聴神経の障害)に分かれ，前者は重度になることはなく補聴器の適応性が高い．後者は重度になりやすく補聴器の適応は個別性が高い．原因には先天性，後天性の場合があり，後天性では事故，病気があり，高齢者で加齢による老人性難聴の出現頻度が高くなる

聴覚障害者のコミュニケーションも，認知能力の影響を大きく受け，保たれる場合は筆談などの代償手段の活用が可能であり，補聴器の効果も高い．老人性難聴がコミュニケーション機会や情報入力の制限につながり，軽度認知障害(MCI)の進行の要因になることもあり，早期の発見，対応が重要である．

5．認知症

脳の神経細胞の変性により認知機能が低下し，社会生活に支障をきたした状態，と定義される．認知症の進行により，ADLの低下が進んでいくことが知られているが，コミュニケーションについても支障が生じる．初期の段階では，言語機能に問題を生じるタイプの認知症でない限り，問題を生じないことが多いが，進行すると記憶や思考があいまいになり，内容を正しく伝達できなかったり，作話(事実でない話)が出現したりして，コミュニケーションに支障をきたすようになる．最終的には意思疎通が困難な状態になる．

全般的認知能力の低下

1．高次脳機能障害と認知機能

脳卒中や頭部外傷により，高次脳機能障害が生じることが知られている．高次脳機能障害とよく似た概念を表す用語に認知機能障害がある．高次脳機能障害とはいわゆる失語，失行，失認のように，個別性の高い独立した症状に，認知機能障害は感情，注意，記憶などの，互いに関連し合う全般的な症状を指して言うこともあるが，これらの定義はあいまいである．両者はほぼ同じものを指し，認知機能障害(高次脳機能障害)には，個別症状と全般症状がある，と理解しておくことが臨床的には有用である(図2)．

2．認知機能と認知能力

活動に影響を与える認知機能の問題を考えるために，「認知能力」という捉え方をするとわかりやすい．「個々に検査で数値化する機能」という様なものではなく，「日常生活の中で総合的に発揮される能力」として緩やかに捉えておくことで，その人の中に残された可能性を見出すことができる(表2)．

3．認知能力重症度別のコミュニケーションの特徴

1）軽度以上に保たれる人の特徴

認知能力が概ね保たれている人の場合，自分に生じている障害の影響を正しく理解したり，これから先どのように暮らしたいかを考えたりすることができ，それを人に伝えることができる．

失語症や構音障害などのコミュニケーション障害があっても，自分なりの考えや意思がある．

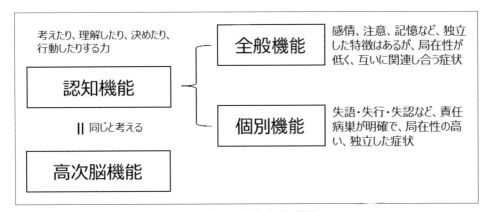

図 2. 認知機能と高次脳機能

(文献 3 より一部改変)

表 2. 認知能力重症度別のコミュニケーションの特徴と日常生活能力

	特　徴	ADL・IADL
良　好	記憶がよく保たれ，状況理解が問題なく行える どのような場面でも適切に対処できる	屋外自立, 復職, 高度な趣味
軽　度	記憶や状況理解は概ね保たれ日常生活ができるが難易度の高い場面では他者の援助が必要である	屋内自立 簡単な趣味
中等度	記憶や状況理解は大まかで，不正確であいまいである 深刻さが不足しており，危険認識が不十分である	屋内見守り 誘導, 声掛けが必要
重　度	記憶が障害されており，自力で状況理解できない 限定的で簡単な会話や意思伝達は可能である	重度介助 食事・部分的なコミュニケーション
最重度	ほぼ常時閉眼し，働きかけに対し反応がみられない 認知的な活動が損なわれ，意思疎通が図れない	全介助 意思疎通困難

(文献 4 より引用)

「はい-いいえ」で答えられる質問を工夫したり，コミュニケーションノートなどの代償手段を使用したりすることで，本人の思いや考えを聞き出していくことが重要である．

2) 中等度低下を認める人の特徴

認知能力が中等度に低下している場合，ある程度の記憶や思考が可能なため，自分なりの意思や希望を持っているが，十分な情報を収集していなかったり偏った考えに陥ったり，必ずしも正しくないことを主張したり，こちらの話に納得してもらえなかったりすることがあり，コミュニケーションの支障となる．意思決定にも援助が必要になる場合がある．

失語症や構音障害と重複すると，コミュニケーションの取り方は難しくなる．本人の言いたいことを推測し，気持ちに寄り添った対応をしていくことが望まれる．

3) 重度低下を認める人の特徴

認知能力が重度に低下している場合，記憶や思考が損なわれているため，自分の状態を正しく理解したり，これからのことを考えたりすることは自力ではできない．現在の事はよくわからなくても，昔のことを覚えていたり，自分なりのこだわりがあったりするので，それらを尊重して会話をすることが大切である．重要なことを決定する場合は，その人らしさを尊重し，ご家族などとともに決定を支援していくことが必要である．

4．思いと個人因子とコミュニケーション障害

在宅リハビリテーションにおいて，その人の思いを聞き出すことが支援の核である．思いを聞き出すコミュニケーションを進めるうえで重要になるのが，個人因子に関する情報である．

ICF（国際生活機能分類）の背景因子である個人因子は，その人らしさに関わる情報である．出身地，家族，職業，性格，趣味，価値観，モットーなどが含まれる．コミュニケーション障害のある人々の場合，個人因子に関わる情報はとても重要である．

事前にその人に関する情報を持ちその人を理解しておくことで，コミュニケーションの手がかりを得られる．会話の糸口となる話題を選択するうえでも重要である．また，性格や価値観を知っておくことで，その人が大切にしていることを理解し，その人の気持ちに寄り添った支援が可能になる．本人と合意して目標を立てるためにも，その人がどういう人であるかを理解しておく必要がある．

文　献

1) 森田秋子ほか：実践力を高める成人言語聴覚療法ハンドブック，建帛社，49，2021．
　Summary「コミュニケーションの理解」
　理解と発話の構造と個別のコミュニケーション障害の関係を示すモデル．

2) 春原則子，森田秋子：コミュニケーション実用度．第25回日本言語聴覚学会，2024．
　Summary「コミュニケーション実用度」
　日常会話におけるやり取りの成立度を総合的に判断する評価尺度．

3) 森田秋子ほか：実践力を高める成人言語聴覚療法ハンドブック，建帛社，40，2021．
　Summary「認知機能」
　高次脳機能と認知機能，全般症状と個別症状，の共通性と違いを示す定義．

4) 森田秋子監，日常生活から高次脳機能障害を理解する　認知関連行動アセスメント＆アプローチ第2版，三輪書店，48，2023．
　Summary「重症度群の特徴」
　CBAを用いてとらえる認知能力の重症度別特徴．

特集／在宅におけるリハビリテーション診療マニュアル

在宅リハビリテーション総論

在宅における摂食嚥下リハビリテーション

山本　徹[*1]　亀井　編[*2]

Abstract　摂食嚥下障害は誤嚥や窒息，脱水，低栄養などを招き，在宅生活を継続するうえでのリスクとなるだけでなく，QOL にも大きな影響を及ぼす．対象者によって食習慣や嗜好が異なるため，対象者の生活スタイルに合わせた「食べること」の支援が不可欠である．在宅での摂食嚥下評価は摂食嚥下機能に加え，ICF を用いて食事に関わる活動や参加の状況，さらに環境因子と個人因子も考慮し，食べることを多面的に捉える必要がある．在宅における摂食嚥下リハビリテーションは，機能回復を目的とするだけでなく，退院後の環境設定，食べられる状況を維持するためのメンテナンス，終末期ケアなど，様々な目的がある．しかし，共通する目標は，生活の中で対象者の「食べること」の選択肢を増やしていくことである．これらの支援を行うためには，多職種多機関が共通の言語を用いてチームを形成し，ニーズに沿った支援プランを立案し，実践することが重要である．

Key words　摂食嚥下リハビリテーション(dysphagia rehabilitation)，国際生活機能分類(ICF；International Classification of Functioning, Disability and Health)，生活課題(life problems)，多職種多機関連携(multi-professional, multi-agency collaboration)

はじめに

食事は高齢者にとって日常の大きな楽しみの1つである[1]．「食べること」は単に生命維持のためだけでなく，生活をかたち作る重要な活動でもある．摂食嚥下障害は誤嚥，窒息，脱水，低栄養などの健康問題を引き起こすだけでなく，食事を通じた活動や交流の制限をもたらし，QOL を大きく損なう可能性がある．在宅で摂食嚥下障害に対応する際は，誤嚥リスクの回避だけでなく，「味わう，食べる楽しみ」や「食を通じた交流」など，食べることに関わる生活課題にも対処することが求められる．

本稿では，在宅における摂食嚥下リハビリテーションについて，評価と調整という観点から論じる．在宅では，対象者の摂食嚥下障害そのものの評価に加えて，摂食嚥下支援を実践するための生活状況の情報収集と支援の調整が重要となる．なぜなら，摂食嚥下障害への対応は，障害のある本人や家族，訪問介護スタッフなどの支援者が行うからである．在宅での食生活の在り方は対象者によって多様であり，摂食嚥下障害への支援の在り方も対象者の生活に合わせてカスタマイズすることが求められる．在宅の人的・物的環境の中で，実現可能で継続できる「食べること」がある生活を実現するためには，多職種多機関が目的と目標を共有し，様々な調整をすることが必要不可欠である．

[*1] Tetsu YAMAMOTO，〒 193-0942　東京都八王子市椚田町 583-15　医療法人社団永生会在宅総合ケアセンター，副センター長
[*2] Ami KAMEI，医療法人社団永生会訪問看護ステーションいるか

表 1. 在宅で用いる摂食嚥下関連評価の例

評価項目	評価ツール・方法	主な評価内容
意識レベル	JCS(Japan coma scale)	意識障害の有無・程度
認知機能	MMSE(mini mental state examination)	認知機能障害の有無・程度
	HDS-R(Hasegawa dementia rating scale-revised)	
バイタルサイン	体温・血圧・心拍数・呼吸数・血中酸素飽和度	食事の負荷，誤嚥リスク
体重	体重・BMI	体重の推移，低栄養リスク
栄養状態評価	MNA-SF(Mini Nutritional Assessment Short Form)	高齢者向け主観的栄養評価
	SGA(subjective global assessment)	問診による主観的栄養評価
口腔環境評価	OHAT-J(Oral Health Assessment Tool 日本語版)	口腔衛生状態評価
	ROAG(revised oral assessment guide)	
主観的嚥下機能	EAT-10(The Eating Assessment Tool)	主観的な嚥下機能低下
嚥下機能スクリーニング	反復唾液嚥下テスト(repetitive saliva swallowing test；RSST)	誤嚥リスク
	改訂水飲みテスト(modified water swallowing test；MWST)	
	フードテスト(food test；FT)	
発声状態	最長発声持続時間	呼吸評価・誤嚥リスク
	声量，声質(嗄声)	呼吸評価・誤嚥リスク
包括的評価	食事観察	認知機能・食事動作・咀嚼・嚥下など
	MASA(the Mann assessment of swallowing ability)	嚥下障害重症度・誤嚥リスクの包括的評価

在宅における摂食嚥下アセスメント

摂食嚥下アセスメントは，摂食嚥下障害がある人の「食べること」の選択肢を広げる基礎となる．誤嚥，窒息，脱水，低栄養を防ぎながら，食べることに関わる QOL を保つために，摂食嚥下機能と食事状況のアセスメントを行う．

1. 摂食嚥下機能評価

在宅での摂食嚥下機能評価は，支援計画を立てるうえで不可欠である．可能であれば嚥下内視鏡検査(VE；videoendoscopic examination of swallowing)や嚥下造影検査(VF；videofluoroscopic examination of swallowing)などの客観的検査の機会を設け，食形態や姿勢，一口量などによる誤嚥・窒息のリスクの程度を確認する．

医療機関等での摂食嚥下機能検査場面と，在宅での実際の食事場面とでは摂食嚥下に関わるパフォーマンスに違いがあることがよくある．また食事をとる時間帯や体調などによりパフォーマンスが変動することもあるため，複数の評価を組み合わせて総合的に起こり得るリスクの程度を判断する．

表1に，在宅で使いやすい摂食嚥下に関連する評価の例を示す．また，摂食嚥下機能評価と併せて，在宅で実際に食事を行っている場面を観察し，食事内容や時間経過等における摂食嚥下パ

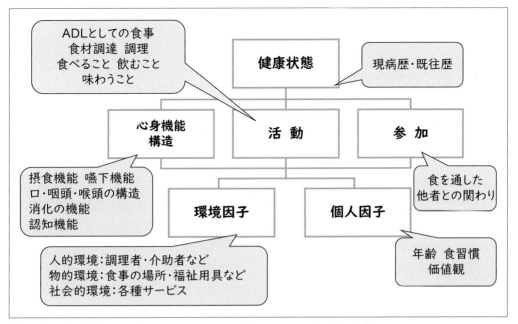

図 1. ICF を用いた食べることの全体像の把握

表 2. 在宅における食事状況把握の 5W1H

項 目	具体例
WHO(誰が)	献立の立案,食材の調達(買い物),調理,配膳,下膳,さらに食事介助は誰が行うか.
WHAT(何を)	食事内容,食形態,栄養補助食品や経腸栄養剤を併用するかなど.
WHEN(いつ)	家族と一緒にたべるのか,介助のため別の時間を設けるのか.対象者が食事をする時間はいつか.
WHERE(どこで)	居宅で対象者が食事をする場所はどこか.家族と食卓を囲む,ベッド上で食べるかなど.居宅以外で食事をする場所,通所介護やショートステイなど.
WHY(どのような目的で)	重症度や対象者のライフステージによっては口から食べることや栄養摂取の目的について,本人・家族・支援者間で話し合いが必要になる.
HOW(どうやって)	姿勢,一口量,摂食時間,食具など. 実際の食事設定と介助方法を明らかにする.

フォーマンスの違いについても評価する.

2. ICF(International Classification of Functioning, Disability and Health)を用いた食べることの全体像の把握

在宅での摂食嚥下障害から生じる生活上の課題の全体像を捉えるには ICF の概念を用いるとよい.摂食嚥下障害の原因疾患等の「健康状態」,摂食嚥下障害の状態像である「心身機能・構造」,調理や外食なども含む日常の食事としての「活動」,食を通じた他者との関わりである「参加」の各側面の現状について把握する(図1).

また,背景因子である環境因子と個人因子についても情報収集する.食材の準備,安全な食形態への調理,座位が安定する椅子への移乗と姿勢の調整,摂食介助など,人的・物的環境や,本人や家族の嗜好や食習慣,食に対する価値観といった個人因子も,在宅での食事状況に大きく影響を与える.

3. 食事状況把握の 5W1H

摂食嚥下障害がある人の在宅での食事状況を把握するために,5W1H(誰が,何を,いつ,どこで,なぜ,どのように)の視点を活用し情報収集を行っていく[2](表2).摂食嚥下機能に加えて食事状

況を把握することで，摂食嚥下障害がある人の支援が，どの場面で必要になるかが明らかになる．

在宅における摂食嚥下リハビリテーションの目的

在宅における摂食嚥下リハビリテーションの目的は，対象者の状態やライフステージによって異なる．以下に代表的な目的を挙げる．

1．在宅療養スタート支援：入院から在宅へのソフトランディング

摂食嚥下機能に影響を与える疾患等による入院加療の後，誤嚥，窒息，脱水，低栄養を回避するために，入院前とは異なる方法で在宅での食事を行わなければならない場合がある．摂食嚥下機能評価をもとに，本人や家族にとって馴染みやすく，納得がいく実現可能な食事支援方法をプラン化する．また多職種多機関による支援における役割分担を明確化する．

2．機能回復

脳血管疾患，肺炎，消耗性疾患等により生じた摂食嚥下機能障害の回復を目指し，積極的に機能訓練を行う．開口訓練やブローイング訓練など，機能障害に応じた間接的嚥下訓練に加え，食事時の食形態や姿勢などの負荷調整を行うことで，摂食嚥下機能改善による「食べること」に関わる活動範囲の拡大を図る．

3．メンテナンス

神経難病，慢性疾患，加齢，認知症などが要因となり摂食嚥下障害が生じている場合，訓練等による摂食嚥下機能の回復が期待できないことがある．そのような場合，現状の摂食嚥下機能に応じて，本人や家族の生活スタイルに合った食事が続けられるように，環境設定を中心に支援する．

4．終末期ケア

人生の最終段階では誰もが食べることが難しくなる．しかし家族や支援者にとって，食べることの支援は対象者と関わる大切な時間でもある．誤嚥や窒息などの苦痛を最小限に抑えつつ，対象者と残される人との食べることを通じたコミュニケーションの場を作る支援が求められる．

在宅における摂食嚥下リハビリテーションの目標

在宅における摂食嚥下リハビリテーションの目標は，本人・家族の食生活の選択肢を増やすことである．摂食嚥下リハビリテーションに関わる専門職は，誤嚥・窒息リスクを回避するために対象者が「安全に」食べられる方法を推奨することが多い．しかし，その対応は，本人・家族の食生活の選択を制限する側面も持っている．

摂食嚥下機能評価のみでは，本人・家族が望む食生活を十分に把握することは難しい．食べることに対する価値観も含め，望ましいと考えている食生活について本人・家族から聞く必要がある．現在の具体的な食事状況の中で，問題に感じていて，改善したいと考えている点について，先述した5W1Hの質問を用いながら話し合う．また，本人が食べることの困難さをどの程度感じているかについて，主観を聞いていくことも重要である．

摂食嚥下機能評価と照らし合わせながら，実現可能な食事状況の設定について本人・家族，支援者間で話し合う．支援が必要であればプラン化していくことが求められる．支援プランは本人の希望と乖離せず，かつ介護者等への過度の負担にならないかたちが望ましい．できる限り本人の意思が反映された「食べること」が生活の中で実現できるような支援が求められる．しかし，本人の意思表明が困難な状態であったり，本人・家族の希望と実現可能な対応に乖離があったりすると，専門職がジレンマを抱えることも珍しくない[3)4)]．

多職種多機関連携による摂食嚥下支援

在宅の摂食嚥下支援は，摂食嚥下障害という健康問題と，食事という生活課題の両面のニーズに対するアプローチが必須である．医師，歯科医師，看護師，管理栄養士，歯科衛生士，言語聴覚士，作業療法士，理学療法士，ケアマネジャー，ヘルパー，社会福祉士など，医療・介護・福祉の様々な専門職が支援の目的と目標を共有し，多面的なアプローチをチームで行うことではじめて，本

人・家族のニーズに応えることができる．

また在宅では多機関に所属する多職種間でチームを形成することが多い．各専門職の専門性とアプローチに加えて，所属する機関の特徴を活かすことで，より幅広い支援を検討することができる．多職種多機関の専門職が関わることで食べることの選択肢が増える可能性がある．

多職種多機関からなるチーム形成を行うには，チーム共通の目標を持つこと[5]，共通言語を用いるシステムを作ることが重要である[6]．共通目標は本人・家族が望む暮らし方に沿った食事方法を確立することである．また共通言語は生活の全体像を把握できる ICF を用い，嚥下機能だけでなく食を通じた活動や交流についても意見交換を行う．これらを積み重ねながら，より本人・家族のニーズに沿った支援プランに修正していく．

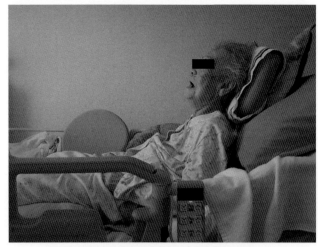

図 2. 在宅での初回摂食嚥下機能評価時の様子

在宅における摂食嚥下リハビリテーション事例

症例：90 歳代，女性．
【主疾患】COVID-19 肺炎
【既往歴】パーキンソン病・慢性心不全・慢性腎臓病・転倒による肋骨骨折
【現病歴】X 年 Y-1 月パーキンソン病の診断をうけ，自宅でのリハビリテーションを計画していたところ COVID-19 に感染し A 病院に救急搬送された．肺炎と診断され CO_2 ナルコーシスも起こしていた．約 1 か月の入院治療を行ったが肺炎は完治せず，看取りも視野に，在宅酸素，尿道バルーンカテーテル挿入，末梢点滴管理の設定で自宅退院した．
【入院前 ADL】移動：歩行車歩行と車椅子を併用．食事：リビングで家族の介助で摂食．
【退院時 ADL】移動：ベッド上全介助．食事：内服薬，食事とも経口摂取困難．
【介護状況】同居の長女，別居の次女も泊まり込みで介護をしていた．
【摂食嚥下支援チーム（専門職）】
退院時～：医師（訪問診療）・看護師（訪問看護ステーション）・言語聴覚士；ST（訪問看護ステーション）・ケアマネジャー・福祉用具スタッフ
退院 1 週間後～：歯科医師（訪問診療）
退院 2 週間後～：理学療法士；PT（訪問看護ステーション）
退院 4 か月後～：介護職員（デイサービス）
【支援経過】
Y 月 Z 日：自宅退院．末梢点滴管理のため看護師が訪問を開始した．
Z+3 日：ST が訪問し，ベッド上でゼリーを用いて嚥下評価を実施した（図2）．本人から「生き返った」との発言があった．嚥下評価時には明らかな誤嚥徴候はないが，パーキンソン病による不顕性誤嚥のリスクがあると判断し，段階的に経口摂取量を増やしていく提案をした．また，排痰と誤嚥量を減らす食事姿勢を作るために離床を進める必要があると考え，PT による支援の導入を提案した．ST が訪問診療の主治医に医療連携 ICT にて報告したところ，主治医から「本人の『生き返った』との言葉は，回復を予感させる良い状況と思います．経口摂取に向けてリハビリテーションを進めてください．無理せず，しかし早急に経口摂取を併用したいと願っております．」との返信があった．ケアマネジャーは PT による支援プランを追加した．
Z+4 日：内服を再開した．

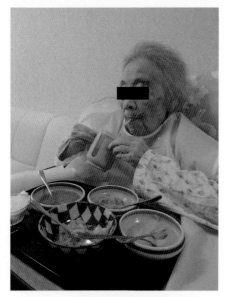

図 3．自力摂食の練習開始時の様子

Z＋7日：主治医からの提案により訪問歯科医がVEを実施した．検査上，ミキサー形状で明らかな誤嚥はなかった．そこで家族介助での食事をミキサー食で1日1食から開始した．経口摂取量が十分ではないため，高エネルギータイプの経腸栄養剤の経口摂取を併用した．

Z＋14日：PTが訪問し離床に係る評価を実施した．

Z＋17日：ST訪問時に車椅子に移乗して食事ができた．

その後，昼夜逆転傾向が生じ，離床や食事・内服等の生活リズムを確立することが困難な状況が続き，家族の介護負担感が強まった．STは家族に対し，離床することで食事量が増えることを伝え，食形態・食事介助の方法などについて継続可能な方法の話し合いを行った．PTでは室内移動の練習や家族で行える介助について伝達した．

Z＋22日：在宅酸素を終了した．

Z＋25日：看護師より長女に，「今のお母様の状態や，点滴をやめられるほど経口摂取が十分ではないことについてどう思っているか」と尋ねた．長女は「母はコロナ肺炎を乗り切った，とても強い人．今，経口摂取が少ないのは食形態を制限して

いることも要因だと思う．歯科で飲み込みの検査をまた実施する予定なので期待している．摂食量が伸びないと厳しいことは理解している．私達にできることをできるだけしたい．」と話した．

Z＋37日：38℃の発熱があり，尿道カテーテルを抜去し抗生剤を投与すると解熱した．

Z＋42日：VE実施．鮭フレークをかけた全粥を大きな問題なく食べることができた．

Z＋46日：福祉用具スタッフの助言を受け，本人が自ら動きやすいようにカッティングボードを導入し，自力摂食の練習を開始した(図3)．笑顔で「みなさんのおかげです」「(ゼリーを初めて食べたときに)食べられるってわかったときは胃袋がパーっと明るくなった」と明瞭な構音で発話があった．

Z＋47日：経口摂取量が安定したため，末梢点滴を終了した．

Z＋77日：VEの結果，義歯で咀嚼できるものは一口大で提供しても問題ないと判断した．

Z＋123日：入院以前に通所していたデイサービスの利用を再開した．

Z＋142日：直近2か月で体重が2.4 kg増え，デイサービスへも休みなく通えており，食事に関する課題に本人・家族で対処できる程度になったため，STの訪問を終了した．

【考　察】

退院直後より，医師，看護師，STが密に連絡を取り，経口摂取と末梢点滴を併用し，脱水・低栄養リスクを回避しながら段階的に食事摂取量を増やす設定を整えることができた．また訪問歯科がVEを施行したことで，誤嚥リスクの客観的な評価を得ながら食形態の向上と摂食量を増やしていくことができた．さらに全般的体力向上と生活リズムを確立するためにPTによる支援を導入し，また，福祉用具スタッフと連携しながら活動範囲を拡大することができた．ケアマネジャーは専門職からの提案を受け，タイムリーに活動範囲拡大のための種々の調整を行った．それぞれの職種が，医療連携ICT等を用いて評価を共有し必要

な支援を提案し合うことで，支援者のネットワークが広がり，その密度を高めることができた．

本事例では，本人の摂食嚥下機能向上と離床や食事といった活動制限の改善を図るなかで，家族も含めた支援チームの機能が向上し，人的環境が「食べること」を取り戻す促進因子として作用したと考えられる．また，経口摂取量が伸び悩んだことをきっかけに，家族の思いを聞けたことで，本人の意欲を尊重することが支援チームの目標であることが共有できた．家族も含む支援者が，それぞれの立場でリーダーシップを発揮するチームとして機能した．

まとめ

摂食嚥下障害がある人が在宅で生活していく中で，食べることに不安がなく，楽しみであると感じられるようになるために，多職種多機関で行う摂食嚥下支援は重要な役割を果たす．在宅における摂食嚥下支援は，本人・家族のニーズに沿えるように，健康問題と生活課題の両面から行うものである．

文 献

1) 内閣府：平成26年度高齢者の日常生活に関する意識調査結果．
2) 山本 徹：居宅における摂食嚥下リハビリテーションの特徴．藤田郁代ほか編，標準言語聴覚障害学 地域言語聴覚療法，108-109，医学書院，2019．
3) 渡邊淳子ほか：摂食嚥下訓練における言語聴覚士の倫理的ジレンマ．臨床倫理，5：53-62，2017．
4) 國枝顕二郎ほか：摂食嚥下障害の臨床倫理．*BRAIN and NERVE*，**72**(7)：797-802，2020．
5) 大塚眞理子：専門職連携実践とは何か．諏訪さゆりほか編，「食べる」ことを支えるケアとIPW，27-32，建帛社，2012．
   Summary 食べることの支援において，専門職連携におけるチーム形成とネットワーク構築について，所属機関の影響も論じられている．
6) 菊池和則：多職種チームの構造と機能―多職種チーム研究の基本的枠組み―．社会福祉学，41(1)：13-25，2000．

特集/在宅におけるリハビリテーション診療マニュアル
在宅リハビリテーション総論
排尿・排便障害

乃美昌司[*1] 仙石 淳[*2]

Abstract

在宅での排尿・排便管理は，患者と介護者の生活の質や心身の健康維持に重要である．排尿障害は蓄尿時と排尿時の障害に，排便障害は便秘と便失禁にそれぞれ大別して診断と治療が行われるが，単一ではない複合的原因により，認められる症状は多彩であり，患者の個々の状況やニーズに合わせた医療の提供が求められる．排尿・排便障害ともに生活指導，内服指導などの保存的治療から開始し，患者と介護者の困窮度に応じて一定の侵襲が伴う管理が必要となる．排尿については間欠自己導尿法，恥骨上膀胱ろう，尿道カテーテル管理などであり，排便については経肛門的洗腸法，人工肛門などが挙げられる．専門医紹介のタイミングについて，患者または家族の強い困窮があり保存的治療で改善しない場合，専門的加療を要する状態および疾患が疑われる場合を目安とされたい．排尿・排便の経時的フォローアップを在宅ケアを担うすべての医療従事者にお願いしたい．

Key words 排尿障害(urinary dysfunction)，尿失禁(urinary incontinence)，排便障害(bowel dysfunction)，便秘(constipation)，便失禁(fecal incontinence)

序論

在宅での排尿・排便管理は，患者や介護者にとって重要な課題である．不適切な尿路管理は急性腎盂腎炎，敗血症，腎不全等に陥る可能性があり，排便管理の困窮は患者にとって死ぬより辛い状態と評価される場合がある．これらの問題は，生活の質や心身の健康に直接影響を与えるため，患者の個々の状況やニーズに合わせた医療の提供が求められる．

排泄障害の基礎知識

1．排尿障害（下部尿路症状）

1）蓄尿障害[1)]

a）過活動膀胱：尿意切迫感を必須症状とし，通常は夜間頻尿と頻尿を伴う症状症候群であり，尿意切迫感とは「急に起こる，我慢できないような強い尿意」を指す．

(1) 神経因性過活動膀胱：脳疾患（脳血管疾患（脳出血，脳梗塞），パーキンソン病，多系統萎縮症，正常圧水頭症，進行性核上性麻痺，大脳白質病変，脳腫瘍など），脊髄疾患：（脊髄損傷，多発性硬化症，脊椎変性疾患，脊髄炎）などを原因とする．

(2) 非神経因性過活動膀胱：加齢や生活習慣病（高血圧や代謝異常）に伴うことが多く，男性では前立腺肥大症等の膀胱出口部閉塞が，女性では閉経期の女性ホルモン低下，骨盤底筋弛緩および骨盤臓器脱も原因となる．

b）尿失禁：

(1) 切迫性尿失禁：尿意切迫感と同時または直後に不随意に尿が漏れるという愁訴であり，その原因は知覚神経や運動神経系の活動性の亢進であり，神経疾患の多くで生じる．

[*1] Masashi NOMI，〒 651-2181 兵庫県神戸市西区曙町 1070 兵庫県立リハビリテーション中央病院泌尿器科
[*2] Atsushi SENGOKU，同上

(2) **反射性尿失禁**：上位脊髄障害により，正常な尿意を自覚せずに排尿筋過活動による尿失禁を認める状態である．

(3) **機能性尿失禁**：運動機能障害や認知機能障害のために，通常の時間内にトイレ・便器に到達することができない機能的障害を原因とする．

(4) **腹圧性尿失禁**：労作時，運動時，咳やくしゃみの際にみられ，女性に多い．加齢や出産を契機とした骨盤底筋群の障害が原因となる．

(5) **溢流性尿失禁**：過剰な膀胱充満を原因とする．問診のみでは頻尿や腹圧性尿失禁と鑑別困難なことがあり，身体所見やエコー検査などで診断する．

2）**排尿障害（尿排出症状）**[2)3)]

a）**下部尿路閉塞（膀胱出口部閉塞）**：前立腺肥大症，膀胱頸部閉塞，尿道狭窄などにより排尿時に尿の通過障害が認められる．

b）**排尿筋低活動**：糖尿病性末梢神経障害，腰椎椎間板ヘルニア，腰部脊柱管狭窄症，および二分脊椎など，脊髄核・核下型障害や，加齢による変化，長期間の下部尿路閉塞等が原因となる．

c）**排尿筋括約筋協調不全（DSD）**：後述する尿流動態検査で認められる所見であり，脊髄損傷や多発性硬化症等の脊髄核上型障害で認められる場合が多く，排尿筋収縮と同期した外尿道括約筋収縮のために排尿障害をきたす．

3）**その他の病態と原因**

a）**多尿・夜間多尿**：糖尿病，尿崩症などの内分泌疾患，循環器疾患（高血圧，心不全など），腎機能障害，睡眠時無呼吸症候群や生活習慣が原因となり，頻尿の原因となる．

b）**睡眠障害**：日常臨床での夜間頻尿の原因として少なくない．

c）**心因反応**：神経性頻尿や心因性尿閉など蓄尿障害，排尿障害の双方が認められる．

d）**ADLの低下・高次脳機能障害**：トイレ動作が障害されることによる機能性尿失禁や不適切な排尿姿勢による排尿困難は高齢者で多く認められる．

2．排便障害

1）**正常な排便**

正常な排便とは，①便の形成，②直腸への輸送と貯留，③便意と便・ガス性状の知覚，④排便準備，⑤便排出，という過程を正しい順番で行われる必要があり，いずれかの過程が障害されても問題を生じる．

2）**便秘**[4)~6)]

"便秘"とは「本来排出すべき糞便が大腸内に滞ることによる兎糞状便・硬便，排便回数の減少や，糞便を快適に排泄できないことによる過度な怒責，残便感，直腸肛門の閉塞感，排便困難感を認める状態」と定義され，"便秘症"は「慢性的に続く便秘のために日常生活に支障をきたしたり，身体にも様々な支障をきたし得る病態」とされる．

慢性便秘症は一次性便秘症（機能性便秘症，便秘型過敏性腸症候群および非狭窄性器質性便秘症（小腸・結腸障害型と直腸・肛門障害型）），および二次性便秘症（薬剤性便秘症，症候性便秘症（パーキンソン病，糖尿病など），狭窄性器質性便秘症（大腸がんなど））に分類される．

日常診療において，慢性便秘症は「排便回数減少型」と「排便困難型」に分類され，病態分類として，「大腸通過正常型」，「大腸通過遅延型」，「機能性便排出障害」と関連づけられ，さらに機能性便秘は臨床的に下記に分類される．

a）**通過遅延型便秘**：弛緩性便秘ともいわれ，腸管蠕動運動低下のため大腸通過時間が延長し硬便となる．パーキンソン病，脊髄損傷，多発性硬化症などの中枢神経疾患，糖尿病やギラン・バレー症候群での末梢自律神経障害など様々な疾患に付随するが特発性（高齢，長期臥床に伴う）に認められることも多い．

b）**痙攣性便秘**：主に便秘型過敏性腸症候群に認められ，消化管の運動異常（異常な蠕動運動の亢進，分節運動，緊張など）のために腸管内容が停滞する．

c）**肛門・直腸型便秘**：肛門・直腸の機能障害により直腸内に慢性的に硬便が貯留した状態であ

り，排便時の肛門括約筋弛緩不全，蓄便時の肛門括約筋収縮不全が原因となる．臨床的には脊髄損傷などの神経因性大腸機能障害で認められるが，高齢者等で明らかな基礎疾患がない場合もあり，重篤になると直腸に嵌入した便による糞便塞栓となり，液状便が脇を通過し便失禁となる．

3）便失禁[6)7)]

便失禁は，「無意識または自分の意思に反して肛門から便がもれる症状」と定義され，臨床的には便意を伴わない漏出性便失禁と便意を感じるがトイレまで我慢できない切迫性便失禁，両者の混在する混合性便失禁に大別され，その病態・原因は肛門括約筋不全（特発性，外傷性，神経因性など），直腸肛門疾患（直腸術後，直腸脱など），便意感覚異常（認知症，糖尿病など），直腸リザーバー機能不全（直腸手術後，放射線照射など），便通異常（慢性下痢症，下剤服用など），溢流性（糞便塞栓）など多岐にわたる．

4）神経因性大腸機能障害[8)]

神経因性大腸機能障害は，神経疾患や神経損傷に起因し，下記のように大別される．

a）反射性大腸：脊髄円錐より上位の脊髄または脳の障害により，便意知覚，外肛門括約筋機能，結腸の蠕動運動などが障害されるため，大腸通過時間が延長し，便秘や漏出性便失禁の原因となる．また直腸の便が反射的に排便を引き起こすことがある（反射性便失禁）．Th 6以上の神経学的障害レベルでは自律神経過緊張反射も認められる．

b）弛緩性大腸：脊髄円錐または馬尾以下の障害によって生じ，外肛門括約筋や結腸壁は弛緩し，直腸容量は増大する．便秘や漏出性便失禁をきたしやすい．

評価（問診・検査）

1．一般的評価

病歴聴取と神経学的所見を含めた診察にて，排尿方法（自排尿，オムツ排尿，導尿，留置カテーテル），排便方法（自排便，オムツ排便），有熱性尿路感染症の有無，尿便失禁の有無，自律神経過反射の有無，使用薬剤などの状態を聴取する．脳血管疾患，認知症，糖尿病，脊柱管狭窄症や椎間板ヘルニアなどの脊椎変性疾患，パーキンソン病などの神経変性疾患，骨盤内手術の既往など排尿排便機能に影響を与える病歴を聴取し，高齢男性では前立腺肥大症，女性では骨盤臓器脱を考慮した問診・診察を行う．

2．排尿機能評価[2)3)9)]

1）排尿日誌

排尿日誌により，昼間と夜間の排尿回数，1回排尿量，1日尿量，昼間尿量，夜間尿量，尿失禁の有無などを正確に知ることができ，多尿，夜間多尿，機能的膀胱容量の低下に関する評価が可能となる．夜間頻尿診療ガイドラインを始め排尿に関する多くのガイドラインでも推奨されており，一般的に連続3日間，最低2日間の記載が必要とされる．

2）上部尿路障害の評価

超音波検査，排泄性尿路造影，腎シンチグラム，CT，生化学検査などを必要に応じて行い，その後の経過観察は1年に1回程度の超音波検査が有用である．

3）膀胱造影検査

特に脊髄損傷に伴う神経因性膀胱などで膀胱変形・膀胱尿管逆流（VUR）の評価に膀胱造影検査が有用であり，膀胱充満時の形態を小川の分類に従って評価する．Grade II以上の膀胱変形は脊髄損傷後2年以内に発生することが多いとされ，膀胱変形は上部尿路障害の危険因子である．

4）尿流動態検査

専用の機器を用いて蓄尿から排尿までの膀胱内圧，排尿筋圧，外尿道括約筋活動，尿流等を測定する．下部尿路機能障害の診断のみならず，至適な尿路管理法の決定，併用薬の適応決定，上部尿路障害のリスク評価などに有用性である．検査で得られる所見として排尿筋過活動，排尿筋括約筋協調不全，排尿筋低活動，排尿筋無収縮，低コンプライアンス膀胱，膀胱出口部閉塞などが挙げられる．神経学的所見等から検査所見を予測するこ

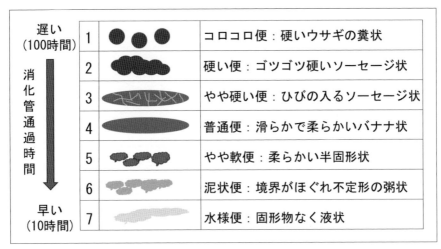

図 1. ブリストル・スツールチャート

とは困難である場合も多く，高齢者では脳血管疾患，糖尿病，パーキンソン病，前立腺肥大症など尿流動態検査に影響し得る複数の疾患を抱えていることが稀ではなく，これらの検査所見が混在した像を呈する．

3．排便機能評価[4)5)7)8)]

1）ブリストル・スツールチャート

便性状の評価に汎用されており，コロコロ便（兎糞）から水様便までが図示される（図1）．

2）質問票の利用

排便状況を把握するために様々な質問票が提唱されている．

便秘：constipation assessment scale, Cleveland Clinic constipation scoring system

便失禁：Wexner score

神経因性大腸機能障害：MENTOR ツール（https://www.coloplastprofessional.jp/resources/mentor/）

3）一般的検査

便潜血検査，大腸内視鏡検査，腹部 X 線，注腸 X 線検査等を二次性便秘症の鑑別のために必要性を個別に判断して実施する．一次性便秘症については，超音波検査，大腸通過時間検査，排便造影検査および直腸肛門内圧検査を必要に応じて評価する．

4）大腸通過時間検査（SITZMARKS® テスト）

マーカーカプセルを内服後，腹部単純 X 線写真を撮影し通過時間を計算する．大腸通過時間を簡便に計測する唯一の方法であるが，本邦では保険適用外となっている．（https://www.sitzmarks.com/）

尿路管理の実際

排尿障害（下部尿路症状）は蓄尿・排尿機能の異常のみならず，その他の要因が関与することも少なくない．特に高齢者においては複数の病態が関与することが多く，下部尿路機能に影響を与える他疾患の合併を常に念頭に置く必要がある．

1．頻尿・尿失禁への対応（蓄尿症状に対する治療）

1）水分管理・生活指導

一日の尿量はおおむね 1 ℓ～2 ℓ が標準であり，飲水不足は脱水の恐れがあり，過剰水分は心不全や低 Na 血症となる可能性もあり，基礎疾患に応じた飲水指導が必要となる．排尿日誌と問診により飲水過多による多尿が認められれば，飲水指導により症状の改善が期待できる．特に夕方以降の水分摂取は夜間の頻尿・多尿をきたしやすいため注意を要する．夜間については，トイレ近くの部屋で寝ることやポータブルトイレ・尿器の利用などの環境整備も有用である．

2）尿失禁の種類別の対応[1)2)]

a）切迫性尿失禁：過活動膀胱に伴う切迫性尿失禁治療の基本は薬物療法であり，抗コリン薬（プロピベリン塩酸塩：バップフォー®，オキシブ

チニン塩酸塩：ポラキス®，ネオキシテープ®，コハク酸ソリフェナシン：ベシケア®，フェソテロジンフマル酸塩：トビエース®，イミダフェナシン：ステーブラ®，ウリトス®），および，β3アドレナリン受容体作動薬（ミラベグロン：ベタニス®，ビベグロン：ベオーバ®）を単独，または抗コリン薬とβ3アドレナリン受容体作動薬を併用で用いる．注意点としては，抗コリン薬で認められやすい副作用として口内乾燥と便秘があり，β3アドレナリン受容体作動薬でも認め得る．また，オキシブチニンは血液脳関門を通過し認知機能に影響する可能性があり高齢者には他剤の使用が推奨される．

前立腺肥大症を伴う過活動膀胱患者に対し，後述のα1遮断薬と抗コリン薬またはβ3アドレナリン受容体作動薬の併用療法が行われるが，排尿困難・尿閉には注意を要する．

また行動療法として，骨盤底筋を収縮させる運動を一日数セット行う骨盤底筋訓練，および排尿を一定時間がまんする膀胱訓練の効果が期待できる．

保存的治療が効果不十分の場合，A型ボツリヌス毒素製剤（ボトックス®）を用いた経尿道的ボツリヌス毒素膀胱壁内注入療法は，神経因性膀胱および過活動膀胱による尿意切迫感，頻尿および切迫性尿失禁に有効であり，特に尿失禁回数，最大膀胱容量，膀胱コンプライアンスなどの改善が期待できる[3]．

施行施設については日本排尿機能学会ホームページで公開されている．(http://japanese-continence-society.kenkyuukai.jp/special/?id=37734)

b）反射性尿失禁：治療は切迫性尿失禁に準ずるが，排尿筋括約筋協調不全を伴うことが多く，薬物治療が無効であれば後述する清潔間欠自己導尿や膀胱ろう等による管理が有効である．

c）機能性尿失禁：機能性尿失禁のケアにおける目標は，尿禁制，もしくは，オムツなどからの漏れが問題にならない社会的禁制を達成することである．認知症に起因する尿失禁の場合は，尿意に基づくトイレ誘導や習慣化あるいは定時排尿誘導に一定の有用性があるとされる．また，運動機能障害に起因する尿失禁の場合は，理学療法士，作業療法士などを含めた多職種チームによる排尿動作の訓練や環境整備，排泄用具の選択と有効活用が必要となる．排泄用具の選択においては漏れ方や量を評価し，オムツ，パッド，収尿器など生活に応じた排泄用具の選択を行う．

d）腹圧性尿失禁[10]：治療の第一選択は骨盤底筋訓練である．副作用はほとんどみられず，バイオフィードバック訓練や膀胱訓練などと組み合わせることができる．内服治療としてβ2アドレナリン受容体作動薬（クレンブテロール：スピロペント®）が使用されるがガイドラインの推奨グレードはBである．

e）溢流性尿失禁：尿閉に対する後述の治療を要する．

2．排尿困難・尿閉への対応（尿排出障害に対する治療）[2]

尿道抵抗を減弱させる目的で，αアドレナリン受容体遮断薬（ウラピジル：エブランチル®，タムスロシン塩酸塩：ハルナール®，ナフトピジル：フリバス®，シロドシン：ユリーフ®），ホスホジエステラーゼ5阻害薬（タダラフィル：ザルティア®）が用いられる．ウラピジル以外は前立腺肥大症の診断が必要であり，特にタダラフィルは尿流測定，残尿測定，前立腺超音波検査などの検査歴が診療報酬上必須である．

排尿筋収縮を促す目的で，コリン作動薬（ベタネコール塩化物：ベサコリン®），およびコリンエステラーゼ阻害薬（ジスチグミン臭化物：ウブレチド®）などが使用されるが，内服治療の効果が不十分であれば，経尿道的前立腺切除術等による外科的治療，あるいは清潔間欠自己導尿や膀胱ろう管理などが必要となる．

3．排尿方法の選択[3)11)]

上記の治療等と並行して，以下の選択順序で施行可能な排尿方法を選択する．

1）自排尿

良好な排尿，すなわち排尿時膀胱尿道造影にて膀胱変形や膀胱尿管逆流がない，尿流動態検査で大きな問題がないなどの検査所見があれば自排尿が選択可能とされるが[10]，日常臨床では，残尿が100 mℓ以下であり，患者と家族に強い愁訴がなく，有熱性尿路感染症や腎機能障害などの合併症がないなどが自排尿可能の目安となる．手圧または腹圧による排尿はすすめられない．

2）間欠自己導尿法

自排尿が困難で有熱性尿路感染症または上部尿路障害のリスクがある場合，手指の巧緻性に問題がなければ清潔間欠自己導尿が第一選択となる．

3）間欠式バルーンカテーテル

通常の間欠導尿を行いながら，夜間あるいは勤務中などに間欠式バルーンカテーテルをそれぞれナイトバルーンやデイバルーンとして併用する管理法は生活の質を向上し，尿道留置カテーテルと比較して合併症の頻度を下げる可能性も示唆されている．高齢者においても介助導尿やオムツ排尿に伴う介護負担の軽減に間欠式バルーンカテーテルの併用は有用である．

4）恥骨上膀胱ろう

頚髄損傷患者ではC6レベル以上の障害で間欠導尿が困難な場合に選択されることが多く，尿道カテーテルの長期留置と比較して尿路性器感染症や膀胱結石の頻度が低くなる可能性が示唆されている．

5）尿道カテーテル管理

尿道留置カテーテルは最後の選択肢としたい．挿入困難な場合（図2），先天性あるいは後天性の尿道狭窄，球部尿道に医原性にできやすい副尿道，中年以降の男性にみられる前立腺肥大症などが原因となる．その多くは前立腺肥大症に伴い，尿道括約筋近傍の球部尿道で尿道が90°近く折れ曲がっている所をカテーテル先端が通過しないことが原因であることが多い．挿入時のコツは以下の通りである．

a）カテーテルの工夫：男性であれば先端の屈曲しているチーマン型カテーテルを推奨する．尿道狭窄であれば14 Frなど細径のカテーテル，前立腺部の抵抗であれば逆にコシのある18 Frなど太径のカテーテルが入りやすいこともある．

b）ペニスを引っ張る：体幹と直角方向かやや足側に向けて強くペニスを引っ張ると球部尿道の角度が緩くなるためカテーテルが通過しやすい．

c）押し当ててゆっくり待つ／深呼吸：時間をかけて尿道括約筋が弛緩するまで待って挿入する．先に尿道に潤滑ゼリーを5～10 mℓ程度尿道に注入することも有効である．

いずれにしても，抵抗が強い場合は無理に入れないことが重要であり，膀胱へ到達した確証がなければバルンカフを膨らませることは避け，出血するようであれば泌尿器科医へのコンサルテーションをおすすめしたい．ガイドワイヤや尿道ファイバースコープを用いれば簡単に留置可能な場合が多い．

排便管理の実際

排便習慣は元来個人差が大きいうえ病態によって呈する状態が様々であり，患者の生活実態に合わせたオーダーメイド的排便管理が求められる．排便管理法には保存的方法から侵襲を伴う方法まであり，重篤度に応じ段階的に行われる[5)8)]（図3）．

1．保存的排便管理[4)5)]

1）食事・水分摂取・生活指導：排便周期は本人の過去の排便習慣を参考として，規則正しい排便周期を確立する．適度の水分，油分，乳製品は便秘に有効であり，水溶性食物繊維は海藻（アルギン酸），野菜・果実（ペクチン），コンニャク（グルコマンナン）などに多く含まれ，発酵により腸内環境を改善し，食物通過を調整する作用がある．不溶性食物繊維はイモ類，豆類，玄米，シリアルなどに多く含まれ，植物性のセルロース，ヘミセルロース，リグニンや甲殻類に含まれるキトサンなどが知られており，便を増量し腸管を刺激することで特に通過遅延型便秘に効果的とされる．一方で，アルコール，香辛料，カフェインな

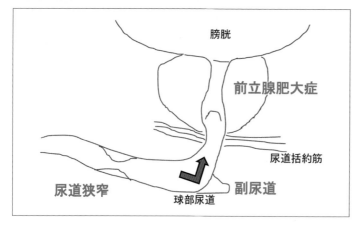

図 2. 尿道カテーテル挿入困難

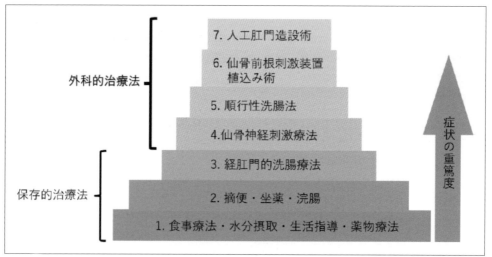

図 3. 排便管理方法

どは下痢の原因となり得るため，過量摂取は控える．

2）**プロバイオティクス**：乳酸菌やビフィズス菌など善玉菌を増やし腸内細菌叢バランスを改善し，排便回数の増加と腹部症状の改善が期待できる．また食物繊維やオリゴ糖など善玉菌を増やす食品はプレバイオティクスと呼ばれ，慢性便秘症に対しプロバイオティクスと同様の効果があることが示唆されている．

3）**薬物療法**：便秘に対し大腸刺激性下剤であるセンノシド（プルゼニド®），ピコスルファート（ラキソベロン®）などが有用であるが，長期連用による薬剤耐性と依存性に注意を要する．硬便に対しマグネシウム製剤，ポリカルボフィル製剤（コロネル®）を用いて調節を行う．マグネシウム製剤は多量使用での下痢や，高齢者で高マグネシ

ウム血症の恐れもあるため漫然とした長期使用には注意を要する．ポリカルボフィル製剤は過敏性腸症候群を伴う便通異常に保険適用があり，硬便に対し膨潤吸水し水分を保持し，軟便に対し過剰水分をゲル化し便を固め，すなわち硬便・軟便を普通便に調整する作用が期待できる．

4）**その他**：保存的治療法として腹部マッサージ，洗浄便座による肛門刺激などが有用な場合がある．

2．坐薬・浣腸・摘便

肛門・直腸型便秘などで直腸に便がある場合はテレミンソフト®，レシカルボン坐薬®，グリセリン浣腸を用いて排便周期に合わせ排便を行う．いずれも腸管を刺激することで蠕動運動を促進して便を排出する作用があり，内服薬より即効性がある．特に神経因性大腸機能障害についてガイドラ

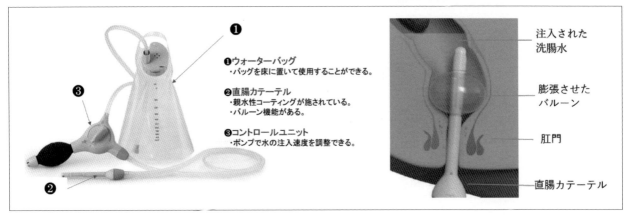

図 4. 経肛門的洗腸法

インでは反射性腸管では毎日もしくは隔日，弛緩性腸管では毎日1回もしくはそれ以上の頻度で摘便を併用した排便を推奨しているが，一般的に週2〜3回を排便日としているケースが多いと思われる[8]．

3．バイオフィードバック法

便排出時に肛門括約筋が緊張してしまう奇異性収縮がみられる患者に対し，自分の肛門括約筋の緊張と弛緩を肛門筋電計などで確認しながら排便トレーニングを行う方法である．

4．経肛門的洗腸法[8]（図4）

洗腸は腸管内に微温湯を注入して便排出を促す方法であり，コロプラスト社の経肛門的洗腸デバイスであるペリスティーンプラス®が本邦で認可されている．現在は脊髄障害に起因する神経因性大腸機能障害患者で保険適用があり，便秘および便失禁が改善し，排便に要する時間が短縮したとされ，適応拡大も含め今後のさらなる普及が期待されている．

5．順行性洗腸法

虫垂などを利用した外科的手術（Malone法）または盲腸ポートを使用して盲腸から肛門側へ洗腸液を順行性に流して排便させる．虫垂ろう狭窄，ろう孔からの便漏れ，腹痛等を認める場合があるが，自己管理が容易で速やかな排便と便失禁の改善がみられるため重度の排便障害の治療に有効とされる．

6．仙骨神経刺激

電気刺激装置を皮下に埋めこみ，電極で仙骨神経を刺激して便失禁を抑える方法である．

7．人工肛門

結腸に単孔式あるいは双孔式のストーマを造設しパウチ（採便袋）に便を出す方法であり，におい，皮膚炎，便漏れなど問題点もあるが，近年は皮膚保護材やパウチの材質が改善しトラブルの頻度は以前より低い．排便に時間がかからない，便失禁がない，摘便が不要であるなど利点が多い．

専門医紹介のタイミング

専門医紹介のタイミングについて，様々なガイドラインのフローチャートなどに記載されているので詳細は各ガイドラインを参照されたい．一般的に専門医へ紹介する必要があるケースは以下の通りと考える．

① **排尿・排便共通**：患者または家族の強い困窮があり保存的治療で改善しない場合．

② **排尿管理**：有熱性尿路感染の反復，尿閉，上部尿路障害の出現（水腎症，腎機能障害），肉眼的血尿，前立腺の異常（PSA高値を含む），残尿100 mL以上[2]．

③ **排便管理**：慢性便秘症の警告症状・徴候（排便習慣の急激な変化，血便，6か月以内の予期せぬ3 kg以上の体重減少，腹部腫瘤・波動の触知，直腸指診による腫瘤触知・血液付着など）[4]

専門検査や専門医の介入が必要と思われた場合の対応として，排尿障害については日本排尿機能学会ホームページに専門医一覧が公開されてい

る．またガイドライン，排尿日誌も公開されている．

　専門医一覧(http://japanese-continence-society.kenkyuukai.jp/special/?id=31469)．

　ガイドライン(http://japanese-continence-society.kenkyuukai.jp/special/?id=15894)．

　排便障害については日本大腸肛門病学会ホームページに認定施設一覧および専門医一覧が公開されている．

　認定施設一覧(https://www.coloproctology.gr.jp/modules/shisetsu/)．

　専門医一覧(https://www.coloproctology.gr.jp/modules/senmoni/)．

結　語

　本稿では主に医師を対象とした排尿・排便管理の基本的事項について概説した．本稿で紹介できなかった多職種を対象とした実践的な解説は他誌に詳しいので参照されたい[12]．快適な排泄を目指す在宅での管理は，看護師，作業療法士，理学療法士，介護職などの多職種チームで取り組むことが必要であり，さらに患者，家族に対する助言やサポートも重要である．また患者の状態やニーズは変化しやすいため，経時的なフォローアップと状況に応じた適切な医療の提供を継続することが求められる．

文　献

1) 日本排尿機能学会／日本泌尿器科学会編，過活動膀胱診療ガイドライン〔第3版〕，リッチヒルメディカル，2022．

2) 日本泌尿器科学会編，男性下部尿路症状・前立腺肥大症診療ガイドライン，リッチヒルメディカル，2017．

3) 脊髄損傷における下部尿路機能障害の診療ガイドライン作成委員会ほか編，脊髄損傷における下部尿路機能障害の診療ガイドライン，中外医学社，2019．

4) 日本消化管学会編，便通異常症診療ガイドライン2023 慢性便秘症，南江堂，2023．

5) 日本消化器病学会関連研究会ほか編，慢性便秘症診療ガイドライン2017，南江堂，2017．

6) 味村俊樹ほか：排便障害の病態・分類・疫学．日本医師会雑誌，149：851-854，2020．

7) 日本大腸肛門病学会編，便失禁診療ガイドライン2017年版，南江堂，2017．

8) 脊髄障害による難治性排便障害に対する経肛門的洗腸療法の適応および指導管理に関する指針作成委員会ほか編，脊髄障害による難治性排便障害に対する経肛門的洗腸療法(transanal irrigation：TAI)の適応および指導管理に関する指針 第2版，2020．
〔https://www.jascol.jp/member_news/2020/files/20200331.pdf?v=2〕

9) 日本排尿機能学会／日本泌尿器科学会編，夜間頻尿診療ガイドライン〔第2版〕，リッチヒルメディカル，2020．

10) 日本排尿機能学会／日本泌尿器科学会編，女性下部尿路症状診療ガイドライン〔第2版〕，リッチヒルメディカル，2019．

11) 仙石　淳ほか：排尿管理にかかわる機器管理(尿道バルーンカテーテル，膀胱瘻，CIC)．Journal of Rehabilitation，32：479-485，2023．
　Summary 尿路管理に使用するカテーテル類の製品と使い方のコツを図・写真入りで紹介している．

12) 特集 わかる，できる！排尿・排便のプロセスと支援．リハビリナース，17(2)，2024．
　Summary 多職種を対象に排尿・排便機能の概説からトイレ移動・介助，排泄後のケアまでを実践的に解説している．

Monthly Book MEDICAL REHABILITATION

2020年7月増刊号 No.250

回復期で知っておきたい！ここが分かれ道!!
症状から引く検査値と画像

好評増刊号

回復期リハビリテーション病棟でよく経験する24の症状・病状がこの一冊に！行える検査や治療が限られている回復期リハビリテーション病棟では、どのような状況の場合に急性期病棟に転院させたらいいのか？今回、本書では症状ごとに、診察の視点、検査の選択、転院への決断のポイントを詳述！回復期リハビリテーション病棟で必ずお役に立てていただける一冊です！

編集 川手信行（昭和大学教授）
定価 5,500円（本体 5,000円＋税）

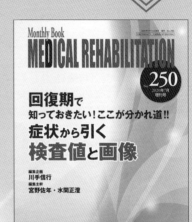

目次

回復期リハビリテーション医療の検査概論	川手信行
回復期リハビリテーション病棟における意識障害	兼子尚久
回復期リハビリテーション病棟における頭痛の診察と診断的意義について	竹島慎一
回復期リハビリテーション病棟におけるてんかん発作	佐々木信幸
回復期リハビリテーション病棟におけるめまい	久保　仁ほか
回復期リハビリテーション病棟における摂食嚥下障害（むせ・誤嚥）	柴田斉子
回復期リハビリテーション病棟における食欲不振	勝谷将史ほか
回復期リハビリテーション病棟におけるサルコペニアとサルコペニア肥満	吉村芳弘
回復期リハビリテーション病棟における脱水—病態，身体所見，検査所見—	中藤流以ほか
回復期リハビリテーション病棟における発熱とその対応	岡崎英人
回復期リハビリテーション病棟における咽頭痛、咳、喀痰	吉岡尚美
回復期リハビリテーション病棟における高血圧	松浦広昂ほか
回復期リハビリテーション病棟における胸痛	小山照幸
回復期リハビリテーション病棟における動悸・不整脈	和田真一
回復期リハビリテーション病棟における呼吸困難	海老原覚ほか
回復期リハビリテーション病棟における上腹部痛	三浦平寛ほか
回復期リハビリテーション病棟における右季肋部痛	浅野由美ほか
回復期リハビリテーション病棟における下腹部痛	和田真一
回復期リハビリテーション病棟における便秘・下痢	松宮英彦
回復期リハビリテーション病棟における下腿浮腫	長谷川雄紀ほか
回復期リハビリテーション病棟における頻尿・無尿・血尿	鈴木康之ほか
回復期リハビリテーション病棟における頚部痛	菊地尚久
回復期リハビリテーション病棟における腰痛	宮越浩一
回復期リハビリテーション病棟における肩関節痛に対するアプローチ	忽那岳志ほか
回復期リハビリテーション病棟における股関節痛、膝痛について	穂坂雅之

全日本病院出版会　〒113-0033　東京都文京区本郷 3-16-4　Tel:03-5689-5989
www.zenniti.com　Fax:03-5689-8030

特集／在宅におけるリハビリテーション診療マニュアル
在宅リハビリテーション総論

在宅での筋痙縮への対応やリハビリテーション治療の実際

杉山みづき[*1]　川手信行[*2]

Abstract　脳血管障害や脊髄損傷などによる上位運動ニューロン障害では，急性期，回復期，生活期とすべての時期で痙縮を伴った運動障害が問題となる．痙縮を伴う運動障害に対して，「痙縮」とひとくくりで表現されることが多く，生活期の治療としては，腱反射亢進や二次的に合併した疼痛などへのボツリヌス療法や筋弛緩作用をもつその他薬物療法，筋緊張亢進に対する治療としての体外衝撃波治療，変形・拘縮に対する装具療法，歩行パターン再構築のための歩行訓練などが行われている．今後は急性期や回復期からの積極的な痙縮治療により，生活期に二次性に起こる合併症を減らすことが期待される．さらに生活期では機能維持のためのこれらの治療の継続が重要である．

Key words　痙縮(spasticity)，SMD(spastic movement disorder)，ボツリヌス療法(botulinum toxin treatment)

はじめに

痙縮の定義は，Lance[1]による「腱反射亢進を伴った緊張性伸張反射の速度依存性増加を特徴とする運動障害で，伸張反射の亢進の結果生じる上位運動ニューロン症候群の一徴候」と定義されたものが広く用いられていたが，その後Pandyanら[2]は「痙縮は，上位運動ニューロンの病変に起因する感覚運動制御の障害であり，断続的または持続的な不随意の筋肉の活性化として現れる」と定義しており，中枢性制御の障害として提唱されている．痙縮の原因疾患としては，脳血管障害，頭部外傷，脳性麻痺，脊髄損傷，多発性硬化症などが挙げられ，これらの疾患はいずれも大脳皮質から脊髄前角細胞に至る上位運動ニューロンの障害を引き起こす．

上記疾患を原因とするSMD(spastic movement disorder)は，筋緊張亢進が原因で生じる運動障害とする説はあったが，実際はMAS(modified Ashworth scale)などで評価される筋緊張の程度と機能障害が必ずしも一致しないとする報告が多い．SMDは病態生理を理解したうえでの治療選択が必要である[3]．また，痙縮は脳卒中後2週間以内に25％の患者で報告され[4]，6か月後に43〜50％，12か月後に38〜44％に増加するとの報告[5)6]もあり，時間経過とともに変化することが知られている．つまり，時間経過とともに変化する病態に合わせ，SMDへの対応が重要である．今回，ボツリヌス療法，体外衝撃波治療(extracorporeal shock wave therapy；ESWT)，装具療法などの治療法を中心に，リハビリテーション治療の実践および今後の課題を説明する．

伸張反射亢進とSMD
(spastic movement disorder)

上位運動ニューロンの障害により，上位中枢か

[*1] Mizuki SUGIYAMA, 〒227-8518 神奈川県横浜市青葉区藤が丘2-1-1　昭和大学医学部リハビリテーション医学講座，助教
[*2] Nobuyuki KAWATE, 同，教授

表 1. MAS

0	筋緊張の増加なし
1	わずかな筋緊張亢進 可動域の終わりの引っかかりやわずかな抵抗感
1+	軽度の筋緊張亢進 可動域の 1/2 以下で引っかかりやわずかな抵抗感
2	筋緊張亢進 全可動域で抵抗があるが，運動は容易
3	顕著な筋緊張亢進 他動運動が困難
4	屈曲または伸展時の硬直

表 2. MTS

	評価尺度		伸長速度
0	他動運動中の抵抗はなし	V1	できるだけゆっくり
1	他動運動中のわずかな抵抗を感じるが，明らかな引っかかりはなし	V2	重力性に自然落下する速さ
2	他動運動中に明らかな引っかかりあり	V3	できるだけ速く
3	伸長時に 10 秒以内で持続するクローヌスあり		
4	伸長時に 10 秒以上で持続するクローヌスあり		
5	関節の固定		

らの抑制系の入力が減るため，筋繊維を支配するα運動ニューロンと，錘内筋線維を支配するγ運動ニューロンの興奮性が増大する．したがって，錘内筋線維の筋緊張が増加し，筋紡錘が引き延ばされて，筋紡錘中央部に巻き付いている感覚神経線維である Ia 感覚神経の感受性が高まることとなる．Ia 求心性神経の興奮はα運動ニューロンと形成された単シナプスにより伝わるため，急激な伸長により筋紡錘が活動すると，α運動ニューロンに支配された筋肉が収縮するという反応が上位運動ニューロン障害では軽微な伸長により起こるため，反射が亢進するというメカニズムである．またこのとき拮抗筋は，筋紡錘からの求心性神経が抑制性の介在ニューロンにより抑制されるという相反性抑制が起こっている．

足クローヌスは伸張反射が反復性に活性化しているとする説や，central oscillator と呼ばれる中枢の作用に末梢との相互作用とする説などがあり[7]，明確な機序はわかっていない．

上位運動ニューロンの障害による腱反射亢進のメカニズムが，筋緊張亢進の原因となることは，動物実験において伸張反射に関与する神経回路の切断により筋緊張の減少が起こったとする結果から裏付けされている[8]．さらに，筋緊張が亢進した結果 SMD を引き起こすという見解も数多く報告[9]されている．しかしながら，注意したいことは，筋緊張亢進の原因は伸張反射の亢進だけでは説明しきれないということ，SMD は伸張反射にあたる短潜時反射(SLR；short latency reflex)の影響ではなく，長潜時反射(LLR；long latency reflex)の減弱が原因の 1 つであるということである．

筋緊張亢進の評価

評価尺度はいくつか開発されているが，定性評価として MAS や modified Tardieu scale(MTS)がよく使用されている[6]（**表 1，2**）．MAS は関節の他動運動に対する抵抗を示す順序尺度であり，簡便で迅速な評価尺度ではあるが，他動運動の速度の違いによる変化や角度の測定は行わない．研究で広く使用され，臨床では治療効果判定として

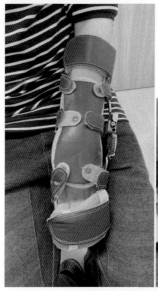
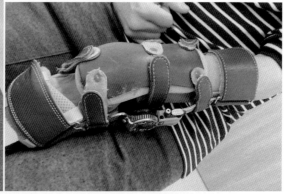

図1. 手関節，手指拘縮に対する手関節背屈保持装具
（杉山みづきほか：片麻痺者への感染予防指導．リハビリテーション
感染対策ハンドブック，藤谷順子，髙橋忠志編，三輪書店，148-150，2023．より引用）

も有効である一方で，評価者内信頼性や評価者間信頼性は中程度に留まる結果となっている．MTSは，速度依存性の痙縮の程度を評価する尺度であり，V1（できるだけゆっくり）とV3（できるだけ速く）の速度で伸長した場合の引っかかりの角度も測定する．V1は非反射性要素，つまりは拘縮を示し，V3は反射性要素を反映している．主に脳卒中患者においては，コラーゲン組織や腱組織の変化，筋粘弾性の変化，筋線維の変化，サルコメアの喪失により，筋伸展時の抵抗が増すと言われている[10)11)]．これらは脳卒中患者での報告が多いが，脊髄損傷や多発性硬化症患者でも同様の報告がされている[12)]．つまり，筋緊張の亢進というのは，筋肉の二次性変化も影響しており，単純に伸張反射亢進だけでみられる抵抗の増加だけではないと言える．

SMD（spastic movement disorder）

網様体脊髄路，皮質脊髄路，前庭脊髄路，錐体路などの特定の経路を経由して，皮質，皮質下，脳幹の感覚運動の調節が困難となり，不適応を起こすことが原因と考えられている[13)]．SMDは腱反射亢進，上位中枢からの抑制系入力の減少または消失，筋力低下，筋繊維の変化などに加え，痛みや手足の使用頻度の減少，姿勢変化など多因子が絡み合って生じる．ストレッチ，筋力増強運動，体外衝撃波などの物理療法，疼痛管理などを薬物治療と組み合わせることが，より効果的な治療となることが報告されるようになってきた．さらに，早期の治療介入により，慢性期における合併症の進行を予防できる可能性もある[14)]．その際，SMD予測因子として，重度の麻痺，筋緊張の増加（MAS 2以上），Barthel Indexの低スコアが示されており，治療戦略を立てるうえで重要な指標となり得る．

治療

1．ストレッチ／拘縮予防

筋や腱の粘弾性を改善することを目的に行われる．関節運動を可動域内で行うことにより，筋緊張を正常化し，軟部組織の伸展を維持または向上させ，拘縮による痛みを軽減して運動機能を改善すると言われている[15)]．これらに加え，キャスティングや装具（図1）などでの筋肉を長時間伸ばし，長さを改善させる治療も行われている．

2. 筋力増強訓練

以前ボバースは，筋力トレーニングが痙縮を悪化させるため，上位運動ニューロン障害患者では高負荷トレーニングは避けるべきである，と報告していた[16]が，現在は筋力強化介入が痙縮患者にとって有害ではなく，機能障害の改善にも有効なことがはっきりしている．効果的な治療の可能性として，漸増抵抗運動（PRST；progressive resistance strength training）やバイオフィードバック療法によるアプローチが報告されている．

3. 体外衝撃波治療（ESWT；extracorporeal shock wave therapy）

体外衝撃波治療は肩の石灰沈着性腱板炎や足底筋膜炎，上腕骨外側・内側上顆炎などの除痛目的に使用されることが多い．エネルギーが照射部分に集束する集束型と拡散する拡散型があり，痙縮に対して使用される体外衝撃波は拡散型を用いる（**図2**）．集束型に比べると拡散型はエネルギーが小さく，深部ではさらに拡散される．治療メカニズムはいまだ不明瞭で，治療成績の蓄積はいまだ乏しいものの，下腿や上腕の筋痙縮改善の即時効果の報告や中長期的な改善の報告が見られる．今後大規模なデータ収集が求められる．

4. ボツリヌス療法

ボツリヌス療法は，ボツリヌス菌の産生する毒素により，末梢の神経筋接合部において神経終末の受容体に接合し，神経伝達物質であるアセチルコリンの放出を抑制し，筋収縮を抑制する．また，γ運動ニューロンにおけるアセチルコリンの放出もブロックするため，錘内線維が弛緩し，筋紡錘における Ia 感覚繊維の感受性が低下することで，伸張反射の抑制がみられる．MAS や MTS での測定値にカットオフ値を設けて，脳卒中後に筋緊張亢進を認めた患者割合をみた場合に，その割合は発症後から増加し，約3か月後にプラトーに達すると言われる[17]．本邦において，ボツリヌス療法は脳卒中ガイドライン 2021 でもグレード A に位置付けられている治療法ではあるものの，投与開始時期や施注量に関しては施設の方針や医師の裁量に任されているのが現状である．多くの場合が

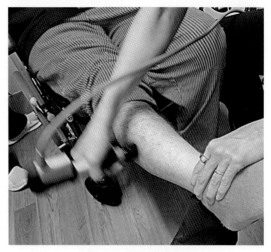

図 2．拡散型衝撃波
回復期病棟での治療の実際

発症3か月～6か月以降の状態，つまり生活期においてすでに SMD が出現した状態でボツリヌス療法が開始されている．しかしながら，最近の報告では，初期の腱反射亢進のメカニズムで起こった筋緊張亢進に対するボツリヌス療法が，感覚運動ネットワークの不適応によってもたらされると考えられている SMD を予防すると報告されており[14]，今後の考え方としては SMD を予防する急性期，回復期の薬物治療を含めたリハビリテーション医療の提供，さらには生活期での継続が重要になると思われる．

5. 歩行訓練

CPG（central pattern generators）は経験にもとづいた機能のネットワークであり，脳幹では呼吸と嚥下，脊髄では歩行をそれぞれ制御する[18]．歩行リズムと歩行サイクル，四肢のそれぞれの筋収縮と伸展の協調性，四肢間の協調性を司っていると言われている．さらに，股関節への負荷，股関節の運動，股関節伸展が歩行スイングへの移行を，足底の皮膚刺激や足関節伸展位がスイング期に重要である．つまり，神経可塑性のある時期の誤った歩行パターン認識が，その後の歩容を悪くする可能性は高く，発症早期からの CPG を意識した歩行訓練には，装具療法は大変重要である．ただし，現在生活期においては SMD に悩まされる患者も多く，日常生活自立度に着目した移動や移乗，トイレ動作などの生活するうえで必要な能力

を考慮すると，股関節への負荷軽減となり得る歩行器の使用，杖の使用は必要な手段となる．目的を明確にしたリハビリテーション治療，セラピストへの運動療法の指示が重要となる．

おわりに

「痙縮」という言葉の定義が明確ではないものの，日常の診療において SMD に対して「痙縮」治療にあたる医療者が多いと思われる．生活期においては，すでに反射の亢進だけでなく，麻痺による不動がもたらす筋肉や関節の変化，軟部組織，筋粘弾性の変化をきたしており，変形，疼痛を伴い，さらには日常生活動作に影響を与えている．今回紹介した治療法が患者のどの訴えに対して効果をもたらしているか，あるいは生活のために機能向上よりも ADL を重視した代償手段の獲得を重視したのか，生活期では関わる医療者の方向性の統一が必要と思われる．今後は SMD を予防するための急性期や回復期での早期治療介入ののち，生活期において継続することで機能維持を図る医療の提供が必要である．

文献

1) Lance JW：Pathophysiology of spasticity and clinical experience with baclofen. Feldman RG, et al(eds), Spasticity：Disorderd motor control, 485-494, Year Book Medical Publishers, 1980.
2) Pandyan AD, et al：Spasticity：clinical perceptions, neurological realities and meaningful measurement. Disabil Rehabil, 27：2-6, 2005.
3) Dietz V, et al：Spastic movement disorder：impaired reflex function and altered muscle mechanics. Lancet Neurol, 6：725-733, 2007.
   Summary 「痙縮」という用語は臨床では SMD とほぼ同義で使用されている．病態を理解するのに必要な系統だった説明となっている．
4) Wissel J, et al：Early development of spasticity following stroke：a prospective, observational trial. J Neurol, 257：1067-1072, 2010.
5) Esquenazi A：Evaluation and management of spastic gait in patients with traumatic brain injury. J Head Trauma Rehabil, 19：109-111, 2004.
6) Bohannon RW, et al：Interrater reliability of a modified Ashworth scale of muscle spasticity. Phys Ther, 67：206-207, 1987.
7) Beres-Jones JA, et al：Clonus after human spinal cord injury cannot be attributed solely to recurrent muscletendon stretch. Exp Brain Res, 149：222-236, 2003.
8) Lidell EGT, et al：Reflexes in response to stretch (myotatic reflexes). Proc R Soc, 96：212-242, 1924.
9) Abbruzzese G：The medical management of spasticity. Eur J Neurol, 9：30-34, 2002.
10) Sinkjaer T, et al：Non-reflex and reflex mediated ankle joint stiff ness in multiple sclerosis patients with spasticity. Muscle Nerve, 16：69-76, 1993.
11) O'Dwyer NJ：Spasticity and muscle contracture following stroke. Brain, 119：1737-1749, 1996.
12) Dietz V, et al：The syndrome of spastic paresis. Brandt T(eds), Neurological Disorders. Course and treatment, 1247-1257, AcademicPress, 2003.
13) Gracies, J. M, et al：Pathophysiology of spastic paresis. I：paresis and soft tissue changes. Muscle Nerve, 31：535-551, 2005.
14) Wissel J, et al：Early versus late injections of Botulinumtoxin type A in post-stroke spastic movement disorder：A literature review. Toxicon, 229：107150, 2023.[epub 2023]
    Summary 脳卒中患者に対するボツリヌス療法の早期治療が慢性期における SMD を予防する可能性を示唆した興味深い文献である．
15) Bovend'Eerdt TJ, et al：The effects of stretching in spasticity：a systematic review. Arch Phys Med Rehabil, 89：1395-1406, 2008.
16) Bobath B：Adult hemiplegia：evaluation and treatment, Butterwirth-Hainemann Medical Books, 1990.
17) Lundström E, et al：Time-course and determinants of spasticity during the first six months following first-ever stroke. J Rehabil Med, 42：296-301, 2010.
18) Cheron, G, et al：From spinal central pattern generators to cortical network：integrated BCI for walking rehabilitation. Neural Plast, 2012：375148, 2012.

特集／在宅におけるリハビリテーション診療マニュアル

在宅リハビリテーション総論

義肢・装具

久米亮一*

Abstract 生活期では筋緊張が亢進している症例や，関節変形が起こっている患者が多い．その場合，できるだけ速やかに装具の処方を行い，変形の防止や不可逆的な歩容の悪化を防ぐために十分な制御力と壊れにくい構成の装具を選択することが重要になる．
　そこで，本稿では下肢装具の役割，治療用装具と更生用装具の違い，装具選定の際に考慮するべきポイント，装具の評価方法，歩容の観察の重要性，定期的なフォローアップの必要性について述べる．
　また，装具が壊れた際は，装具使用者にとっては，装具が壊れてからの修理では遅く，歩行に支障をきたすリスクが高い．そのため，生活期に従事する医療者と福祉関係者は，装具使用者の装具の状態を定期的に確認し，新しい装具完成後に装具使用者の自費とはなるが最低限の修理や調整を行い，予備の装具として適切な保管ができるように導いていただきたい．

Key words 装具(orthotics)，短下肢装具(ankle foot orthosis)，脳卒中(stroke)

はじめに

この度は，生活期で脳卒中片麻痺者の下肢装具をフォローするにあたり，より実践的な役に立つ内容を伝えたい．装具の継ぎ手の選択から，装具の傾きの評価などを具体的に提示していく．そして装具のフォローについてその大切さを理解していただけるように解説していく．

治療用装具と更生用装具

装具を修理や作り直しをする際に難しいのは制度による手続きの違いである．
装具を製作する場合，治療用装具と更生用装具との違いを理解しておく必要がある．
治療用装具とは医療行為を目的として保険医の処方により製作され，一時的に全額の代金を支払い，後で保険者に請求するいわゆる償還払いである(生活保護を除く)．
大前提として「治療用」の装具であり，治癒させるためないしは，治癒までに生活上必要とされる装具，障害(症状)固定前の一時的なものであり，保険医の処方により製作，健康保険制度が適用される．
それに対し，**更生用装具**は障害を持つものが日常生活上必要とする装具として更生相談所の判定医の処方により公的助成(いわゆる障害者総合支援法に則り，障害者手帳で製作する装具)を受けることができる．原則的に装具代金の1割の自己負担で製作ができる(所得制限有り)．
どちらも製作した制度を利用して修理が可能である．耐用年数により再製作の目安が示されているので確認しておく必要がある(**表1**)．

---

* Ryoichi KUME，東京都足立区竹の塚7-6-14　株式会社COLABO，代表

表 1. 装具の耐用年数

	名称	型式	耐用年数(年)
下肢装具	長下肢装具		3
	膝装具	硬性	3
		支柱付き	3
		軟性	2
	短下肢装具	硬性(支柱あり)	3
		硬性(支柱なし)	1.5
		支柱付き	3
		軟性	2
	足装具		1.5
靴型装具			1.5

耐用年数以内の破損及び故障に際しては，原則として修理又は調整を行うこと．
耐用年数とは，通常の使用状態において当該補装具が修理不能となるまでの予想年数を示しているものであるため，耐用年数を一律に適用しないこと．

(文献2より引用)

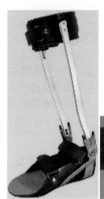
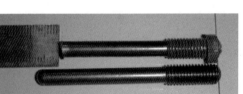

図 1. ダブルクレンザック継手付き短下肢装具
　　a：ダブルクレンザック AFO
　　b：ロッド

装具の選択

生活期では筋緊張が亢進している症例や，関節変形が起きている患者が大勢いる．

その場合，出来るだけ速やかに装具の処方を行い，変形の防止や不可逆的な歩容の悪化を防ぐために十分な制御力と壊れにくい構成の装具を選択していただきたい．

筆者が生活期で主に提案している装具について紹介する．

1. ダブルクレンザック継手付き短下肢装具（図1）

金属でできているので壊れにくく丈夫であるイメージであるが，反張膝傾向にある患者が使用すると，制限しているロッドが消耗し徐々に底屈を許してしまう．よって定期的にロッドを締めるなどのフォローアップを必要とする装具と知っていてほしい．

2. 後方板バネ支柱付きプラスチック短下肢装具（図2〜5）

たわみを利用するため3 mm のプラスチックを使用したショートタイプから，しっかりと固定するために4 mm や5 mm のプラスチックを使用したリジットタイプまで製作が可能である．

いわゆるシューホーンブレース(SHB)であるが，処方や製作に立ち会う機会がある時は具体的に義肢装具士とともに，その装着の意図，必要な機能を共有する必要がある．

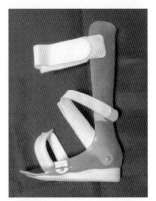
図 2. トリミングが浅いリジットタイプシューホーンブレース

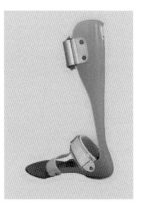
図 3. トリミングが深いフレキシブルタイプ

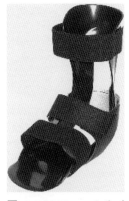
図 4. パシフィックサプライ：オルトップ® AFO-LH（既製品）

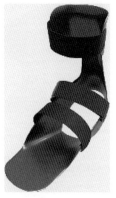
図 5. 東名ブレース：SPS-AFO（既製品）

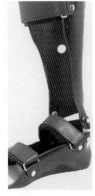
図 6. ベッカー：タマラック（エクシブル）継手付きプラスチック短下肢装具 芯が入っているため破断しにくい．

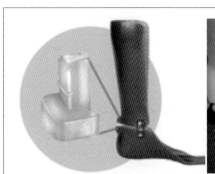

a | b

図 7.
a：オットーボック・ジャパン：AFO 用後方バンパー スナップストップ 17S1
b：ゴムが外れたストッパー部分

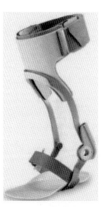
図 8. 佐喜眞義肢：パシフィックサプライ：ゲイトソリューションデザイン R1 GSD-R1

3．ジョイント付きプラスチック短下肢装具（図 6）

底屈を制限して背屈をフリーにするものが多い．その制限に使用される底屈制限角度調整装置の AFO 用後方バンパー「スナップストップ」（図 7）はとても有用である．簡単にストッパーの厚みが変えられることで適切な角度を選択できる点，劣化や破損がしにくく，手作りのストッパーのゴムのように外れたり，ちぎれたり，つぶれたりすることで底屈を許してしまうこともない．底屈へのアライメント変化は，背屈ができない装具ユーザーにとって，下肢の変形や歩容の悪化へ直結する避けなければならない変化である．筆者はストッパーのゴムが外れている extension スラストパターンの片麻痺者に会う度にスナップストップのような部品を使用していれば防げたであろうと心を痛めている．

4．底屈制動機能付き短下肢装具（図 8）

生活期で好まれる代表的なものとしてゲイトソリューションデザインがある．底屈制動により歩行中のイニシャルコンタクトからミッドスタンスをコントロールすることでより効率の良い歩容や筋活動をサポートする．市販の靴が履けるなどの理由で好まれるが，足関節に背屈制限がある方や装具装着下で膝関節のコントロールが不十分な方は適応しない．また，定期的に油圧機能が保たれているかなど機構の点検が必要であること，加齢や歩容の変化により不適合となるケースも多く

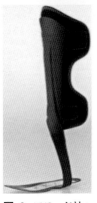
図 9. アラード社：カーボン製短下肢装具 トーオフ®

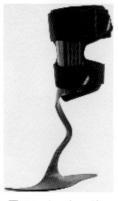
図 10. オットーボック・ジャパン：ウォークオン

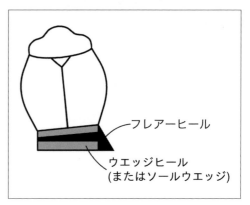
図 11.

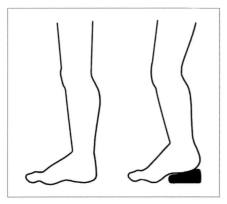
図 12. 下腿が前傾できるだけの踵補高が必要

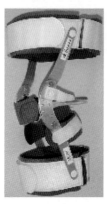
図 13. 反張膝用硬性膝装具 CB ブレース CB-Backnee

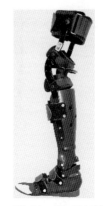
図 14. CB-KAFO

みられ，定期受診によるフォローを行うことが必須である．生活期ではこの装具を不適合のまま使用し続け，extension スラストパターンで反張膝になっている例を頻繁に見る．そして，そうなってからの歩容改善は難しい．また足部 MP 関節よりも遠位の支持部が無いため，足趾の屈曲拘縮や緊張性足趾屈曲反射を呈する方には足部支持部の延長など，加工が必要となる．

5．カーボン製短下肢装具（図 9，10）

軽量かつ足部の支持部がとても薄く，靴を選ばず，スタイリッシュな点から生活期での要望も多い．カーボンのしなりを推進力として利用するなどの利点がある．しかし今まで背屈遊動（制限なし）の短下肢装具を使用していた場合，背屈は制限されるので「しゃがみ込みが難しくなること」や，「坂道や階段昇降で歩きにくさを感じる」などの配慮が必要な点もある．床面に対する角度の調整は，足部支持部の上や下に補高を挿入することで行う．筆者は extension スラストパターンで金属支柱付き短下肢装具のロッドの消耗が激しい方にも角度変化の無い，カーボン製短下肢装具を提案することがある．オットーボック社製ウォークオンリアクション（図 10）は T ストラップも追加することができる．

6．軟性サポーターやインソール：靴の補正

装具無しでも歩行が可能な患者のうち足関節軽度の内反などに対し足関節を制御するサポーターが処方されることがある．同じように足部の制御に外側ソールウエッジや足趾を伸展位に保つ機能のあるインソールも有効である．足関節可動域に

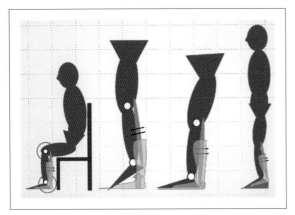

図 15. 足関節の可動域の確認

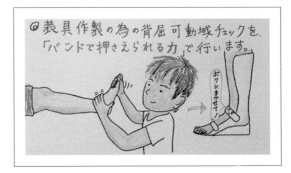

図 16.

背屈制限がある場合には積極的に踵の補高を試していただきたい．前足部でイニシャルコンタクトを迎える歩容に有効である．いわゆる 100 円均一ショップなどで手に入るものでも十分な評価が可能である．既製靴のアウトソールに「フレアーヒール」や「外側ソールウエッジ（症例により内側ウエッジも有効である）」（図 11），「踵補高」などを施し，痙縮など病的反射が起こりにくい肢位や動きへ誘導することが有効な症例もある．

7．反張膝への積極的膝装具の活用

生活期で問題になる関節変形に反張膝がある．多くの場合 extension スラストパターンに起因すると思われるケースが多い．しかし，同時に足関節の背屈制限が起こっている場合は踵の補高を行い，下腿が床に対し前傾できるようにしなければ膝関節の制御はできない（図 12），たとえ一時膝装具で制御できたように見えても，装具の破損や身体への過負荷につながる．硬性膝装具の中でも反張膝制御に特化したCBブレース（図 13）は大腿部が半月ではなく軟性であるため，便座を傷つけることなく，また石材の腰掛けに座っても衣類を傷つけにくい利点がある．また膝の屈曲角を妨げないなどしゃがみ込みにも有利な点がある．これを短下肢装具と組み合わせた長下肢装具が CB-KAFO（図 14）である．短下肢装具からベルトが 1本増えただけであるため，装着も比較的容易で，ずり落ちや，向きが変わることも防げる．足関節に背屈可動域制限がある場合には踵補高も忘れてはいけない．実際に生活期で使用を継続している方が増えている．

歩容の観察

歩行を評価し装具を決める時は直線歩行だけを評価してはならない．実際の生活は外出すれば疲労した歩容であったり，危険を感じながらの緊張した歩行であったりするし，自宅では，洗面台や家事を行うために転回動作や安定を優先した立位をとるなど，まっすぐに安全なところを歩くこととは違う．よって装具の設定も転回動作の足部の動きを見逃さず普段の歩容に近いと認識のうえ観察し，アライメントや構成を決める必要がある．

実際の歩行評価は診察室に入るところから始まっている．できるだけ無意識での普段の歩行を観察するチャンスであるためである．診察時にはズボンの裾はまくって膝が見える状態で歩容を確認することが大切である．ズボンの上からは屈曲しているように見えた膝関節が，裾をまくってみたら過伸展位であることは珍しくない．

歩行の分類にも着目する必要がある．揃え型歩行や後ろ型歩行の場合，麻痺側を健足が追い越さないために，足関節の背屈可動域を使用しない歩行になり，拘縮の原因になっている可能性がある．まず優先して足関節の可動域を確認していただきたい．

足関節の背屈可動域は，膝関節伸展時で計測する（図 15）．この時，膝の屈曲時との比較により二関節筋の短縮なのかを判断する．二関節筋の短縮により膝関節の伸展時に底屈が起こる場合は，座位（膝屈曲肢位）により装具装着し，その場で立位をとると装具の中で踵が浮いてしまうことや，装

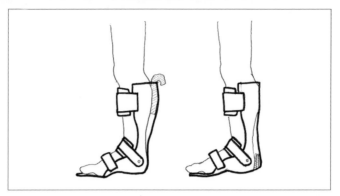

図 17.
a：背屈角度が足りない時
b：背屈角度が強過ぎる時

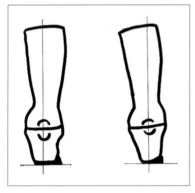

図 18. 前額面のアライメント

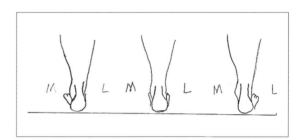

図 19. 距骨下関節のアライメント

具の中で足部が前滑りして足趾が装具からはみ出ることがある．また，制御力が小さい装具では立位とともに底屈をし，膝のロッキングや反張膝になる．これは膝伸展時の背屈可動域制限が原因である可能性が高い．矢状面の装具の角度と患肢の足関節の角度を合わせるためには，膝の伸展時にベルトで固定できる力で足関節の背側を抑えつつ背屈させて，最大背屈位で下腿部と直行する面と踵までの高さを測りその高さの踵補高を試すことから始める（図16）．

1．中枢性障害？　末梢神経障害？

制御力の小さい装具は末梢神経障害に使用すると考えてほしい．筋緊張を伴う中枢神経障害には十分な制限力を有する装具を選択してほしい．

もしもリハビリテーション的観点から，柔らかい装具や底屈制動の装具を選択した場合は，そのあとの定期受診を行い，経過を観察する必要がある，そして，歩容が乱れたら装具の変更を速やかに行い，必要に応じ，変更後の装具になれるリハビリテーションを行ってほしい．なぜなら，一度制御力の小さい装具を使用してしまうと，制御力の大きい装具を嫌い，いつまでも古い昔の装具を使用し続ける方が多い印象だからである．

装具のチェックポイント

これから説明する評価に関しては，製作やリハビリテーションに携わるスタッフや家族など支援者にも見ていただくことが後での意見の相違が起きないためにも重要となる．

1．装具の適合評価（アライメント）

1）現在使用中の装具による底背屈角度設定の測り方（矢状面）

ダブルクレンザック継手の場合はロッドの締め具合（抜き差し）によって角度を変えることが出来

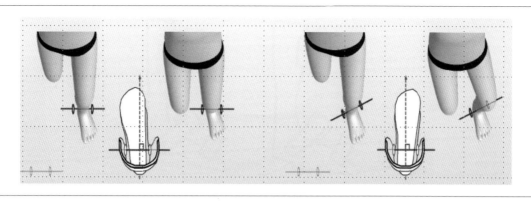

図 20. 進行方向のアライメント

るが，工具が無かったり，調整の経験がなかったりする場合はプラスチック短下肢装具同様に以下の方法を試していただきたい．
・背屈角を増やすことを試したいときタオルを下腿部後面と装具の間に挿みこむ．
　逆に底屈角を増やしたいときは，ペーパータオルを踵後面と装具の間に挿み足部を前方に移動させる(**図 17**)．装具の矢状面の角度が正しいが足関節の背屈角度が装具に対して足りないときは装具内の踵部補高をすることも有効である．

2）装具の左右傾き（前額面）

　見過ごされやすいのが前額面のアライメントである．下腿部の前額面の角度の違いにより荷重のかけやすさが大きく変化する(**図 18**)．道路の右側を歩く時と左側を歩く時で，道の勾配の向きにより歩きやすさが変わったりするのはそのせいである．本人の膝関節が内反変形（O 脚）であれば，外倒れの装具設定になり外側フレアーを追加すると良い．生活期には麻痺肢股関節を大きく外転させて歩く人にも多く出会う．その場合は装具を内倒れにして歩行中の足底接地面を増やし安定させねばならないが，その際，足関節が内反しないように装具の下に外側ウェッジを追加することをすすめる．

3）進行方向の測り方（水平面）

　多くはここに問題があっても気付きにくいが，とても重要である(**図 19**)．足関節（距骨下関節）が内反（足部の回外）していればつま先は内側へ向く．そして緊張が高まるリスクが考えられる．逆に足関節（距骨下関節）が外反（足部の回内）していれば足部は外側に向かい筋緊張の低下による舟状骨の落ち込み（内側突出）につながることがある．可能な限りどちらに偏ることのない肢位を目指す．そして，継手がある場合は，歩行中に足関節の背屈運動の際にその進行方向を妨げない設定にする(**図 20**)（注意：足部が内反しているときは外反に戻した状態の進行方向で設定する）．

　立脚初期から膝をロックするいわゆる extension スラストパターンにより，装具に底屈方向への力が大きく加わる時，その方向にトリミングの中心（最深部）が来るようにしなければならない．プラスチック短下肢装具は横方向の制限力が乏しいからである[3]．プラスチック短下肢装具の下腿部が回転して制限不足に見えるのはこのせいである．

4）トウスプリングについて

　トウスプリングも重要な確認事項である．つま先を擦る現象はつまずきや振り出しのしにくさだけではなく，股関節の外旋を誘発している場合もあるので，つま先を上げる高さも重要となる．また，膝折れにより立位困難な方にはあえてトウスプリングを作らずに足底の接地面を前方まで増やし，立位の安定を得ることも可能である．

　これらに問題が生じており，新しい装具によって改善が見込まれるのであれば，歩行改善のための装具製作を行うと良いであろう．

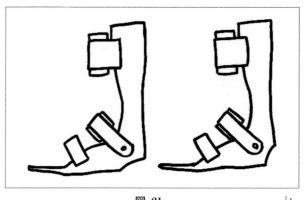

図 21. a｜b

2. 新規作製・採型

上記, 前額面, 矢状面, 水平面, 必要なアライメントが導き出せたら, これをもとに採型を行っていく. チャンスがあれば, 理想のアライメントの装具を作るために脚を押さえるなど, サポートすると良い. その難しさ繊細さに気が付くであろう.

3. 仮合わせ

1) フィッティング

フィッティングは, 骨突起部に装具の接触が無いか, 腓骨神経を装具が圧迫していないか, 装具が支持(押さえ)の必要な部分に隙間が無いか確認し, 修正を行う個所を書き留めておくことが大切である.

実際に着ている衣類にも考慮が必要である. 常に厚めの靴下を履く場合や常にズボンの上から装具を履く場合などは, その分, 装具の幅も広くしなければならないし, バンドも長くなるので注意が必要である.

4. 歩容(装具機能)の確認

装具は物であり, 自由度を減らし, 身体のコントロールを容易にすることが目的である.

なので, 装具を履いたら元のように歩行ができるわけではない. 現在の歩容の維持, または, 目的の効果が期待できるようになっているかを確認する. ここでいう目的は機能訓練などを併用して治療を行う目的であり, それを本人と共有することで, 日常での装着が可能となる. 逆を言えば, 本人の同意なしに歩容のあるべき姿を強要しても, 新規に製作した装具が不使用に終わることもあるのである.

そこで, リハビリテーションを行う予定がないが歩容が乱れている場合について考えよう. それは, 受け入れ可能な装具を選択する場合である. Extension スラストパターンで膝のロッキング(反張膝変形)に対する短下肢装具がそれに当たる. 高次脳機能障害や高齢による新しい歩容の獲得が難しい, もしくはリハビリテーション介入が無い状態がある. そのような場合は本人がどのような歩容の乱れがあっても, 努力なしに使える(使用してもらえる)装具の選択が優先される. たとえば膝のロッキングによって膝を痛めていた場合, シューホーンブレースの撓みを利用し, ロックをしきらないところまで膝の伸展を許す設定で装具を製作することもその1つである.

大切なことは本人に使用してもらえて, 安全かつ歩容の改善, さらなる変形の予防が期待できる装具の提供を行うことである.

5. 踵のくりぬいた装具について

足部をプラスチックでモールドした装具の踵のくりぬきは,「・靴が入りやすくなる・程よい底屈制動により正常歩行に近づく・接地の時に本人の踵から付くので踵接地が安定する. 本人へ踵接地の感覚入力がある」などとして行われる(図21-a). しかし, 前足部に厚みのあるプラスチックが敷かれ踵には何もない状態となり下腿が後方に倒される現象が起こることがあるので, 踵をくりぬく場合はより背屈角を多くして, 実際に処方者自身が装着をしてみてその感触を確認しておくと良

い．もしも，必要以上に膝関節伸展方向に誘導されるようであれば後に反張膝になるリスクがある．逆に，膝を曲げたまま歩行する場合など，反張膝になる心配のない症例には適応となる場合もある．もしも靴が履きにくいという主訴であれば足底を残した形状で踵の後方のみをくりぬくことで靴が履きやすくなるので試していただきたい（図 21-b）．

6．装具完成時

基本的には仮合わせ時と同じチェックポイントである．

装具が正しく装着できるか，装具の上から靴が履けるかなどのチェックを行う．靴を脱いだ時の歩行と履いた時の歩行に問題点がないかも確認する．また装具の不適合の見抜き方，困った時の連絡先や，更生用装具の製作方法の手順も伝えると良い．

装具を処方した医療機関で定期的に受診を行い，フォローアップを行っていただきたい．片麻痺者は身体状態が改善したり，またその逆であったりと，目まぐるしく変化していく．さらに加齢による衰えも加わるので，継続して同じ装具が最良とは限らない．定期的な受診で身体状態や生活スタイルが装具とマッチしているかなど，長期にわたりフォローしていくことが大切である．

最後に

1．装具フォローのかなめとなる予備の装具

予備の装具が大切であるが，医療保険や障害者総合支援法においては予備の装具の製作は認められていない．そこで，治療用装具作製の後，できるだけ速やかに更生用装具への移行が望ましい．緊急時には，以前に使用していた治療用装具が予備として役割を果たせるからである．

壊れてから，修理が必要となってからの再製作では遅い．新たな装具が完成するまで本人が不自由や転倒などの危険を強いられるだけでなく，家族や支援者も対応に苦慮することとなる．歩容の悪化や関節の変形が起こる可能性もある．そしてさらに，やっとの思いで装具が完成したとして，その後も予備の無い状態を継続することになるからである．令和 6 年度補装具費支給事務取扱指針には「治療用装具を所持していることを理由として，日常生活を送る上で必要となる補装具の費用を不支給にすることは適切でないこと．」と明記されており，使用している期間に関係なく，生活していくうえでその方が装具を無くてはならないものと認識できた時点で更生用装具の作製を始めるべきである．

生活期に従事する医療者と福祉関係者は，装具使用者と出会ったら，次の質問をしていただきたい．

① 今履いている装具は足にあっていますか？痛いところはありませんか？
② 今使っている装具は，いつ作ったものですか？
③ 今使っている装具を修理に出すときに代わりに履ける装具は別に持っていますか？

そして，痛みがあったり，壊れていたり，予備を所持せずに，半年から 1 年を超えていた場合は，地域の福祉課や，病院，製作した義肢装具製作会社に連絡をする．更生用装具の製作，場合によっては治療用装具の再製作へ導いていただきたい．そして，痛みの出る装具や古くなった装具は，新しい装具完成後に自費とはなるが最低限の修理や調整を行い予備として保管しておいていただきたい．

文　献

1) 厚生労働省：障害者の日常生活及び社会生活を総合的に支援するための法律（障害者総合支援法）．
2) 厚生労働省：補装具の種目，購入等に要する費用の額の算定等に関する基準．平成 18 年 9 月 29 日厚生労働省告示第 528 号．一部改正　令和 6 年 3 月 29 日　こども家庭庁・厚生労働省告示第 6 号．
3) 才藤栄一ほか：脳卒中患者の治療用装具．日本義肢装具学会誌，28，87-92，2012．

（図 4〜10，13 は各社ホームページより引用）

特集／在宅におけるリハビリテーション診療マニュアル

在宅リハビリテーション総論

日常生活用具
―作業療法の視点―

林　正春*

Abstract　リハビリテーションにおいて最大の目標は，対象者が在宅生活において自立した暮らしを送れること，その暮らしが長期にわたり継続できる支援や環境づくりをすることである．在宅に向けたリハビリテーションでは，疾患や障害ごとの特徴を把握し，対象者個々の価値観や考え，ライフスタイル，社会参画，経済的側面，家族関係，感染対策，リスク管理など多面的に理解する必要があり，評価や対象者との良好な関係を構築，トータルマネージメントを意識したうえで，関連職種との連携を強化し，対象者のニーズにあったリハビリテーション支援を行うことが重要である．それらの目標を達成する1つの手段として，作業療法（occupational therapy）では，日常生活用具の「適用評価」を行い，対象者に適用する「生活便利品の選定」「製品の改良による適用」「テーラーメイド自助具」などの取り組みで，対象者個々の長期的 QOL 維持を見据えた支援をする．

Key words　日常生活用具（daily life tools），作業療法（occupational therapy），多職種連携（multidisciplinary cooperation）

はじめに

在宅におけるリハビリテーションを考える際，疾患の特徴，運動機能障害，高次脳機能障害，精神心理的側面，服薬管理，栄養管理，感染症対策，リスク管理，住環境などを把握し，医療，福祉，介護関係職種と地域行政職種が連携し，トータルマネージメントすることが重要である．また，対象者自らが自身の状態を把握し，自ら率先して，在宅で安全に安心して暮らせるように取り組む姿勢や行動も求められる．急性期や回復期での身体機能改善，心理的支援，生活指導，環境整備など退院支援活動は在宅におけるリハビリテーションを促進するためには重要な礎になる．リハビリテーションにおける最大の目標である対象者の生活行為の自立は，こころと身体の改善により達成されるが，そのすべてにおいて生活行為自立まで回復できるわけではない．不自由となった生活行為を補う手段として日常生活用具が救世主となる．この稿では，作業療法士（OT）の視点で選定する生活便利品，テーラーメイド自助具，そして，新しく取り組み始めた3Dプリンターで作製する自助具について紹介する．

OTの視点で捉える日常生活用具

日常生活用具は，「日常生活上の便宜を図るための用具」と認識され，リハビリテーションにおける捉え方は，「障害者や高齢者などが日常生活を円滑に行うために使用する用具」であり，その用具の支援分類は，「介護支援」「自立生活支援」「在宅療養支援」「情報・意思疎通支援」「排泄管理支援」「住環境整備支援」などが挙げられる．OTは，それらの支援用具を，対象者が在宅生活において，自立した暮らし，安全に暮らせる環境を整

---

* Masaharu HAYASHI，〒 410-2501　静岡県伊豆市下白岩 75　JA 静岡厚生連　中伊豆温泉病院，医療技術部長／作業療法科，技師長

表 1. 生活支援用具選定方法

選択 ① 生活便利品の適用	操作方法, 管理方法等機器や用具の特徴を十分把握し, 対象者の機能に適応するもの, 家族が納得するもの, 経済的側面も考慮し選定する. この方法を選択する場合は, リハビリテーション専門職に限らず, 対象者を取り巻く関係職種も対応できることが望まれる.
選択 ② 生活便利品の改良工夫	商品を対象者が操作使用しやすいように改良する. この場合, 対象者自ら製品を改良する場合とOTが医学的根拠に基づき改良する場合がある. 製品を改良する際には, PL法が関係してくるため, 事前に法制度を十分理解することが重要である. OTが改良する際, 対象者と信頼関係を十分構築し, 使用時の注意事項や予測される破損箇所, そして, 破損時の対応方法などを説明することが求められる.
選択 ③ テーラーメイド自助具の作製	主にOTが対象者の障害やニーズを評価し, 身近な素材を活用し, その人に合った自助具を作製する. 材料は, 木材, 金属, ゴム, プラスティックなど様々な素材から, それぞれの特徴を生かし, 対象者に適合する自助具の設計, 製作をする. 重さ, 長さ, 操作性だけではなく, 作製の速さ, 安価, 完成度, 見た目の良さ, 持続性, 耐久性などの品質と生活環境を考慮し作製する. また, 3Dプリンタで作製する場合, 目的に合った3Dプリンタ(1万円前後~数十万円), 材料であるフィラメント(3,000円前後/kg), パソコンまたはSDカードにデータを送ることのできるスマートフォンやiPadなどのデバイスを準備する.

備するための考案・工夫・作製・選定などのマネジメントをする. 日常生活用具は「福祉用具」あるいは「自助具」といった様々な表現が用いられている場面があるため, まずは定義を整理する. 福祉用具については, 1993年に「福祉用具の研究開発及び普及の促進に関する法律」が制定され, その中に「福祉用具とは, 心身の機能が低下し日常生活を営むのに支障のある老人または心身障害者の日常生活上の便宜を図るための用具及びこれらの者の機能訓練のための用具並びに補装具をいう.」と定義されている. 一方, 自助具は, 「自助具(self-help device)とは, 一時的あるいは永久的にしろ, いろいろな動作を可能ならしめ, または容易ならしめ, 自立独行できるように助ける考案工夫をいう.」と定義されている[1]. このように, 福祉用具には機能訓練のための装具, 姿勢保持などの補装具やOTが作製する治療用簡易装具(splint)も含み, 自助具は, 治療や機能訓練で作製する装具やsplintなど具体的な表現はないが, 生活動作を自立に導くために考案工夫して作製する用具として含まれるという解釈もできる. 現在, 日本作業療法士協会では, 「福祉用具法に定められている福祉用具, 介護保険で扱う福祉用具だけではなく, 自助具の作製や市販の生活便利品等様々な用具を適用して対象者の治療・指導・援助を行う, 福祉用具・生活便利品・自助具すべてを包括し, 『生活支援用具』とする」と定義づけしているが, 今回は, OTの視点から在宅生活に活かせる生活便利品やテーラーメイド自助具にフォーカスして述べる.

生活便利品とテーラーメイド自助具の選定方法

日常生活用具を選定する方法を表1に挙げる. 選定方法には, 「市販の生活便利品から選定する方法」「市販品の生活便利品を改良し適用する方法」「OTによるテーラーメイド自助具の作製」などがあり, どの手段を選択するかは, 疾患や障害の評価, 対象者の価値観・考え・経済面・生活環境・家族の考えの把握, テーラーメイドで自助具を作製する場合には, OT側の職場の方針や環境・考え・知識・技術・経験・実績によって異なる. そのため選定する生活支援用具の適用は様々で, 選定した用具が適切か否かは, 実生活において問題なく活用できていることで正解となる. どの方法で選定するにしても, 対象者との信頼関係を基盤に, インフォームドコンセント, サポート体制の構築, 多職種連携が重要である.

行為別生活便利品とテーラーメイド自助具の紹介

この項では, 生活行為で活用される日常生活用具について, 商品化されている生活便利品と筆者がテーラーメイドで作製した自助具を行為別に紹介する. 商品化されている生活便利品は, インターネットや福祉機器取り扱い店などで容易に購入できるものである. また, OTが医療保険でテーラーメイド自助具を作製する場合の流れを図1に示す.

1. 更衣動作

【靴下を履く行為】

1) 生活便利品

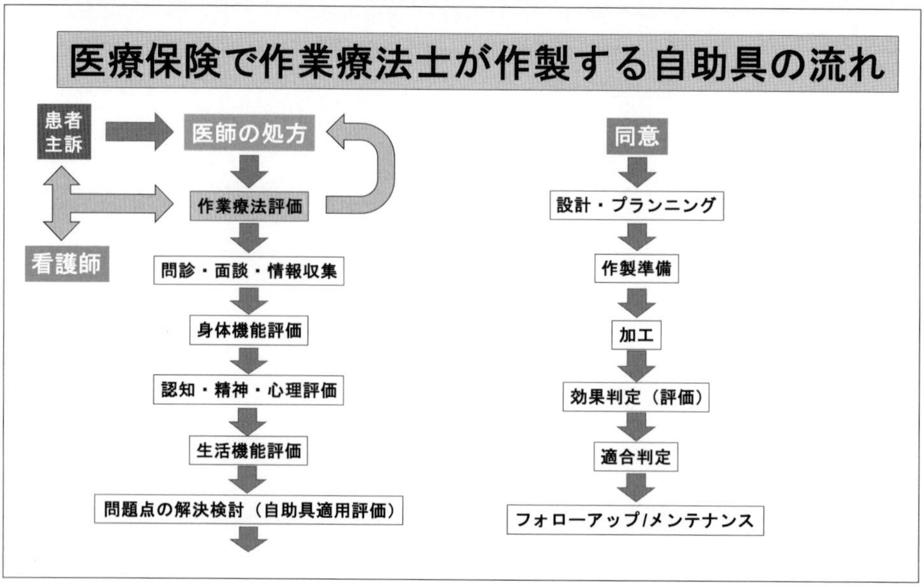

図1. OTによるテーラーメイド自助具作製の流れ

（筆者作成）

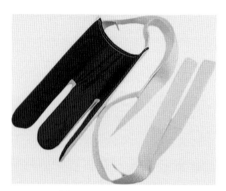

図2. ソックスエイド
（Mashen）

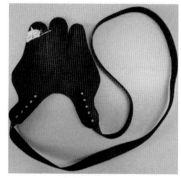

図3. マウスパッド製ソックスエイド
（筆者作製）

商品名：ソックスエイド（ソックスエイドジャパン）（図2）
　対　象：関節リウマチ・股関節人工関節置換術後・股関節疾患等で靴下を履く動作が困難な方．
　特　徴：
・先端部が3つに分かれている先割れタイプで，靴下へ抜き差しが簡単．
・内側はすべりの良い布，外側はすべりにくい布で覆われ，足の出し入れがスムーズ．
・軽度の弾力性ストッキング（18 mm/Hg以下）にも使える．
　2）筆者作製
自助具名：マウスパッド製ソックスエイド（図3）

　対　象：関節リウマチ，上肢機能や把持力低下の高齢者．
　材　料：マウスパッド，綿テープ，カシメ．
　特　徴：
・本体をたためるように先端部が3つに分かれている．
・靴下が最後まで脱げないように山型の形状．
・開口部が広く挿入がしやすい八の字形状．
・リーチ範囲に合わせて紐の長さを設定することができる．
・マウスパッドという身近な商品で安価に作製できる．

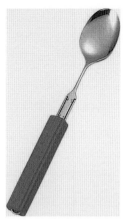
図 4. 曲げ曲げ
ハンドル
（フセ企画）

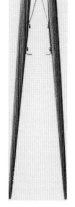
図 5. ピンセット
タイプ箸
（青芳製作所）

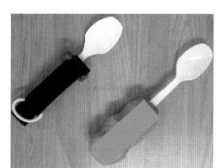
図 6. 自助スプーン
（筆者作製）

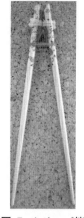
図 7. クリップ箸
（筆者作製）

2．食事動作

1）生活便利品

●スプーン

商品名：曲げ曲げハンドル・スポンジ付きスプーン（フセ企画）（図 4）

対　象：関節リウマチ，神経損傷，上肢機能や把持機能低下がある高齢者により，スプーンや箸の把持が困難な方．

特　徴：
- 首と柄の両方が曲がる設計：利用者の状態に合わせた角度調整ができる．
- シリコンスポンジ付きグリップ：少しの力でもしっかり握れる．シリコンスポンジは耐熱温度200℃で，煮沸消毒や食器洗浄機，乾燥機での使用が可能．
- バリエーションが豊富：スプーン，フォーク，スポークの3種類の本体と，それぞれ大・小のサイズがある（計18種類のバリエーション）．

●箸

商品名：ピンセットタイプ箸（青芳）（図 5）

対　象：手指機能低下により，箸操作が困難な方．

特　徴：
- ピンセット型の形状で，箸を開く際に，金属の反発力で開く動作をアシストする．

2）筆者作製

自助具名：自助スプーン（図 6　万能カフ・太柄スプーン）

対　象：関節リウマチ患者，把持障害患者．

材　料：

万能カフ：プラスチックスプーン・アクリルテープ・プラスチック角カン・アクリル製の紐

太柄スプーン：プラスチックスプーン・スタイロフォーム・ペットボトルのフィルム

特　徴：
- 軽量．
- 安価．

自助具名：簡単クリップ箸（図 7）

対　象：片麻痺患者，関節リウマチ患者，把持機能低下患者．

材　料：塗り箸・カラープラクリップ or ダブルクリップ（SS）・結束バンド（SS）・輪ゴム ※材料はすべて100円ショップにて購入

特　徴：
- 手に入りやすい材料．
- 簡単に短時間で作製することができる．

3．入浴動作

1）生活便利品

【洗　髪】

商品名：長柄洗髪ブラシ（図 8　相模ゴム）

対　象：片麻痺患者，関節リウマチ，上肢可動域制限のある方．

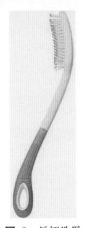
図8. 長柄洗髪ブラシ
（相模ゴム工業）

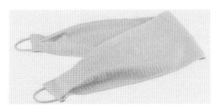
図9. ボディタオル持ち手付き
（アズワン）

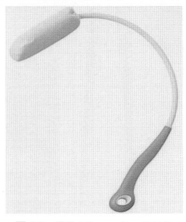
図10. ボディウォッシュクロス
（相模ゴム工業）

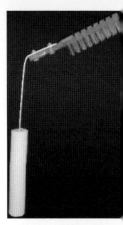
図11. 洗髪長柄ブラシ
（執筆者作製）

特　徴：
- セミロング エルゴノミック形状．
- 長さ44 cm のミディアムサイズで，柄が背中や体を洗いやすくカーブ形状．
- 持ち手部分は太く，滑りにくい素材で，握力の弱い方でも持ちやすい．
- ブラシ部分は取り外し可能で，ブラシ部分のみの販売も行われている経済的．

【洗　体】
商品名：ボディタオル持ち手付き（図9　アズワン）
対　象：片麻痺患者，関節リウマチ患者，上肢可動域制限のある方．
特　徴：
- 背中を楽に洗えるロングタイプ．
- 両端に指を引っ掛けられるループ付き．

商品名：ボディウォッシュクロス（図10　アズワン）
対　象：片麻痺患者，関節リウマチ患者，上肢可動域制限のある方．
特　徴：
- 肩関節の可動域制限がある方でも，無理せずに背中を洗える長柄のスポンジブラシ．
- U字に曲がった長い柄で，肩関節の動きに制限のある方も無理なく首，肩，背中を洗える．

2）筆者作製
【洗　髪】
自助具名：洗髪長柄ブラシ（図11）
対　象：関節リウマチ患者．
材　料：100円ショップブラシ・アルミフラットバー（カインズ）・フォームラバー（ADLエクスプレス）
特　徴：
- 軽量化を図るため，100円ショップの軽量ヘアブラシ，プラスチック製のボルトとナットを採用．
- 錆びないように柄にはアルミフラットバーを採用．
- 握りやすく持ちやすいように持ち手にフォームラバーを取り付けた．

【洗　体】
自助具名：ループ付洗体タオル（図12）
対　象：片麻痺患者，関節リウマチ患者．
材　料：100円ショップのボディタオル，綿テープ
特　徴：
- 安価．
- 作製が簡単．

自助具名：角度調整機能付長柄洗体ブラシ（図13）
対　象：関節リウマチ患者．
材　料：市販の木製長柄ボディブラシ・アルミ

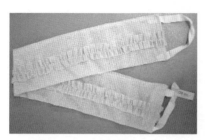
図12. ループ付洗体タオル
（筆者作製）

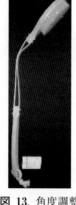
図13. 角度調整機能構造付長柄洗体ブラシ
（筆者作製）

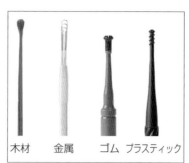
図14. 市販の耳かき各種

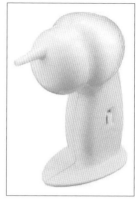
図15. 吸引式耳クリーナー 耳のお掃除 MCE-3723（マクロス）

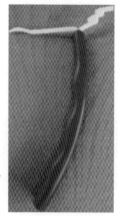
図16. 耳ィちゃん
（執筆者作製）

フラットバー
特徴：
・背中にフィットしやすい構造にするため，アルミフラットバーを取り付けることで，ボディブラシのヘッド部の角度調整を可能にした．

4．ケア

【耳掃除】
1）生活便利品
● 市販の耳かき各種（**図14**）
● 電動式耳クリーナー（**図15** マクロス）
2）筆者作製
自助具名：耳ィちゃん（**図16**）
対　象：関節リウマチ患者
材　料：熱可塑性スプリント材アクアチューブ（酒井医療株式会社）・フラフープパーツ
特徴：
・軽量．
・耳かきの形状と綿棒挿入機能と2 wayタイプ．
・持ち手にフラフープパーツを利用することで把持しやすくした．

その他市販の生活便利品

1．食事
1）皿
商品名：すくいやすい皿（**図17** アビリティーズ）

特徴：
・片手でも楽に食事ができるように作られた自助食器．
・片側に傾斜していて底が深く（深さ2.5 cm）内側が反っているため，スプーンから食べ物が逃げない．
・器が動きにくいように，底にはすべり止めのゴムが3か所ついている．
2）コップ
商品名：ノーズフィットカップ（**図18** アビリティーズ）
特徴：
・鼻に当たる部分がカットされ，頭を後ろに反らさずに中身を飲み干せる．
・壊れにくく，弾力性のあるプラスチックカップ．

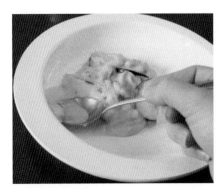

図 17. すくいやすい皿
（アビリティーズ）

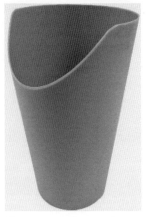

図 18. ノーズフィットカップ（アビリティーズ）

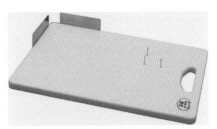

図 19. ワンハンド調理板
（アビリティーズ）

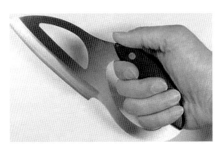

図 20. 楽楽丸包丁
（みきかじや村）

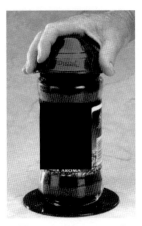

図 21. ボトルオープナーCデラックス
（ダイセム）

2．調理

1）まな板

商品名：ワンハンド調理板（**図 19**　アビリティーズ）

特　徴：

- 人参やジャガイモなどの野菜は釘に刺し，ピーラーで皮をむいたりカットしたりできる．
- コーナーエッジにパンを置いて，バターやジャムをぬったり，カットもできる．
- うら面にはシリコンゴムのすべり止めが付いている．
- 食洗機・乾燥機が使える．
- 耐熱加工されており，より衛生的に使用できる．（耐熱温度 90℃）
- 釘カバーが従来の木製から耐熱 ABS 樹脂に変更され，熱や水に対して傷みにくい．また，包丁立てとしても利用できる．

2）包丁

商品名：楽楽丸包丁（**図 20**　みきかじや村）

特　徴：

- 輪状の持ち柄とまな板の接点を支点にすることで『テコの原理』が生まれ，これにより，肉・野菜・魚を少ない力で簡単に切ることができる．

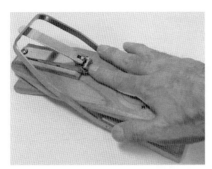
図22. ワンハンド爪切り3
（アビリティーズ）

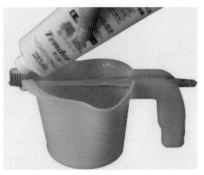
図23. パラリンコップ；paralymcup
（福祉用具機器研究開発の会＆脳卒中片麻痺良好生活倶楽部）

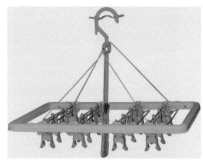
図24. いちどにありがとう
（アビリティーズ）

・手や指先に力が入りにくい子供や女性でも大変握りやすいグリップを備えている．
・刃の真ん中部分を大きく穴を開けることにより，切った食材がくっつきにくく，軽量．
・両刃タイプで，左右利きに関係なく使用可能．
・刃はステンレス鋼で作られているため，錆びにくく手入れも簡単．

3）ビンの開閉

商品名：ボトルオープナー Cデラックス（図21 アビリティーズ）

特　徴：

・すべり止め素材でできた瓶フタ開け．
・滑りにくい素材で作られており，手の力が弱い方やご高齢者でも簡単に瓶のフタを開け閉めできる．
・直径1.5〜8 cm のフタに対応で，様々なサイズの瓶のフタに使用できる．
・握力の弱いご高齢者や一般の方，関節リウマチなどで関節が弱い方まで幅広い人々に適している．

3．整容

1）爪切り

商品名：ワンハンド爪切り3（図22 アビリティーズ）

特　徴：

・片手で使える：手をのせて押し下げるだけで片手で爪を切ることができる．
・安定性：木台の裏側にはすべり止めがあり，安定して使用できる．
・通常の台付き爪切りとしても使える：テコを起こさず，通常の台付き爪切りとしても利用できる．

2）歯磨き

商品名：パラリンコップ（図23 アビリティーズ）

特　徴：

・片手で歯ブラシが固定できる設計：歯ブラシを置くだけで固定されるため，片手でも簡単に歯磨きができる．
・飲み口の形状が誤嚥むせを軽減：特殊な飲み口の形状により，誤って水を飲み込むことを軽減．
・麻痺口元の水こぼしを軽減：麻痺側の口元から水こぼしが少なくなるように設計．

4．洗濯

1）ハンガー

商品名：いちどにありがとう（図24 アビリティーズ）

特　徴：

・ありがとうクリップ：洗濯物を軽い力で片手ではさめる．
・ステンレス解放レバー：洗濯物はワンタッチ

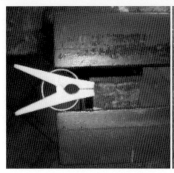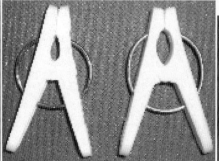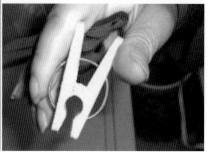

図 25．改良洗濯バサミ
a：万力で加工
b：リングを円形(左)から楕円形(右)に変形
c：使用評価

a|b|c

（筆者改良）

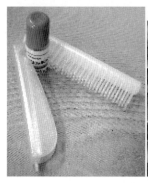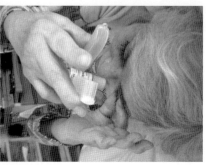

図 26．
a：折りたたみブラシ製点眼器
b：使用風景

a|b

（筆者提案）

でまとめて外せる．
・ありがとうバンド：風が吹いても，ハンガーがずれにくい．
・楽々ハンドル：高い場所に掛けやすい．
・サスペンションワイヤー：室内干しの際も，どこにでも水平にかけられる．
・肉厚耐候プラスチック：紫外線に強く丈夫なプラスチックで作られている．

商品の工夫と改良

この項では，把持機能低下およびピンチ力低下で行為が困難であっても，商品の工夫や加工することで，その行為が自立可能になる手法を紹介する．

1．洗濯バサミの改良

目　的：弱いピンチ力でも洗濯バサミを自力で開く．

対　象：関節リウマチ患者

工夫および改良点：手指の変形，把持力やピンチ力が低下し，一般的な洗濯バサミを開くことが困難な関節リウマチ患者に，洗濯バサミのリング部分を万力（**図 25-a**）で円形からやや楕円形に形状を変形（**図 25-b**）させることで，開くことが可能になった（**図 25-c**）．

2．折りたたみブラシの工夫

目　的：点眼行為の自立（点眼器）

対　象：関節リウマチ

工夫および改良点：関節リウマチで手指の変形

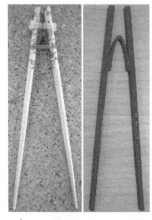
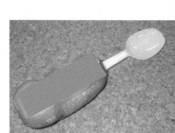

a|b 図27. クリップ箸
筆者作製クリップ箸(a)と
3Dプリンター製連結箸(b)

a|b 図28. 太柄スプーン
筆者作製太柄スプーン(a)と3Dプリンター製太柄スプーン(b)

により，把持力及びピンチ力低下がみられ，目薬をさす際に点眼容器を摘まむことが困難な患者に，100円ショップで購入できる，折りたたみブラシを活用．点眼容器がセットできるよう，ブラシの頭皮に接するラウンドのピンの一部をカットし，折れ曲がる部分に目薬容器をセットする(**図26-a**)ことで点眼器となり点眼が可能になった(**図26-b**)．

3Dプリンターによる自助具作製方法

3Dプリンターを活用した自助具の作製は現在注目されている．以下，3Dプリンターで自助具を作製する際の留意点を整理する．

1．使用目的に合った3Dプリンターの選択

FDM方式(熱溶解積層方式)と呼ばれる，熱いノズルの先から出る樹脂を積み上げていく方式の3Dプリンターを推奨．ここ数年，比較的安価なFDM方式の3Dプリンターでも，使用できるフィラメントの種類が豊富になっている．数万円の3Dプリンターでも，TPU(熱可塑性ポリウレタン)，PP(ポリプロピレン)なども出力することができるものもある．

3Dプリンターは製造国，製造会社，造形エリア，付加機能などでそれぞれ価格が異なるため，目的と予算に応じたプリンタを選択．

2．作製時のポイント

・折れにくいデザインにする．
・破損しにくい太さ長さにする．
・粘性や靱性の高いフィラメントで作製する．
・充填率，充填パターンを調整する．
・出力方向の調整をする．
・ノズル径を太くする．
・出力調整をしっかり行う．(レベリング・温度調整など)

3Dプリンター製自助具の紹介

当院では，3Dプリンターを設置していないため，当院と同市内で営業している福祉機器取り扱い業者(業者)で，3Dプリンターを保有し，自助具作製が可能な業者と連携し，筆者が考案作製した自助具を提供．3Dプリンターで自助具作製を依頼する新たなシステムを構築した．今回，初回の試作品として，以下の「クリップ箸」，「太柄スプーン」，「点眼器」の3点の自助具を作製したため紹介する．

1．クリップ箸

筆者作製クリップ箸(**図27-a**)，と3Dプリンター製連結箸(**図27-b**)

2．太柄スプーン

筆者作製太柄スプーン(**図28-a**)と3Dプリンター製太柄スプーン(**図28-b**)

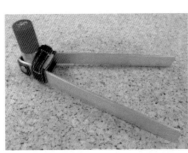 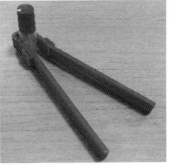

図 29. 点眼器　　　　　　　　　　a｜b
筆者作製アルミ製点眼器(a)と 3D プリンター製点眼器(b)

表 2. 製造物責任法(PL 法)の概要

> PL 法(製造物責任法)とは，製造物の欠陥により人の生命，又は財産に係る被害が生じた場合の製造業者などの損害賠償の責任について定めたもの．
> この場合の製造業者とは当該製造物を業として製造，加工又は輸入した者，当該製造物に氏名などの表示をした者を指しており，製造業者は自らが製造・加工・輸入又は氏名などの表示を行った製造物について，製造物の欠陥により他人の生命，身体又は財産を侵害したときには，賠償責任を負うことになっている．

〔PL 法の争点〕
　PL 法の責任判断においては，「欠陥」の有無が問題であり，当該製造物が通常有すべき安全性を保持しているかどうかが争点．

> ＜製造物の欠陥＞
> ○設計の欠陥
> 　安全性に対する配慮を欠いたなど，設計に問題がある場合
> ○製造の欠陥
> 　製造上において欠陥がある場合
> ○表示や情報提供の欠陥
> 　危険性についての適切な情報を表示していない，あるいは取扱説明書の記載に不備があるなどの欠陥がある場合

(筆者作成)

3．点眼器

筆者作製アルミ製点眼器(**図 29-a**)と 3D プリンター製点眼器(**図 29-b**)

自助具作製上の注意点

OT が生活便利品などを改良し，対象者に適用する場合や本来の目的ではない様々な製品や商品を組み合わせて自助具を作製する際，製造物責任法(PL 法)を理解しておく必要がある．完成された自助具を使用し，怪我などが発生した場合は，医療サービス内で行った行為として，対象者との関係性悪化や最悪の場合は訴訟に発展する場合があることを想定する必要がある．最も重要なことは，対象者との信頼関係である．提供した自助具の使用状況を定期的に評価し，メンテナンスも行い，必要であれば改善，改良を行うことで，様々なリスクを未然に防ぐことができる．このような取り組みの中で，OT と対象者間でトラブルが発生した場合に備えて，作業療法士補償制度の加入や製造物責任保険に加入することで，万が一のトラブルの際でも保証されるように準備することを推奨する．さらに，「物づくり」や「商品を取り扱う」際に，商品や製品を守る「知的財産権」を知ることも必要である．なぜなら，すでに販売されている商品を模倣し作製した場合には，産業財産権の「特許権」「実用新案」「意匠権」「商標権」を侵害する可能性があり，製造元の企業や制作者間で訴訟に発展する可能性があるため，各商品の権利取得を確認したうえで，作製することをすすめる．

表 3. 生活行為工夫の発案・実践及び生活支援用具作製について二通りの解釈

〔個別製作品・改良品〕

〔解釈1〕
PL法は「当該製造物を業として製造，加工又は輸入した者，製造物に氏名等の表示をした者」を対象とするものであることから，OTは業務の一環として個別の患者に対して用具の製作・改造を行っており，製品の製造・改造(加工)を業としている訳ではないため，当該法には該当しないとするもの．

〔解釈2〕
「製造業者」に明確な定義はなく，個別の製品の製作者や製品に新たな付加価値を付与者(改造者等)は全て製造業者に該当すると判断しているものである．
特に，製作した用具がOTの目の届かない場所で使用された場合や，別の患者が使用した場合に，患者が怪我をすると賠償責任が発生する可能性がある．

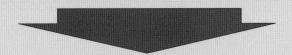

※ OTと怪我をした患者の間で信頼関係が構築されていれば，法的紛争になる懸念は小さい．万一，賠償責任が発生した場合は，「作業療法士総合補償保険制度」の支払い対象になる可能性がある．

(筆者作成)

表 4. 特許権・実用新案権・意匠権・商標権の違い

	法目的	保護対象	存続期間
特許法	産業の発達	発明	出願の日から20年間 (医薬品等は最長5年の延長あり)
実用新案法	産業の発達	物品の形状，構造又は組み合わせに係る考案	出願の日から10年間 (延長不可)
意匠法	産業の発達	意匠 (デザインなど)	出願の日から25年間 (延長不可)
商標法	産業の発達， 需要者の利益の保護	商標 (商品名，ロゴなど)	設定登録の日から10年間 (延長可能)

(知財辞苑
運営：弁理士法人みなとみらい特許事務所より)

知的財産権の理解

PL法をはじめ，知的財産の権利の中でも，産業と関わりの深い産業財産権である，「特許権」「実用新案権」「意匠権」「商標権」の4種類の権利は，商品を製造する製造者側および商品を購入し利用する利用者両者ともに商品に責任を持つことの重要性を意識づけるものであると考える．よって，商品を改良する場合には，加工者としての責任が問われることを十分に把握したうえで，作製しなければならない．

1. PL法について

表2に概要を示す．PL法の対象に該当するのは，製造業者となり，医療・介護サービスの一環として，当事者に対し自助具を作製し，提供する行為は製造業には該当しないという考え方がある(**表3**)．筆者が知る限りでは，生活便利品の改良による使用で，使用者が大きな怪我等を負いその後の生活に多大な影響を与えたという訴訟事例は確認できていない．しかし，前例がないことに安心せずに，対象者と信頼関係を築き，丁寧に使用方法を説明する．

2. 産業財産権について

産業財産権である「特許権」「実用新案権」「意匠権」「商標権」各権利の違いを「目的」「保護対象」「存続期間」で示す(**表4**)．OTの創造によって誕生した自助具は，その自助具の価値を守ること，大勢の方々に使用できるようにこれらの権利を取得す

る考えもある．しかし，市販されている商品でこれらの権利を取得しているものは，その商品に対象者が合わせるというコンセプトであり，OTが作製するテーラーメイド自助具は，対象者に合わせたものをつくるというコンセプトと異なる．「作り手がどのような思いで作製するか？」，「法的権利を取得するのか？」，「対象者のために特別な自助具をつくるのか？」物づくりで誕生した自助具の価値を守る取り組みの1つとして，産業財産権を知ることも大切だと考える．

「福祉用具レンタルシステム」の構築

当院では，対象者が在宅復帰後福祉用具を有用に使用できるように，入院中から福祉用具を使用体験できるよう「福祉用具レンタルシステム」を構築した．入院中より，福祉用具が活用できるようシステム化(患者と福祉機器販売業者が直接レンタル契約)することで，入院中から，OTや理学療法士などリハビリテーション専門職の視点と福祉用具の特徴を知る業者の視点で，福祉用具の適用性が評価でき，より適切な福祉用具を選定することができている．そして，在宅復帰前に事前に担当ケアマネジャー，業者，建築士らが同席した退院前家屋評価や担当者会議を実施し，多職種連携による情報共有で，選定した日常生活用具を在宅復帰後に変更することはほとんど見られない．

おわりに

OTは，在宅生活を見据えた，対象者の「活きる力を支える」リハビリテーションである．その支える技術を代表するものが自助具である．OTにとって，自助具を作製し，ADLやIADLに介入することは，ファンダメンタル(基礎的)であり，時代を越えて伝承しなければならない．テーラーメイド自助具は，対象者の生活行為自立のため，QOLを担保する救世主として誕生する．誕生には，医学，運動学，素材や加工器具の情報，加工方法の知識や経験，そして，対象者と信頼関係が必要である．自助具を考案作製する経過において，対象者との関係づくりで物語が生まれ，その中で，自助具を創造するには，対象者との対話を重視したOTの実施，いわゆる，Narrative-based OT(NBOT)が重要である．このOTで作製する自助具には，物づくり大国の日本において暮らす日本人としての物づくりに対する「発想」「アイデア」「工夫」を活かし，「質」の高い自助具づくりを目指すために，時に，既成概念に留まらず，パラダイムシフトによる斬新な自助具作製をもって，対象者の活きる力を支える自助具を作製していきたい．

文　献

1) 原　武郎ほか：図説 自助具，2，医歯薬出版，1970.
   Summary 自助具を紹介する文献のなかで，原点というべき文献．自助具の歴史をひも解くことができる．
2) 長崎重信ほか：作業療法学ゴールド・マスター・テキスト福祉用具学，177-194，メジカルビュー社，2023.
3) 一般社団法人日本作業療法士協会編，作業療法マニュアル71 生活支援用具と環境整備Ⅰ，68-78，2021.
4) 一般社団法人日本作業療法士協会編，作業療法マニュアル72 生活支援用具と環境整備Ⅱ，75-84，2021.

特集／在宅におけるリハビリテーション診療マニュアル

在宅リハビリテーション総論
栄養管理

藤原　大*

Abstract　在宅療養者における栄養管理上の問題は多岐にわたる．多くの問題に包括的に対応するためには，「リハビリテーション栄養」の考え方が有用である．栄養管理の側面では，食事摂取量と食生活も含めた全人的評価が重要である．低栄養診断は，MSA-SFでスクリーニングして，GLIM基準で診断する．低栄養の有無だけでなく，食欲低下や体重減少の原因について診断推論を必ず行う．ゴール設定は，SMARTの法則に従い，対象者とその家族も含めた共同意思決定のプロセスが求められる．介入は，「リハビリテーションからみた栄養管理」と「栄養からみたリハビリテーション」の両面からアプローチする．栄養管理においては，単純に不足する栄養素を補うだけでは不十分であり，包括的な食支援の視点が重要である．モニタリングは多職種連携で取り組み，機能・活動・参加およびQOL向上が達成されているかを確認する．栄養は身体と活動の源であり，食は人生の楽しみの1つでもあることを認識し，広い視野で向き合うことが求められる．

Key words　低栄養（malnutrition），GLIM基準（GLIM criteria），診断推論（clinical reasoning），多面性（multifaceted），リハ栄養ケアプロセス（rehabilitation nutrition care process）

在宅における栄養の問題

在宅療養者では低栄養もしくはそのリスクが高い場合が多く，低栄養は負の転機と関連する．厚生労働省が発表した「令和元年度 国民健康・栄養調査結果の概要」[1]によると，65歳以上で低栄養傾向［BMI（body mass index）≦20 kg/m^2］は，男性12.4%，女性20.7%．85歳以上では，男性17.2%，女性27.9%と，年齢に伴ってその割合は上昇する．2013年に行われた65歳以上の在宅療養患者990名を対象とした研究では，MNA-SF（Mini Nutritional Assessment-Short Form）を用いた栄養評価で「低栄養」は36.0%，「低栄養のおそれあり」は33.8%と示されている．在宅療養者における低栄養は，免疫機能の低下，筋力低下，創傷治癒の遅延，精神的健康の悪化，そして全体的な死亡率の増加といった負の転機を引き起こすことも明らかになっている．一方で，厚生労働省が行った「居宅サービス利用者における食事の心配や困りごと」に関する調査では，対象者の4割が心配事や困りごとが「ある」と回答しており，食事内容，食事の準備や料理，食事形態についての困りごとが上位を占めていた[2]．在宅療養者とその家族は，日々の食事について悩み，栄養障害に対してどのように対処したらよいかわからない状況に置かれている．

在宅療養者における栄養管理には多くの問題点が存在する．疾患や薬剤副作用，心理的要因（うつや孤独感）などが原因で食欲低下が起こる．高齢者や脳血管疾患患者などでは嚥下障害が発生しやすく，適切な食事・栄養摂取が困難となる．消化器系疾患や特定の薬剤使用で，栄養素の消化吸収

---

* Dai FUJIWARA，〒 985-8506　宮城県塩釜市錦町 16-5　宮城厚生協会坂総合病院リハビリテーション科，診療部長

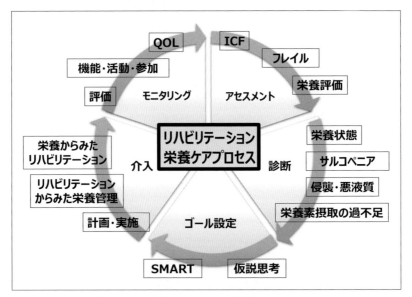

図 1. リハビリテーション栄養ケアプロセス
(文献 3 より引用)

が妨げられる．身体的制約や調理環境の問題，独居や社会的サポートの欠如などの社会的孤立から，バランスの取れた食事の準備が困難となる．食品購入や調理に必要な資金が不足しており，栄養価の高い食事の摂取が困難となる．在宅療養者やその家族の栄養管理に関する知識不足や食事のバリエーション不足なども挙げられる．多岐にわたるこれらの問題に適切に対処することが，在宅における生活機能の改善とQOL(quality of life)の向上をもたらす．

リハビリテーション栄養の実践

多岐にわたる問題に包括的に対応するためには，リハビリテーション栄養の考え方が有用である[3]．リハビリテーション栄養とは，ICF(International Classification of Function, Disability and Health：国際生活機能分類)による全人的評価と，栄養障害・サルコペニア・栄養素摂取の過不足の有無と原因の評価，診断，ゴール設定を行ったうえで，障害者やフレイル高齢者の栄養状態やサルコペニア，栄養素摂取，フレイルを改善し，機能・活動・参加，QOLを最大限高める「リハビリテーションからみた栄養管理」や「栄養からみたリハビリテーション」である．全人的評価のうえに，リハビリテーションと栄養の双方向から診断・介入を行うことが特徴であり，医療・介護・福祉のあらゆる場面で実践可能である．在宅においても有用である．リハビリテーション栄養をより効果的に実践するための問題解決方法として，「リハビリテーション栄養ケアプロセス」がある(図1)[3]．以下では，「リハビリテーション栄養ケアプロセス」に基づいた在宅における臨床実践について解説する．

1．リハビリテーション栄養アセスメント
1）食生活の評価

ICFによる全人的評価を行うことはリハビリテーションの日常診療と同様である．在宅における栄養管理の側面からは，食事摂取量と食生活の評価が重要である．栄養障害の治療・予防のためには，何(食材や料理，食形態)をどのくらい(量)食べているかという食事摂取量の把握が基本となる．食事摂取量の評価には，食事回数，1食または1日トータルの食事摂取量，食形態，食事環境などがある．実際の食事場面に訪問できれば一度に把握できる情報量が多くなるが，難しい場合には介護ノートや写真データの共有などの工夫が必要である．食は生活の一部であり，「食事がどのように準備され提供されているかを明らかにする」

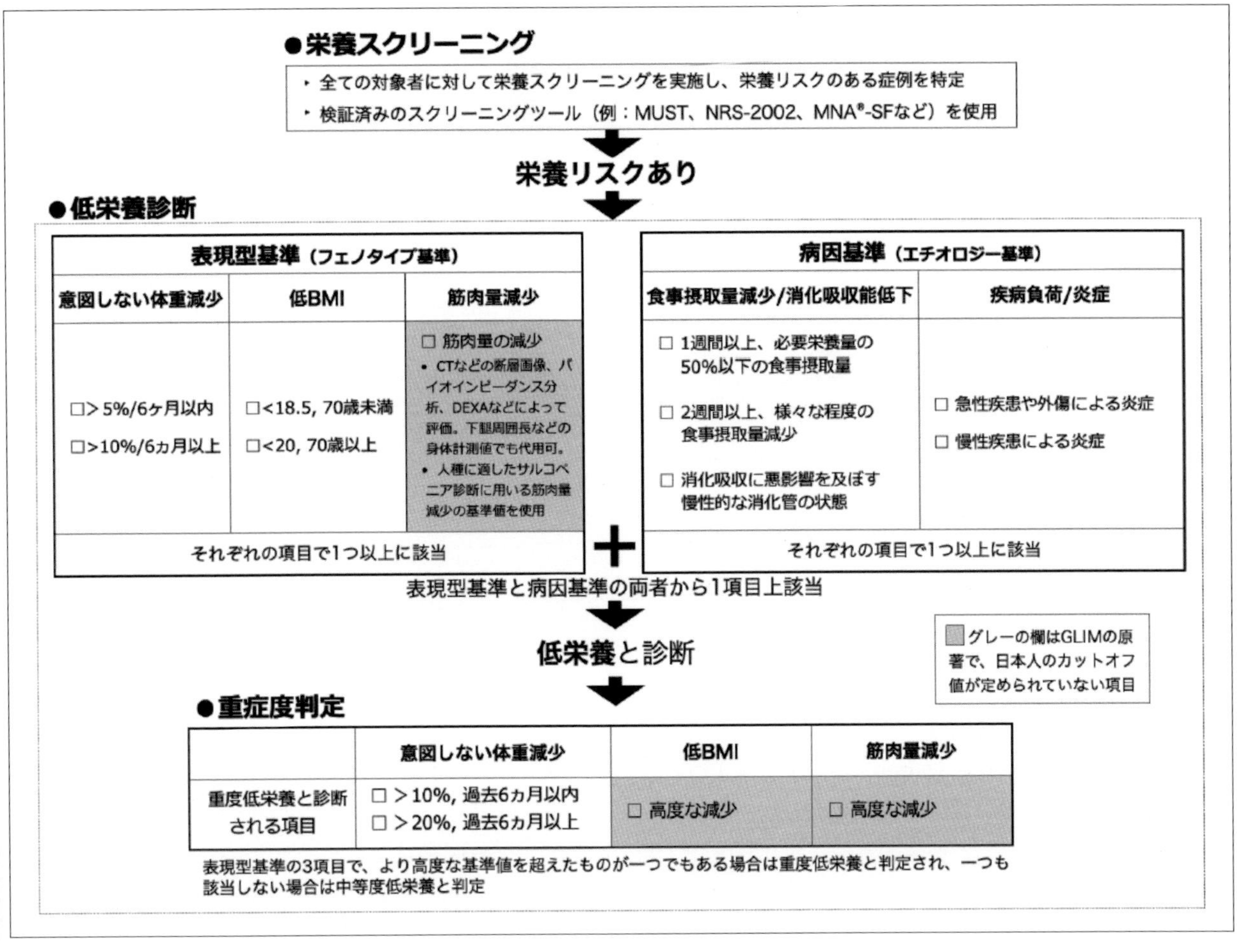

●栄養スクリーニング
- 全ての対象者に対して栄養スクリーニングを実施し、栄養リスクのある症例を特定
- 検証済みのスクリーニングツール(例:MUST、NRS-2002、MNA®-SFなど)を使用

↓ 栄養リスクあり

●低栄養診断

表現型基準(フェノタイプ基準)		
意図しない体重減少	低BMI	筋肉量減少
□ >5%/6ヶ月以内 □ >10%/6ヵ月以上	□ <18.5, 70歳未満 □ <20, 70歳以上	□ 筋肉量の減少 ・CTなどの断層画像、バイオインピーダンス分析、DEXAなどによって評価。下腿周囲長などの身体計測値でも代用可。 ・人種に適したサルコペニア診断に用いる筋肉量減少の基準値を使用
それぞれの項目で1つ以上に該当		

病因基準(エチオロジー基準)	
食事摂取量減少/消化吸収能低下	疾病負荷/炎症
□ 1週間以上、必要栄養量の50%以下の食事摂取量 □ 2週間以上、様々な程度の食事摂取量減少 □ 消化吸収に悪影響を及ぼす慢性的な消化管の状態	□ 急性疾患や外傷による炎症 □ 慢性疾患による炎症
それぞれの項目で1つ以上に該当	

表現型基準と病因基準の両者から1項目以上該当

↓ 低栄養と診断

グレーの欄はGLIMの原著で、日本人のカットオフ値が定められていない項目

●重症度判定

	意図しない体重減少	低BMI	筋肉量減少
重度低栄養と診断される項目	□ >10%, 過去6ヵ月以内 □ >20%, 過去6ヵ月以上	□ 高度な減少	□ 高度な減少

表現型基準の3項目で、より高度な基準値を超えたものが一つでもある場合は重度低栄養と判定され、一つも該当しない場合は中等度低栄養と判定

図 2. GLIM 基準

(文献 5 より引用)

のが食生活の評価である.在宅での食には,食材の調達状況,調理,配膳,喫食,片付け,台所の衛生管理,経済力などの要素が関連してくる.それぞれの情報を整理しながら総合的に状況把握を進めていく.在宅では単職種での情報収集が難しいことが多いため,多職種が把握した情報を共有できる仕組みづくりも必要となる.

2) スクリーニング

低栄養のスクリーニングは,信頼性と妥当性の検証されたツールを用いて行うことが推奨される.MNA-SFは,高齢者向けに設計された低栄養スクリーニングツールで,簡単に実施できる質問と身体測定から構成されている.体重減少,食事摂取量,移動能力,心理的ストレスや急性疾患,神経精神機能,BMIの6項目を含む.各項目のスコアを合計した総合スコアで,0~7点:低栄養,8~11点:低栄養のリスクあり,12~14点:正常な栄養状態と判定する.低栄養もしくは低栄養のリスクありと判定された対象者については,次のステップで正確な診断を行う.正常と判定された場合でも,定期的なスクリーニングを行って,早期に栄養障害のリスク発見を図ることが望ましい.

2. リハビリテーション栄養診断および診断推論

1) 低栄養の診断

低栄養の診断は,GLIM(global leadership initiative on malnutrition)基準を用いて行うことが推奨される.GLIM 基準は,国際的に統一され一

表1. 食欲低下のOPQRST

O	発症機転	「いつからの食欲低下か？」
P	寛解・増悪	「どんな時に食欲変化するか？」
Q	性状・強さ	「どのくらいの低下か？」
R	部位	「どこが悪くての食欲低下か？」
S	随伴症状	「他にどんな症状があるか？」
T	時系列	「食欲低下後の経過はどうか？」

（文献8より引用）

表2. 体重減少のOPQRST

O	発症機転	「いつからの減少か？」
P	寛解・増悪	「続いているか？　改善したか？」
Q	性状・強さ	「どのくらいの減少か？」
R	部位	「どの部位が痩せたか？」
S	随伴症状	「他にどんな症状があるか？」
T	時系列	「体重減少後の経過はどうか？」

（文献8より引用）

貫性のある成人低栄養の診断基準であり，2019年に発表された(**図2**)[4)5)]．表現型基準3項目(意図しない体重減少，低BMI，筋肉量減少)と病因基準2項目(食事摂取量減少／消化吸収能低下，疾患による負荷／炎症反応)があり，少なくとも1つの表現型基準と1つの病因基準が確認された場合に，低栄養と診断する．低栄養と診断された場合，表現型基準3項目において，より高度な基準を越えたものが1つでもある場合には重度低栄養と診断する．2024年(令和6年)の診療報酬改定では，栄養評価においてGLIM基準を活用することが望ましいと明記されている．今後の医療・介護・福祉のあらゆる領域で，標準的に用いられる診断基準になるとものと想定される．管理栄養士以外の職種も知っておくべきである．

GLIM基準では，低栄養と炎症に関連する4つの分類を提示している[4)]．4つの分類には，「慢性疾患で炎症を伴う低栄養」「炎症はわずか，あるいは認めない慢性疾患による低栄養」「急性疾患あるいは外傷による高度の炎症を伴う低栄養」「炎症はなく飢餓による低栄養(社会経済的や環境的要因による食糧不足に起因)」がある．在宅療養者や高齢者における低栄養では，これらがオーバーラップしており，特定することが難しい場合も多い．ゴール設定と介入につなげるために，どの分類にあたる可能性がより高いか推論しておく．

2）診断推論

診断推論とは，症状，訴え，診察所見，検査値などから診断に至るための思考プロセスである．診断推論は，非分析的推論(直感)と分析的推論(分析)に分類される．非分析的推論(直感)は，特徴的なパターンを理解して，無意識に直感的に認識する方法である．一方，分析的推論(分析)は，仮説形成のプロセスで疾患や疾患の原因リストを作り，頻度と重大性で優先度を決める方法である．日常診療では，非分析的推論と分析的推論を用いながら，疾患や病態およびその原因について診断推論を進めている．

低栄養においては，GLIM基準に含まれる食欲低下と体重減少について，その原因の「診断推論」を行う必要がある．原因が推定されないと適切なゴール設定や介入が難しくなるためである．原因を直感だけで診断することは難しく，分析的推論を必要とする．分析的推論には，OPQRST (onset：発症機転，palliative & provoke：寛解・増悪，quality & quantity：性状・強さ，region：部位，symptoms：随伴症状，time course：時系列)を確認することが有用である[6)]．食欲低下と体重減少のOPQRSTについては**表1**および**表2**，文献8を参照されたい．これらの情報から原因を推論して，可能性の高いものについて対応していく．

臨床現場でよくある食欲低下の原因としては，薬剤，抑うつ状態，摂食嚥下障害，認知症・せん妄・生活リズム障害，消化器疾患などが挙げられる．体重減少の原因としては，悪性腫瘍，消化器疾患，抑うつ状態，薬剤性，摂食嚥下障害などが

挙げられる．これらの原因は複数がオーバーラップする可能性があり，薬剤の影響も少なくないことに留意する必要がある[7]．なお，リハビリテーション栄養診断には，サルコペニアの診断とその原因の「診断推論」も含まれる．サルコペニアの診断はAWGS(Asian working group for sarcopenia)2019を用いて行うが，詳細は他項(在宅リハビリテーション各論：フレイル・サルコペニア・ロコモ)を参照いただきたい．

3．リハビリテーション栄養ゴール設定
1) 共同意思決定

リハビリテーションおよび栄養管理による介入の前に，ゴール設定を行う．在宅は「生活の場」であるため，リハビリテーションおよび栄養管理のゴールも対象者の生活に根ざした「意味のある」ゴールであることが求められる．「意味のある」ゴール設定のためには，対象者および家族の関与は必須であり，定期的かつ継続的にフォローすることが求められる．対象者の価値観を考慮した合意形成手法として，SDM(shared decision making：共同意思決定)がある．SDMは，「説明を受けた上で希望を達成することを目的に，臨床家と患者が意思決定の課題に直面した時，手に入る最良のエビデンスを共有し，患者がオプションを熟考できるようにサポートを受けるアプローチ手法」と定義される[8]．SDMは不確実性の高い状況下で行うことが適しており[9]，確立されたエビデンスが少ない一方で，意思決定に患者の希望がより尊重されるリハビリテーション領域においては重要な概念である．リハビリテーション会議や日々の診療において，SDMの過程を踏むことが重要である．

2) 体重のゴールとSMARTの法則

質の高いリハビリテーション栄養管理を行うためには，栄養・体重のゴール設定が必要である．リハビリテーション栄養において最も重要なゴールは，生活機能やQOLである．しかし，どのような栄養療法を行うかを具体化し，1日のエネルギー必要量を計算するためには，体重ゴールを設定する必要がある．現体重や健常時体重を踏まえたうえで，生活機能やQOLを最大限高められる体重を何kgにするか，本人も含めて多職種で仮説として検討して設定する．

リハビリテーションや栄養管理を効果的に実践するために，詳細でわかりやすく目標を設定し記述する手法として，SMARTの法則がある．SMARTとは，specific(具体的)，measurable(測定可能)，achievable(達成可能)，realistic/relevant(現実的で重要・切実)，time-bound(期限が明確)の頭文字である[10]．SMARTの法則に従った目標設定は，ビジネスにおけるプロジェクトマネジメントの場面で多く利用されてきたが，近年では医療現場でも利用されている[11]．SMARTの法則に基づいてゴール設定を行うことで，目標の共有が促進され実現可能性が高まる．

4．リハビリテーション栄養介入
1) 「リハビリテーションからみた栄養管理」と「栄養からみたリハビリテーション」

介入は，「リハビリテーションからみた栄養管理」と「栄養からみたリハビリテーション」の両方向から考える．「リハビリテーションからみた栄養管理」とは，身体状況や活動度を考慮して，機能・活動・参加およびQOLを最大限高める栄養管理を行うことである．例えば，飢餓による低栄養でrefeeding症候群のリスクが低い場合には，栄養改善を目指して，エネルギー蓄積量を加味した積極的な栄養管理を行う．過体重で生活動作における介助量が多くなっている場合には，介助量の軽減を目指して，減量のための栄養管理を行う．「栄養からみたリハビリテーション」とは，栄養状態が今後どうなるかを予測して，機能・活動・参加およびQOLを最大限高めるリハビリテーションを行うことである．例えば，疾患のコントロールが安定していて適切な食事・栄養摂取がなされている場合には，今後の栄養状態は改善する可能性が予想されるため，機能改善を目指してリハビリテーションでの運動量や活動量を増やす．悪性腫瘍の終末期で不応性悪液質の状態にあ

る場合や食事摂取量が著しく低下した飢餓で refeeding 症候群のリスク状態にある場合には，今後の栄養状態は維持または悪化が予想されるため，必要最低限の生活活動を維持するための基礎的 ADL 訓練を中心に実施する．双方向性で考えることで，最も望ましい結果が得られるようにする．

2）多面的な食支援の視点

在宅における栄養状態の改善には，栄養素摂取の改善だけではなく，包括的な食支援の視点が重要である．個々の食環境に合わせた個別化されたアプローチ，社会的および心理的サポート，家族との連携，テクノロジーの活用，地域資源の活用など様々な視点からの支援を行うことで，QOL の向上を図ることができる．管理栄養士などと連携して，個々の健康状態，嗜好，文化的背景を考慮した食事プランを作成する．定期的な訪問や通所サービスの利用の利用を通じて，社会的交流を促進し孤独感を軽減する．食事の準備や介助に関する知識や技術を家族に提供して，一緒に食事管理を行う．スマートフォンやタブレット端末を利用して栄養状態のモニタリングを行い，食事記録アプリなどを利用して日々の食事管理をサポートする．地域の食事会やボランティアによる食事提供プログラムを活用して，栄養摂取と社会的交流を促進する．地方自治体・行政による食事に関する補助金やサポートプログラムの利用につなげる．

3）栄養素摂取の不足への対策

日常的な食事摂取だけでは各種栄養素の摂取量が必要量に満たない場合，必要な栄養素をバランスよく含有した医薬品や栄養食品を経口で摂取する ONS(oral nutrition supplements：経口的栄養補助)が有効なことがある[12]．一方，ONS を食事と一緒に提供すると，かえって食事摂取量が減少してしまう場合もある．ONS のアドヒアランスを向上させる方法として，通常は薬剤を水分で服用するところを ONS で服用する「Med-Pass」という方法も提唱されており，有効性が報告されている[13]．

栄養管理の専門職である管理栄養士・栄養士との連携は必須である．管理栄養士・栄養士が所属する地域密着型の拠点として，「栄養ケア・ステーション」が各地に設置されている．「訪問管理栄養士」という資格制度も確立されている．各種疾患に対応する治療食のほか，摂食嚥下機能低下や低栄養状態の方にも在宅訪問で対応可能である．実際の訪問指導には医師の指示が必要である．

5．リハビリテーション栄養モニタリング

多職種連携によるモニタリングが，機能・活動・参加の改善と QOL の向上の鍵になる．モニタリングでは，仮説として設定したゴールに対する介入が正しかったかどうかを確認する．身体機能や栄養状態，生活全般における変化など，モニタリングすべき項目は多岐にわたる．どの項目をどの職種が確認するかをあらかじめ決めておくことが望ましい．設定したゴールが達成されていれば，さらなる生活機能と QOL 向上につながる新たなゴールを設定する．達成されていなければ，なぜ達成されなかったかを多職種で吟味したうえで，ゴールを見直したうえで介入方法を再検討する必要がある．

広い視野で対応する

リハビリテーション栄養ケアプロセスの考え方に基づいて，在宅におけるリハビリテーション診療の栄養管理について解説した．生活の根幹は衣食住である．栄養は私たちの身体と活動の源であり，食は人生の楽しみの 1 つでもある．リハビリテーションを享受する対象者も提供する医療者も，食と栄養のことを考えずに暮らすことはできない．リハビリテーションを実施するのと同時に栄養のことを考慮するのは当然である．

昨今は，高齢者の栄養障害やフレイル・サルコペニアが注目される中で，様々な栄養補助食品などが開発・販売されている．私たちも身近に利用しやすくなっている．それらが身近になった分だけ，「足りないものを足す」ために栄養補助食品などを追加するという，やや安直な考えが流布して

いる印象もあり注意が必要である．先に示したように，在宅における栄養の問題は多岐にわたる．「足りないものを足す」前に，根本的な問題がどこにあるかを多面的に評価することが，本質的な問題解決につながる．十人十色の在宅療養者であるからこそ，対応する私たちには広い視野が求められる．

文献

1) 国立長寿医療研究センター：平成24年度老人保健健康増進等事業　在宅療養患者の摂食状況・栄養状態の把握に関する調査研究．
2) 芳賀めぐみ：在宅療養者の暮らしを支える栄養・食生活支援．日在宅栄養管理会誌，4(2)：117-122，2017．
3) Nagano A, et al：Rehabilitation Nutrition for Iatrogenic Sarcopenia and Sarcopenic Dysphagia. *J Nutr Health Aging*, 23(3)：256-265, 2019.
   Summary リハビリテーション栄養の基本的な概念と考え方が記されており，その重要性がより理解できる．
4) Cederholm T, et al：GLIM criteria for the diagnosis of malnutrition—A consensus report from the global clinical nutrition community. *Clinical Nutrition*, 38：1-9, 2019.
   Summary 今後，標準的な低栄養診断基準として広く使用されることが予想されるGLIM基準について記されている．
5) 日本栄養治療学会ホームページ．〔https://www.jspen.or.jp/glim/glim_overview〕
6) Lacasse M：Fishing and history taking. *Can Fam Physician*, 54：891-892, 2008.
7) 若林秀隆ほか：リハビリテーション栄養における診断推論：日本リハビリテーション栄養学会によるポジションペーパー．リハビリテーション栄養，6：2-11，2022．
   Summary 食欲低下・体重減少・サルコペニアの診断推論について記されており，臨床での思考過程でも役に立つ．
8) Elwyn G, et al：Implementing shared decision making in the NHS. *BMJ*, 341：c5146, 2010.
9) Pollard S, et al：Physician attitudes toward shared decision making：A systematic review. *Patient Educ Couns*, 98(9)：1046-1057, 2015.
10) Doran GT：There's a SMART way to write management's goals and objectives. *Management Review*, 70(11)：35-36, 1981.
11) Bovend'Eerdt TJ, et al：Writing SMART rehabilitation goals and achieving goal attainment scaling：a practical guide. *Clin Rehabil*, 23(4)：352-361, 2009.
12) Cawood AL, et al：Systematic review and meta-analysis of the effects of high protein oral nutritional supplements. *Ageing Res Rev*, 11(2)：278-296, 2012.
13) Krebs F, et al：Distribution of oral nutritional supplements with medication：Is there a benefit? A systematic review. *Nutrition*, 96：111569, 2022.

特集／在宅におけるリハビリテーション診療マニュアル
在宅リハビリテーション総論
感染対策

宮越浩一*

Abstract リハビリテーション治療は療法士による徒手的な訓練が主な治療手段となる．この際，療法士と患者は手指などによる直接的な接触が長時間にわたり持続する．このため，リハビリテーション治療は接触感染の危険性が高い医療行為と考えるべきである．しかも患者と長時間にわたって接近しているため，飛沫感染や空気感染の危険性も高いと予想される．リハビリテーション診療にあたっては，十分な感染予防策が必要となる．しかし在宅の環境では感染予防策に必要な物品などが不十分であることもあり，遵守が困難な場面もあると想定される．また，在宅の患者では未診断の感染症が潜んでいる可能性もある．このように，在宅の環境でリハビリテーションを実施するにあたっては，特別な対応が求められる．これらの対策を医療従事者個人で実施することは困難であり，組織全体でのシステム構築が求められる．

Key words 有害事象（adverse events），感染対策（infection control），在宅リハビリテーション（homecare rehabilitation）

在宅におけるリハビリテーションと感染対策

リハビリテーション診療の対象者は虚弱であることも多く，治療に関連して何らかの有害事象を生じるリスクは高く，その影響は大きくなりがちである．想定される有害事象としては，急変などの合併症，転倒や窒息などの事故，医療関連感染が挙げられる．これらの有害事象を生じることで，治療成績は悪化し，患者満足度は低下することとなる．また，医療従事者側の負担を増加させることにもなり，その影響は大きいものとなる．

リハビリテーション治療は療法士による徒手的な訓練が主な治療手段となる．この際，療法士と患者は手指などによる直接的な接触が長時間にわたり持続する．このため，リハビリテーション治療は接触感染の危険性が高いと考えるべきである．しかも患者と長時間にわたって接近しているため，飛沫感染や空気感染の危険性も高いと予想される．さらに，療法士は1日に複数の患者を担当することが大多数であるため，感染拡大を生じるリスクが大きい．これらのことより，リハビリテーション診療にあたっては，十分な感染対策を講じることが求められる．リハビリテーション診療は入院の環境のみでなく，在宅という生活期においても提供され続けるものであり，こちらでも感染対策は求められる．

在宅の環境で予防策の必要性や手技は，入院環境と同様であり，標準予防策と経路別予防策となる．これをすべての職員が必要なタイミングで完璧に実施することが求められる．入院環境では，標準予防策・経路別予防策に必要な物品が整備されていることが多く，感染管理委員会によるモニタリングも実施されているため，予防策はある程度徹底できているものと予想される．しかし，在

---

* Koichi MIYAKOSHI, 〒296-8602 千葉県鴨川市東町929 亀田総合病院リハビリテーション科，部長

表 1. 入院患者と在宅患者に対する感染対策の違い

	入　院	在　宅
病原微生物	耐性菌の頻度は高い	耐性菌の頻度は高くはない
感染症の診断と予防策の指示	感染症の診断は早期に確定する 経路別予防策は主治医より指示される	感染症の診断がついていない場合もある 経路別予防策は現場で検討する必要がある
感染拡大の予防	必要な物品は整備されている 医療従事者は感染予防策の知識を持っている 標準予防策と経路別予防策は実施されている 環境の衛生状態は保たれている	必要な物品は持参する必要がある 患者・家族は感染管理の知識に乏しいことがあり，患者・家族による感染拡大のリスクは高い 環境の衛生状態には差がある

宅の環境では予防策に必要な物品などが不十分であることもあり，遵守が困難な場面もあると想定される．また，入院中の患者で症状の変化があった際には，速やかに検査と診断が行われるが，在宅では未診断の感染症が潜んでいる可能性もある．このように，在宅の環境でリハビリテーションを実施するにあたっては，その違いを認識することが必要である（**表 1**）．

在宅環境における代表的な病原微生物

高頻度に遭遇する感染症や，重篤化する可能性がある感染症に関する知識が必要である．訪問リハビリテーションの場面ではメチシリン耐性黄色ブドウ球菌（MRSA）や多剤耐性緑膿菌のような耐性菌のリスクは大きくはない．ここでは市中における一般的な感染症に注意が必要である．

インフルエンザは季節流行性の感染症の代表的なものである．インフルエンザは通常の感冒と比較して重症であり，感染力も強いのが特徴である．虚弱な高齢者では重篤化することもあり，注意が必要である．38℃以上の発熱，頭痛，関節痛，筋肉痛などの全身症状が急速に出現する．これらの症状はインフルエンザ様症状と呼ばれる．咽頭痛，鼻汁，咳嗽などの上気道炎の症状は遅れて現れることもある．ウイルスに曝露されてから，発症までは1～4日間程度である．ウイルス排出のピークは，発症後2～3日前後である．飛沫予防策および接触予防策を実施する．

新型コロナウイルス感染症は，2020年冬から全世界で蔓延し，医療業界のみでなく，社会を大混乱に陥れた新興感染症である．重症化することも多く，死に至ることもある．ウイルスに曝露されてから，発症するまでの潜伏期は3～14日間程度とされている．ウイルス排出のピークは発症日であり，発症前にも感染性があるウイルスを排出している．このような特徴から，感染拡大を生じやすく，現場の対応を困難としている．症状はインフルエンザと類似しており，症状から鑑別することは困難であるが，味覚異常や嗅覚異常を呈しやすいという特徴がある．対策としてはインフルエンザと同様に飛沫予防策および接触予防策を実施する．

ノロウイルスによる胃腸炎は食物や水の汚染から感染を生じる．ノロウイルスは感染から発症まで1～3日と比較的短期間である．症状としては，悪心・嘔吐，下痢，腹痛などが代表的である．発熱は微熱程度であることが多い．罹病期間は1～2日間程度であることが多いが，免疫不全や基礎疾患がある患者では長期化することもある．ノロウイルスによる胃腸炎の治療は対症療法となる．脱水に対して水分とナトリウム，カリウムの補給が必要となる．ノロウイルスは感染力が比較的強いため，吐物や便の処理が不十分な場合，乾燥したものが空中に飛散して飛沫感染や経口感染を生じ

ることもある．吐物や便の処理後は，ウイルスを屋外に排出するよう換気をすることも重要である．ウイルスは症状が消失した後も1週間程度(長い場合は1か月程度)，患者の便中から排泄される．接触予防策が必要である．

流行性角結膜炎はアデノウイルスの感染により生じる．感染力は強く，接触感染する．季節による頻度の大きな増減はない．感染から発症までは5〜14日間の潜伏期間がある．症状としては結膜充血，結膜下出血，結膜濾胞，流涙，眼瞼腫脹，耳前リンパ節腫脹などの急性結膜炎症状を呈する．診断はこれらの所見と迅速診断キットの結果から行われる．治療は細菌の混合感染予防のための抗菌薬点眼と，炎症軽減のための対症的治療となる．発症から1〜2週間程度で沈静化することが多い．アデノウイルスは安定性が高く，環境に付着したウイルスの感染力は数か月間程度保たれているともされる．この期間中は接触予防策を実施する．

疥癬は在宅の高齢者においてしばしば問題となる．ヒゼンダニの皮膚への寄生により生じる．疥癬の潜伏期間は2週間〜4週間程度である．好発部位は指間部，陰部，腋窩などである．強い掻痒感を伴う皮疹が特徴である．紅斑性小丘疹，小結節，線状の皮疹(疥癬トンネル)といった皮疹が特徴である．疥癬トンネルは先端部に小水泡を伴う蛇行した線状の皮疹であり，疥癬に特徴的である．皮膚と皮膚の直接的な接触により生じる．接触予防策として手袋，エプロンなどの対策が必要である．ヒゼンダニは人から離れると数日間で死滅するため，人から離れているものには感染性はない．通常の疥癬のほかに角化型疥癬(ノルウェー疥癬)がある．角化型疥癬は角質の過度の増殖がみられる．これは特に感染力が強いため，早期発見と治療開始が必要である．

新興・再興感染症対策

新興感染症とは最近になって新しく出現した感染症の総称で，WHOによると「かつて知られていなかった，新しく認識された感染症で，局地的あるいは国際的に，公衆衛生上問題となる感染症」とされている[1]．代表的なものとしては，エボラ出血熱(1976年)，エイズ(1981年)，SARS(重症急性呼吸器感染症)(2003年)，新型インフルエンザ(H1N1)(2009年)，中東呼吸器症候群(MERS CoV)(2012年)，鳥インフルエンザ(H7N9)(2013年)，新型コロナウイルス感染症(2019年)が挙げられる．

再興感染症とは「既知の感染症で，すでに公衆衛生上問題とならない程度まで患者数が減少していた感染症のうち，再び流行し始め，患者数が増加した感染症」とされており，代表的な例として結核やマラリアなどが挙げられる[1]．

新興・再興感染症の蔓延は数年に一度の頻度で生じており，今後も同様のことを生じるリスクは高いと考えるべきである．感染の蔓延状況に応じて，平常時の標準予防策に加えた予防策をとることが求められる．多くの感染症は飛沫予防策や接触予防策が求められるため，蔓延状況に応じて，常時マスクを着用するユニバーサルマスキングや，環境の消毒などの対策をとることとなる．

在宅での感染予防策

在宅においても感染予防策の基本は標準予防策を徹底することである．標準予防策はすべての患者に対して標準的に実行される．標準予防策の基本は手洗いと手指消毒を適切に行い，体液などに接触する可能性がある場合には個人防護具を使用することである．手指衛生の方法としては，石けんと流水による手洗い，擦式アルコール製剤による手指消毒の2種類がある．手指が有機物で汚染されている場合は，流水での手洗いが必要であるが，環境によっては水道が使用しにくいこともある．訪問リハビリテーションの場面では，常に流水が使用しやすい環境であるとは限らないため擦式アルコール製剤の使用が現実的である．携帯式のものが市販されており，在宅でのリハビリテーションでは使用しやすいものと思われる．このほ

表 2. 訪問リハビリテーションで必要な感染管理に関わる物品

予防策	訪問リハビリテーションで準備するべき物品
標準予防策	速乾性擦式アルコール製剤(アルコールジェル) ウェットティッシュ ペーパータオル スリッパやソックス(交換できるものや,消毒できるもの)
経路別感染対策	アルコール綿 次亜塩素酸ナトリウム 使い捨て手袋 使い捨てビニールエプロン,ガウン ビニール袋

表 3. 感染対策指針における在宅リハビリテーションに関する記述

- 利用者の自宅に立ち入る場合,その環境はウイルスで汚染されている可能性があることを考慮した行動が必要となる.ドアノブなどの高頻度接触面は特に注意が必要である.
- 使用する物品を介しての間接接触感染の可能性もあり得るため,利用者の自宅に持ち込む物品は必要最小限とすることが望ましい.
- 持ち込んだ物品を使用する前に手指衛生を行い,使用後に片づける際にはアルコールで清拭することが必要である.
- 利用者の自宅での手洗いにおいては,洗面所が汚染されている可能性にも配慮が必要であり,擦式アルコール製剤での手指衛生が望ましい.
- 訪問する前や,利用者の自宅に上がる前に,利用者や家族の健康状態を確認する.異常がみられる場合には,当日のリハビリテーション治療は中止する扱いとする.
- 利用者のみでなく,家族にもサージカルマスクの着用を促す.
- 閉鎖環境では,通常の会話で感染を生じることがあり,換気を徹底することが必要である.

(文献 4 より引用)

か,感染対策に必要な物品は持参することが必要であり,訪問時の物品に含まれている必要がある(表2).

患者との直接的な接触のほか,患者の自宅内の環境にも注意する必要がある.COVID-19 感染におけるクルーズ船でのクラスター発生の調査では,船内環境からの SARS-CoV2 RNA 検出頻度としては,トイレの床,枕,電話,机,テレビのリモコンで高頻度であったとされている[2].在宅でのリハビリテーションではこれらの場所への接触を極力控え,接触があった際には速やかに手指衛生を行う必要がある.

日本リハビリテーション医学会は2018年にリハビリテーション医療における安全管理・推進のためのガイドライン第2版を刊行し,そのトピックとして医療関連感染対策を盛り込んでいる[3].さらに新型コロナウイルス感染症の拡大に対応するため,その追補版として2022年に感染対策指針(COVID-19含む)を刊行している[4].そこでは主に標準予防策,経路別予防策,新興・再興感染症対策について推奨が記載されている.在宅でのリハビリテーションにもいくつかの言及がなされているので,参考にすることが望ましい(表3).

繰り返しとなるが,感染対策は全職員が全患者に実施することが必要であり,在宅の環境においてもそれは同様である.完璧な遵守のためには,医療従事者の教育と,物品の整備などのシステム構築が必要である[5].在宅リハビリテーションにおいてもこのような体制を構築していくことが今後の課題となる.

まとめ

リハビリテーション診療は，医療関連感染のリスクが高い領域であり，感染予防策の徹底が求められる．在宅の環境においてもそれは同様であり，すべての医療従事者がすべての患者に実施することが必要である．在宅の環境では物品が不足していることや，環境衛生が不十分なことなど，特別な対応も必要である．また，新興・再興感染症の蔓延期には追加の対応も必要となる．これらの対策を医療従事者個人で実施することは困難であり，組織全体でのシステム構築が求められる．

文献

1) The World Health report 1996-fighting disease, fostering development. *World Health Forum*, **18** (1)：1-8, 1997.
2) 国立感染症研究所：ダイヤモンドプリンセス号環境検査に関する報告．
 〔https://www.niid.go.jp/niid/ja/diseases/ka/corona-virus/2019-ncov/2484-idsc/9849-covid19-19-2.html〕
3) 日本リハビリテーション医学会編，リハビリテーション医療における安全管理・推進のためのガイドライン第2版，診断と治療社，2018.
 Summary トピックとして，合併症対策，事故対策，医療関連感染対策が盛り込まれている．関連学協会が参加して作成されたガイドラインである．
4) 日本リハビリテーション医学会感染対策指針（COVID-19含む）策定委員会：感染対策指針（COVID-19含む）．2022.
 〔https://www.jarm.or.jp/guideline/index.html〕
 Summary 新興・再興感染症対策のガイドラインである．無料でダウンロード可能となっている．
5) 宮越浩一ほか：当院の感染対策　院内標準化と外部審査の活用．臨床リハ，**21**：151-156, 2012.

特集／在宅におけるリハビリテーション診療マニュアル
在宅リハビリテーション各論
脳血管疾患

勝谷将史*

Abstract 脳血管疾患を対象とした在宅リハビリテーションは自宅や施設など生活の基盤となる環境がベースになる．病院という治療を目的とした環境での治療ではなく，日々の生活がある中でのリハビリテーション治療であることを治療者側は十分に認識していることが必要になる．また多彩な機能障害の影響が生活の場ではより明確に顕在化してくる．リハビリテーション診断により機能的に治療可能なもの，代償的なアプローチによって改善できるもの，サービス調整や環境調整により対応する問題点をICFをベースに整理し実現可能な目標設定を設定，患者・家族と共有し治療や支援を進める．さらに在宅生活での長期の関わりの中で加齢や転倒，再発など様々なライフイベントが生じ，障害像も変化していく．脳血管疾患を対象とした在宅リハビリテーションでは変化する障害像はもちろん，基盤となる生活や個人因子を中心としたナラティブな側面に配慮し伴走していくことが必要になる．

Key words 脳血管障害(cerebrovascular disease)，国際生活機能分類(International Classification of Functioning, Disability and Health；ICF)，CI療法(constraint-induced movement therapy)，ボツリヌス治療(botulinum toxin therapy)，装具(orthotics)，ナラティブ(narrative)

はじめに

脳血管疾患は運動麻痺や運動失調，失語症や注意障害，記憶障害，遂行機能障害などの高次脳機能障害など多彩な後遺症が残存する．急性期，回復期でのリハビリテーション治療の後，在宅での生活がスタートするが，多くの脳血管疾患の患者はこれらの障害と付き合いながら在宅生活を送ることになる．

当院は120床の回復期リハビリテーション病院であるが外来機能を有し，リハビリテーション専門外来を設けており，地域における『障害のかかりつけ医』をモットーに生活期の患者を外来でフォローしている．生活期におけるリハビリテーション外来の役割は様々であるが，病院での急性期・回復期治療を終了し新たにスタートする在宅生活は，病院での入院期間と比較して圧倒的に長いものとなる．そのため加齢やライフスタイル，生活環境の変化，様々なライフイベントにより影響を受け，障害像が変化するためリハビリテーション医療によるサポートが必要になる．

本稿では生活期の脳卒中患者を対象とした外来診療でのポイントを中心に述べていく．

生活期脳血管疾患患者の臨床像とリハビリテーション診断

脳血管障害による後遺症により麻痺や失調などの運動機能障害，嚥下障害，高次脳機能障害，言語障害など多彩な障害を認めるが，多くの場合は発症から時間が経っており，運動機能の大きな改

---

* Masashi KATSUTANI，〒662-0002 兵庫県西宮市鷲林寺南町2-13 西宮協立リハビリテーション病院リハビリテーション科，部長

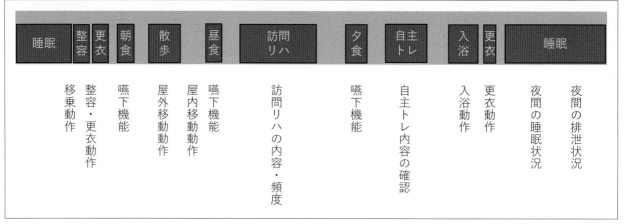

図 1. 1日のスケジュールの確認(例)

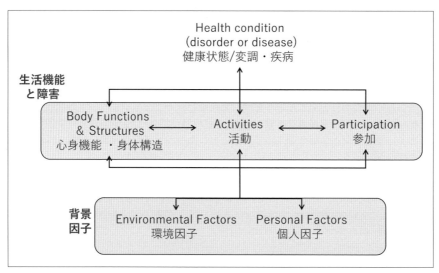

図 2. 国際生活機能分類：International Classification of Functioning, Disability and Health(ICF)

善は難しいことが多い．しかしながら，失語症や高次脳機能障害は発症後年単位で機能的変化を認めることがあり[1]リハビリテーション治療を継続していくことが望ましい．また，高次脳機能障害が軽度である場合，退院後に症状が顕在化することもあり，注意が必要である[2]．

生活期の患者のリハビリテーション診断を行ううえでまず確認していくのは，1日の生活スケジュールである．起床から翌日起床するまでの24時間をどのように過ごすのかを確認していく．その中で，基本動作，屋内の移動方法，トイレ動作，更衣動作，食事，入浴動作，夜間の状態など自宅でのADLを評価する(図1)．さらに1週間，1ヶ月と時間軸を伸ばして生活の全体像確認し，介護保険サービスの利用や障害福祉の制度の利用なども確認していく[3]．生活状況の確認を行いながら高次脳機能障害，体幹機能，麻痺側，非麻痺側の順で診察を行い，心身機能のレベル，活動の問題を確認していく．さらに制度の確認や仕事や趣味活動など社会参加の状況を確認することで生活の全体像を把握することが重要になる．

これらを確認し，国際生活機能分類(International Classification of Functioning Disability and Health；ICF)(図2)をベースに生活状況を整理することでリハビリテーション診断を行っていく．ICFをベースに整理した問題点を確認し，心身機

表 1. 生活期における評価項目と評価のポイント

ICF	評価項目	評価のポイント
心身機能・身体構造	運動機能，痙縮，嚥下機能 高次脳機能	痙縮の増悪の有無，高次脳機能障害の顕在化に注意する
活　動	歩行，ADL，コミュニケーション 移動能力，睡眠 リハビリテーション状況	夜間の状況や，介護保険でのリハビリテーションサービスや自主トレーニングの内容を確認する
参　加	復職，就学状況 趣味活動への参加	社会参加の状況や本人の希望を確認していく
環境因子	住環境，補助具，装具	家屋周囲の環境，杖，装具の使用状況について確認する
個人因子	同居家族，介助者の有無，経済状況	昼間独居の状況がないか，介助者の健康状態にも留意する

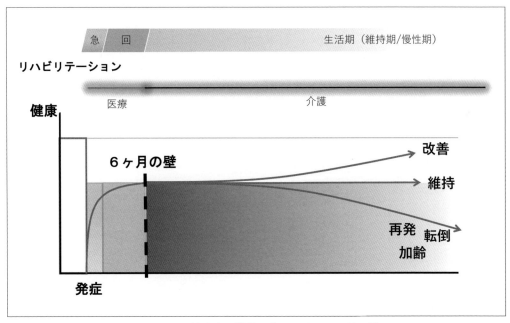

図 3. 脳血管疾患の機能回復における 6 ヶ月の壁

能において機能的に改善可能なものと代償的な方法論で対応するもの，サービス調整や環境調整により対応する問題点に分け診断していく．

脳血管疾患の患者は装具や杖，車椅子などを使用していることも多い．そのため，装具や杖であればその使用状況や素材の劣化の確認や破損や不適合の有無などの確認が必要になる[4]．車椅子でも使用状況の確認に加えシーティングのチェックは重要になる．表1に評価項目とそのポイントをまとめる．

生活期のリハビリテーション処方

リハビリテーション処方において予後予測に基づいた目標の設定は重要であるが，これは生活期においても同様である．一般的な脳血管障害の予後予測では発症から3か月までが大きく機能改善を認め，その後の回復は緩やかになり発症後約6ヶ月で回復がプラトーに達するとされ「6ヶ月の壁」と言われてきた[5]（図3）．しかしながら，近年のリハビリテーション治療の進歩により CI 療法をはじめ HANDS 療法，促通反復療法，rTMS や

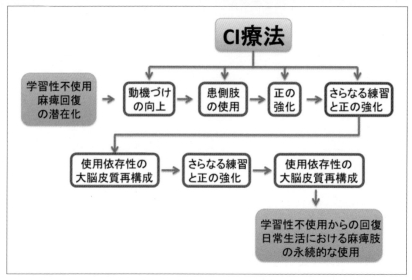

図4. CI療法のメカニズム

（文献7より引用）

tDCS，ボツリヌス治療やロボティクスなど，またこれらを組み合わせた治療も試みられており標準算定日数を越えて長期にわたり回復を認める場合がある[6]．そのため生活期ではリハビリテーション診断によりICFをベースに整理された問題点を確認し，本人・家族のニーズを把握しながら先進的な治療の適応なども考慮して達成可能な目標設定を共有していく．ICFに沿って患者の状態を把握することで患者の障害像がどのような相互関係を持って生活に影響しているのか理解しやすくなり具体的な目標設定に向けたリハビリテーション処方につながっていく．目標が明確でなく機能回復にこだわりすぎるとリハビリテーション処方は漫然としたリハビリテーションの継続につながり，活動や参加の向上といった本来の目的が失われ，患者にとってリハビリテーション治療を受けることそのものが目的となってしまうことがある．そのため目標の設定は筋力の向上や麻痺・可動域の改善といった機能的変化だけでなく，変化した機能により改善し得るADL動作や生活における行動変容を設定することがポイントとなる．

生活期においては身体機能の維持や活動の維持，廃用の予防などを目的にリハビリテーション処方を行うことも多い，この場合は介護保険での通所・訪問リハビリテーションが中心となる．また障害者手帳を取得のうえ，障害者総合支援法によるリハビリテーションも可能であり，目的や地域特性を考慮して多職種と連携し生活期リハビリテーションのあり方をマネジメントする必要がある．

生活期のリハビリテーション治療

生活期のリハビリテーション治療において脳血管障害による麻痺や失調など直接的な運動療法による改善には限界があり，個人差が大きい．したがって十分なリハビリテーション診断により運動療法による改善が予測されるのであれば機能改善に向けたリハビリテーション治療を提供する．

例えば比較的軽症の片麻痺患者であり，課題指向型訓練を中心としたconstraint-induced movement therapy；CI療法が適応となる．CI療法は学習性不使用（learned non use）を改善するため，難易度を調整され段階づけられた課題指向型訓練を反復し麻痺側上肢の機能訓練を集中的に行う治療法である[7]．つまりCI療法は使用依存性の脳可塑性（use-dependent plasticity）に基づき，運動学習により麻痺側上肢の使用頻度を改善し生活における行動変容に導くことにより使用依存性の大脳皮質を再構成し，学習性不使用を克服するものである（**図4**）．

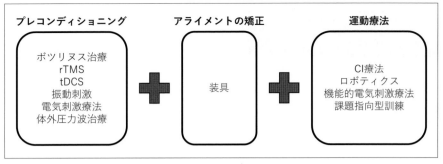

図 5. コンビネーションセラピー

さらに脳血管障害に特徴的な痙縮も生活期におけるリハビリテーション治療の対象として重要な症状である．痙縮に対するボツリヌス治療に関しては生活期で治療を開始することがほとんどである．痙縮は発症後3ヶ月では21%に，発症後6ヶ月では43%の患者に認められるという報告があり[8][9]，時間経過とともに頻度が高まる傾向がある．その為，回復期リハビリテーション病院を退院した時にはできていたことが，痙縮の増悪により難しくなることもある．つまり生活期における痙縮の軽減は，ADLの自立度向上や介助量の軽減，手指清潔の保持，さらにはアクティブファンクションの改善にもつながる．

ボツリヌス治療においてA型ボツリヌス製剤の施注とともに運動療法の併用は必須となり，あくまでA型ボツリヌス製剤の施注はリハビリテーションプログラムの一部であるとされている[10]．ボツリヌス治療は運動療法を阻害する痙縮を軽減するプレコンディショニングであり，rTMSやtDCSなども大脳皮質に影響し運動療法を進めるうえでのプレコンディショニングとして有用となる．これらと先進的なデバイスの活用，運動療法を組み合わせたコンビネーションセラピーが機能改善を目的とした生活期のリハビリテーション治療として報告されている[11]（図5）．

生活期のリハビリテーション治療においては機能維持や廃用予防を主目的としたリハビリテーション治療も重要となるが，制度的には訪問リハビリテーションや通所リハビリテーションなど介護保険におけるリハビリテーションサービスが優先され，医師の指示の基に介護サービスとしてリハビリテーション医療が展開される．

生活期リハビリテーション医療の注意と課題

脳血管障害による障害は，麻痺や運動失調，嚥下障害，高次脳機能障害など多彩な後遺症が残存するが障害像は時間経過とともに変化する．例えば自宅での生活は入院加療中と比較しても運動機会は少なくなり，麻痺肢の活動性も低下し痙縮の増悪を認める．その結果，装具の不適合を認めることもしばしばあるため，診察時には必ず装具の確認をする必要がある．

さらに，患者本人や家族，さらには生活期で関わる療法士にも装具の情報を伝達し異常に気づいてもらうため装具のセルフチェックシートを装具手帳に入れて活用している[12]（図6）．

また，高次脳機能障害に関しては評価上問題なく，病院という環境では影響がなくとも，社会生活に戻って初めてその影響を自覚する場合もあるため退院後の状況に高次脳機能障害の影響がないかどうか確認する必要がある．

生活期リハビリテーション医療は病院が主体となる急性期や回復期とは違い，患者の自宅や施設など生活の場を中心に展開される．そのため，関わるスタッフは事業所も別，介入時間も別であり必要なタイミングに合わせてコミュニケーションを取ることは病院でのリハビリテーション医療に比べてハードルが高いのが現状である[3]．脳卒中リハビリテーションにおいて在宅で生活する患者に対して多職種チームがリハビリテーション診療を実施することでADLが有意に向上することを示したメタ解析[13]もあり，生活期であっても多職

図 6. 装具ノートと装具セルフチェックシート

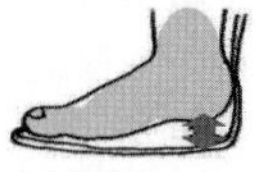

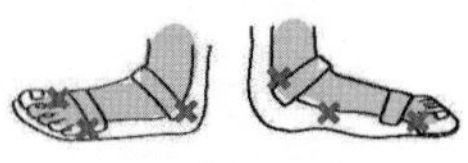

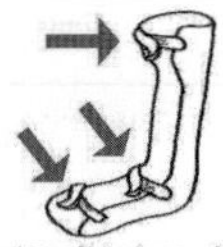

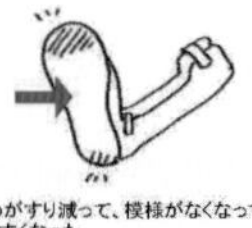

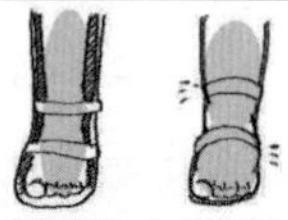

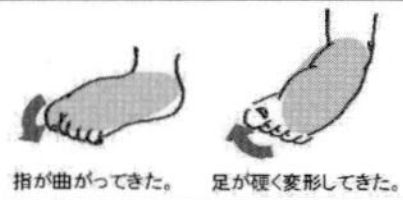

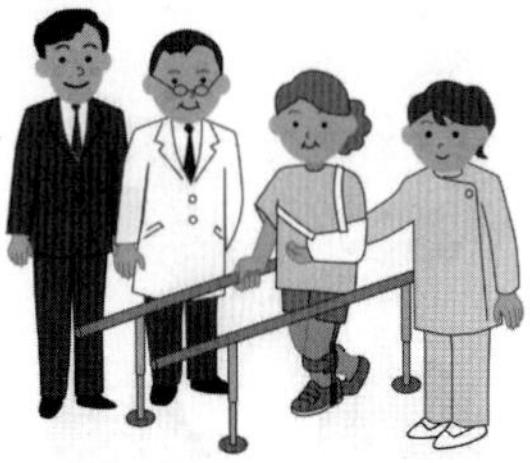

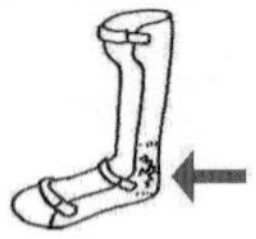

種で連携しながらリハビリテーション治療を進めることは重要なポイントとなる．しかしながら医療と介護，医療と福祉の連携は課題となっており，多職種協働により医療・介護を一体的に提供できる体制を構築するため，地域の関係機関の連携体制の構築を図る必要性がある．そのため顔の見える連携として様々な試みが全国的に進んでおり[14)15)]．地域連携パス会議を中心としたネットワーク会議や，行政を中心に医療・介護に関わる職能団体が所属する連携の会などが展開されている．

まとめ

生活期におけるリハビリテーション診療では急性期や回復期と比較して関わる期間が長くなる．そのため，脳血管障害による障害も障害固定というかたちで身体障害者手帳や精神障害者手帳の交付がなされるが，加齢や，様々なライフイベントにより患者の身体機能，精神機能は変化する．長期に関わるリハビリテーション医療は患者の障害の機能のみならずナラティブな側面にも配慮し伴走していく医療であり，その診療の質は対象者のquality of lifeに影響することを認識しておく必要がある．

文献

1) Wertz RT, et al：Comparison of clinic, home, and deferred language treatment for aphasia：A Veterans Administration cooperative study. *Arch Neurol*, **43**(7)：653-658, 1986.
2) 林 眞帆：高次脳機能障害者の社会生活上で生じる「生活のしづらさ」がもつ意味に関する研究：ソーシャルワークにおける働きかけの焦点の明確化．社会福祉学，**55**(2)：54-65, 2014.
3) 勝谷将史：【リハビリテーション科における長期的サポート】リハビリテーション科における外来リハビリテーション．*MB Med Reha*, **185**：57-62, 2015.
4) 勝谷将史：生活期補装具支援への関わり—医師の立場から—．日本義肢装具学会誌，**38**(1)：32-37, 2022.
5) 二木 立：脳卒中リハビリテーション患者の早期自立度予測．リハビリテーション医学，**19**(4)：201-223, 1982.
6) Lee Y, et al：Effects of combining robot-assisted therapy with neuromuscular electrical stimulation on motor impairment, motor and daily function, and quality of life in patients with chronic stroke：a double-blinded randomized controlled trial. *J Neuroeng Rehabil*, **12**：1-10, 2015.
   Summary ロボティクスと電気刺激とのコンビネーションセラピーの有用性を二重盲検無作為化比較試験で示している．
7) 道免和久ほか：CI療法 脳卒中リハビリテーションの新たなアプローチ，51-66，中山書店，2008．
8) Sommerfeld DK, et al：Spasticity after stroke：Its occurrence and association with motor impairments and activity limitations. *Stroke*, **35**：134-139, 2004.
9) Urban PP, et al：Occurence and clinical predictors of spasticity after ischemic stroke, *Stroke*, **41**：2016-2020, 2010.
10) Royal College of Physicians：Spasticity in adults：management using botulinum toxin. National guidelines Royal College of Phisicians, 2018.
11) Kim YW：Update on stroke rehabilitation in motor impairment. *Brain & Neurorehabilitation*, **15**(2)：e12, 2022.
12) 勝谷将史：【脳卒中装具療法―急性期から生活期まで】生活期（在宅）の装具療法，臨床リハ，**27**(1)：39-45, 2018．
13) Legg L, et al：Rehabilitation therapy services for stroke patients living at home：systematic review of randomised controlled trials. *Lancet*, **363**：352-356, 2004.
   Summary 在宅リハビリテーションにおける多職種連携の重要性を示したシステマティックレビュー．
14) 堀籠淳之ほか：医療者・介護者・福祉者のためのケア・カフェ―Blending Communities. *Palliative Care Research*, **9**(1)：901-905, 2014.
15) 森川美絵：福祉介護分野から：多職種多分野連携による地域包括ケアシステムの構築．*J Natl Inst Public Health*, **65**：1, 2016.

特集／在宅におけるリハビリテーション診療マニュアル

在宅リハビリテーション各論
運動器疾患

平泉 裕*

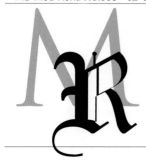

Abstract 運動器に障害を持つ方々が住み慣れた場所(在宅)で豊かな人生を送るために，リハビリテーション医療を提供するための評価法，処方のポイント，注意点について病気ごと，疾患ごとに解説する．

Key words 運動器(locomotive organs)，骨と関節(bone and joint)，在宅リハビリテーション(rehabilitation in home)

はじめに

2022年(令和4年)の国民生活基礎調査によると，65歳以上の有訴者率は男性39.8%，女性43.5%であり，症状別にみると男女とも第1位が腰痛，第2位が肩こりで，女性で第3位，男性で第4位に手足の関節が痛むとなり，運動器の有訴者がきわめて多いことがわかっている(図1)[1]．

日常生活における6つの機能(視覚，聴覚，歩行，認知，セルフケア，コミュニケーション)について機能制限の程度をみると，運動機能である「歩行」において「とても苦労します」の割合が多くなっている(表1)．

訪問リハビリテーションが必要となった原因の傷病について調査結果をみると，第1位の脳卒中(39.1%)に続いて，骨折(圧迫骨折を含む)(22.6%)，廃用症候群(20.4%)，関節症・骨粗鬆症(16.1%)，脊椎・脊髄疾患(14.1%)と運動器疾患が多数を占めていることがわかる(図2)[2]．

訪問リハビリテーション計画における日常生活上の課題領域では，第1位が歩行・移動，第2位が姿勢保持，第3位が移乗であり，いずれも運動器の機能障害に対してアプローチが必要となっている．これら上位3項目に対して最も多く行っている機能回復訓練と基本的動作訓練を図3に示す[2]．

在宅における運動器リハビリテーションについて，すなわちリハビリテーション医療を必要とする方々が住み慣れた場所で輝いた人生を送るために我々が押さえておくべき運動器疾患の評価ポイント，リハビリテーション治療とリハビリテーション処方のポイント，注意点について解説する．

運動器に含まれる疾患

運動器は四肢・脊柱の運動に関わる骨，関節，筋，腱，末梢神経で構成される器官であり，外傷などの急性期疾患や変性・慢性炎症などの慢性期疾患が含まれる．

在宅におけるリハビリテーションが必要となる代表的疾患としては，肩関節周囲炎や肩腱板障害，変形性頚椎症，変形性腰椎症，腰部脊柱管狭窄症，変形性膝関節症，関節リウマチ，骨粗鬆症，脊椎圧迫骨折，橈骨遠位端骨折，大腿骨近位部骨折などである．

---

* Yutaka HIRAIZUMI，〒157-0072 東京都世田谷区祖師谷3-8-7 ガーデン成城ビル　成城リハビリテーション病院，院長

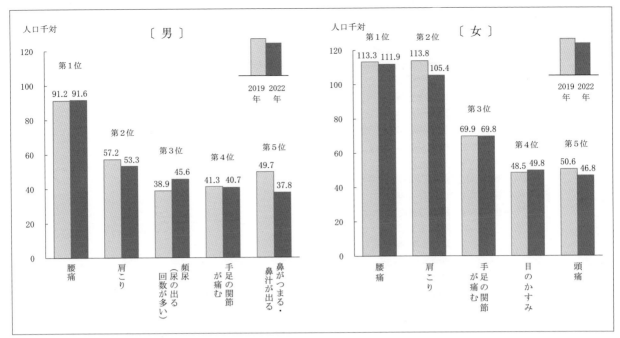

図 1. 性別にみた有訴者率の上位 5 症状

(文献 1 より引用)

表 1. 2022(令和 4)年の日常生活における機能制限の状況

		総数	苦労はありません	多少苦労します	とても苦労します	全く出来ません	不詳
視 覚	眼鏡を使用しても，見えにくいといった苦労はありますか．	100.0	64.3	29.3	2.8	1.3	2.3
聴 覚	補聴器を使用しても，聴き取りにくいといった苦労はありますか．	100.0	85.8	5.1	1.6	1.9	5.6
歩 行	歩いたり階段を上るのが難しいといった苦労はありますか．	100.0	74.7	16.2	4.8	2.1	2.2
認 知	思い出したり集中したりするのが難しいといった苦労はありますか．	100.0	71.7	21.5	2.6	1.7	2.5
セルフケア	身体を洗ったり衣服を着るような身の回りのことをするのが難しいといった苦労はありますか．	100.0	87.7	6.4	1.5	2.0	2.3
コミュニケーション	通常の言語をつかってのコミュニケーション(たとえば，人の話を理解したり，人に話を理解させることなど)が難しいといった苦労はありますか．	100.0	85.7	8.5	1.7	1.8	2.3

(単位：％)

(文献 1 より引用)

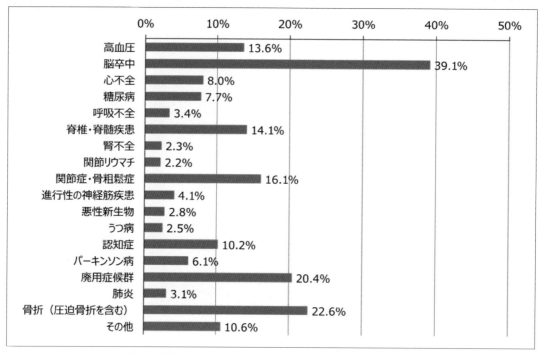

図 2. 訪問リハビリテーションが必要となった原因の傷病

(文献2より引用)

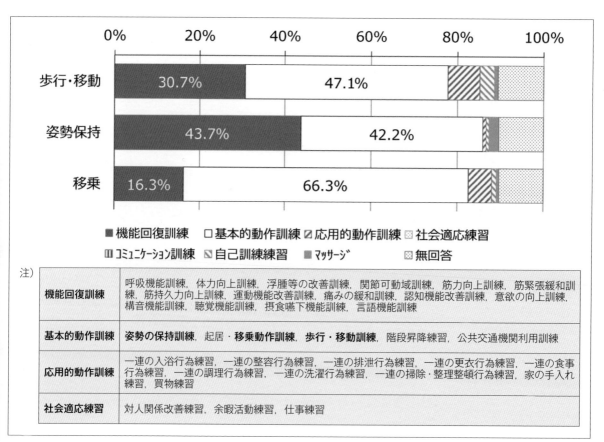

図 3. 訪問リハビリテーションにおいて, 優先順位が高い課題領域(上位3項目)に対して行っている訓練

(文献2より引用)

病期によって異なる在宅でのリハビリテーション

1．急性期病床からの在宅復帰

　四肢の骨折や脊椎圧迫骨折などの外傷を契機として急性期病院に入院した場合，手術の有無にかかわらず一定の安静期間が生じることになる．高齢者では1週間以上の臥床安静によって骨量，筋肉量ともに有意な減少を引き起こす．急性期病院を退院直後の在宅リハビリテーションでは，臥床期間に応じて筋力低下，平行機能低下などによる転倒リスクを考慮する必要がある．また，手術後の在宅リハビリテーションでは，術後の後療法としてギプスや装具での固定の必要性と固定期間，リハビリテーション開始においては免荷➡部分荷重➡全荷重に至るスケジュールについて，手術担当医との情報共有が重要となる．リハビリテーション中に疼痛増悪をみる場合があり，急性期病院との連携をとれる体制が必要となる．

2．回復期リハビリテーション病床からの在宅復帰

　回復期リハビリテーション病棟から在宅復帰する場合，運動器疾患では入院期間の上限が90日間となっており，その入院期間中に高単位数での集中的な運動療法ならびにADL訓練を受けて退院してくることになる．ただし，患者本人のモチベーションや入院中の併存疾患によっては退院時のFIM改善率に大きな差異が生じる．さらに，入院中の環境と退院後の在宅環境が異なることから，入院中にできたADLと在宅におけるADLに乖離が生じるケースが多々ある．病院から提供される退院時サマリーやリハビリテーション実施計画書の内容をみて，そのまま在宅リハビリテーションの計画を立てることはせずに，まずは機能評価を行ったうえでスケジュールを立案する．

3．在宅生活中での発症

　高齢者施設か自宅での生活か，独居か同居家族がいるか，また，介護者が家族か介護保険で派遣されたヘルパーか，といった生活環境の把握が重要である．家族からの支援が乏しい生活環境においては自宅内に引きこもりがちとなり，運動機能が低下して不活発から生じるADL低下と，それに付随して骨量減少，筋量減少を惹起する悪循環に陥り，結果として転倒による脊椎圧迫骨折や大腿骨近位部骨折，橈骨遠位端骨折，上腕骨近位部骨折を引き起こすケースが多い．こうした悪循環によって健康寿命が大きく阻害されてしまう状況を回避するための在宅リハビリテーションが重要となる．

　基本的には，臥床時間を減らして可能な限り座位，立位での生活時間を維持すること，歩行能力維持と転倒予防を目的とした歩行機能訓練，バランス能力改善を中心としたリハビリテーションを，通所または訪問リハビリテーションとして実施する．少しずつでも屋外での散歩や買い物といった活動に慣らしていくことを目標とする．

運動器疾患ごとの対応

1．変形性頚椎症，頚椎症性神経根症，頚椎症性脊髄症，頚部脊柱管狭窄症，頚椎後縦靭帯骨化症など

1）評価のポイント（見逃しやすい点）

　運動器の有訴者率では，第1位が腰痛，第2位が肩こり，続いて手足の関節痛となっている[1]．頚椎疾患の痛みは肩こりと表現されることが多く，訴えを聞いて肩関節X線検査を実施してしまうことがあるので注意が必要である．痛みの部位を正確に聴取することと，頚椎に付着する筋群の筋緊張，圧痛を評価することが重要となる．また，頚椎症性神経根症や頚椎症性脊髄症，頚部脊柱管狭窄症を呈する場合，末梢の神経支配領域にしびれ，痛み，感覚鈍麻，筋力低下，深部腱反射異常を呈するため神経学的診察が必要となる．

2）在宅でのリハビリテーション治療とリハビリテーション処方のポイント

　体重の約1/10を占める重い頭を支える頚椎と後頚筋群に痛みが続くことで，筋萎縮や拘縮を生じてくる．また，後頚筋群の筋力低下によって生理的頚椎前弯が消失してくる．リハビリテーショ

ンのポイントは，緊張が亢進または拘縮した後頚筋群に対して，緊張緩和，柔軟性回復，生理的な頚椎前弯姿勢を指導する．

- 後頚筋群に対するリラクゼーション
- 頚椎の姿勢指導(脊柱全体の姿勢を含む)
- 肩甲骨の可動域改善訓練
- 後頚筋群のストレッチ指導
- 後頚筋群の筋力強化訓練

3) 注意点や課題

日本人は生まれつき頚椎の固有脊柱管腔が狭い傾向にある．頚椎では脊髄・神経根の障害を予防する必要上，大きな頚椎可動域訓練は控えたい．また，日本人は欧米人に比べ頚椎後縦靱帯骨化症の頻度が高いため，可能であれば在宅リハビリテーションを開始する前に頚椎X線検査を実施しておく．在宅でのリハビリテーション中に上肢，下肢に放散するしびれや痛みが誘発される場合は，リハビリテーションの強度を緩めるか，中止して整形外科医の診断を依頼する．後頚筋群の機能低下で"首下がり"現象を生じることがありリハビリテーションに難渋する．

2．変形性肩関節症，肩関節周囲炎，腱板損傷，上腕二頭筋長頭筋腱炎，肩インピンジメント症候群など

1) 評価のポイント(見逃しやすい点)

肩関節周囲炎は40歳〜60歳で多く，それ以上の高齢者では変形性肩関節症が増える．腱板損傷も加齢による変性から生じることが多くなる．また，それぞれが重複した病態も多い．肩の痛みが長期間続くと肩関節ROMが減少して拘縮を生じる．肩関節の可動域制限の原因が関節内の病変か，関節外の病変(筋，腱，靱帯など)によるものかを，在宅の現場で正確に評価するのが難しいが，それぞれアプローチ法が異なることは知っておきたい．

2) リハビリテーション治療と
　　リハビリテーション処方のポイント

痛みのコントロールが不良だと肩関節の可動域改善訓練の効果が得られない．在宅診療医による薬剤処方，関節内注射，肩峰下滑液包内注射などと併用して，肩関節可動域改善訓練を行う．慢性の肩関節の痛みでは肩甲骨の可動性改善訓練も実施する．

- 肩関節の可動域改善訓練
- 肩甲骨のモビライゼーション
- 肩関節外旋筋群の筋力強化訓練
- 肩関節周囲筋群のストレッチ指導

3) 注意点や課題

肩関節に対して可動域改善訓練を行う手技において，インピンジメントが生じる肢位で痛みを誘発することがある．肩関節周囲筋群の筋緊張を抑制しながら，インピンジメントを誘発しない手技で動かしていく技術が求められる．リハビリテーションの時間以外では，疼痛を有する側の肩を下にして臥床しない，就眠中は疼痛側の肩を冷やさないなどの生活指導を行うと良い．

3．変形性腰椎症，腰椎変性すべり症，腰椎変性側弯症，慢性腰痛症など

1) 評価のポイント(見逃しやすい点)

在宅生活において運動器症状である腰痛の発生率が一番多い．変形性腰椎症に伴う腰痛は，変性した椎間板や椎間関節が痛みの震源地であることが多い．朝の起床時，動き始めが一番痛いが，動き出すと痛みが緩和されるのが変形性腰椎症の特徴である．変性すべり症も高齢者ではよくみられる病態で，体幹の前屈位で上位腰椎のすべりが増悪することが多い．逆に椎間関節の痛みでは体幹を後屈時に痛みが誘発され，Kemp徴候が陽性となる．変性側弯も高齢者で比較的よくみられる．以上の病態が重複していることも多い．一方，腰椎自体に痛みの原因がなく，腰背筋群の萎縮に伴い持久性を失って筋疲労による腰痛も多い．以上のどの部位からの痛みかを評価することが大切である．

2) リハビリテーション治療と
　　リハビリテーション処方のポイント

腰椎の可撓性改善と体幹筋力強化を行う．腰椎アライメントの前弯減少や過前弯がみられる場

合は，腰椎弯曲姿勢の矯正を実施する．
- 腰椎の可撓性改善（ストレッチ）
- 体幹筋力強化
- 脊柱アライメント異常に対する指導
- 腰背筋のリラクゼーション

注意点や課題

在宅でのリハビリテーション中に下肢のしびれや痛みが増悪する場合には，リハビリテーションの強度を弱めるか，中止して整形外科医に依頼する．

4．腰部脊柱管狭窄症
1）評価のポイント（見逃しやすい点）

変形性腰椎症，変性すべり症，変性側弯症などの腰椎疾患が基礎にあって脊柱管狭窄となる例が殆どである．腰椎圧迫骨折や破裂骨折で椎体後壁が膨隆することでも脊柱管狭窄が発生する．

通常では脊髄末端は第1腰椎レベル付近となり，それより尾側には馬尾神経が走行する．神経診断学的に症状が神経根障害なのか，馬尾障害なのか，混合型かを診断する必要がある．

腰部脊柱管狭窄症の特徴的な症状として，安静時には痛みやしびれがないか，あっても軽度なのに対し，歩行すると腰から足先に向かって痛みやしびれが増悪してくる（神経性間欠性跛行）．本症候を動脈硬化症による血管性間欠性跛行と区別する必要がある．

馬尾障害が重症化してくると神経因性膀胱（排尿力低下や残尿など）が出現することがあるため見逃さないこと．

2）リハビリテーション治療とリハビリテーション処方のポイント

腰部脊柱管狭窄症の特徴として，立位姿勢または腰椎後屈姿勢で腰から足先に向かって痛み，しびれが誘発される．これは姿勢によって腰部脊柱管腔が狭くなるためで，在宅リハビリテーションではこの原理を利用して，腰が反らないよう姿勢の指導をメインに実施する．

- 姿勢の指導（腰が反らない姿勢の獲得）
- 腰椎装具（ダーメンコルセットなど）を装着
- 体幹筋力強化の指導
- 歩行機能改善に向けた訓練（間欠性跛行が出現しにくい歩き方の指導）

3）注意点や課題

間欠性跛行による痛みが強いと歩行訓練の効果が上がらない．在宅において腰痛，下肢痛がひどい場合，整形外科的治療（薬剤，各種ブロック療法，消炎鎮痛療法，装具療法など）が必要と判断して整形外科医に依頼する．麻痺症状（筋力低下，感覚鈍麻，膀胱直腸障害など）が存在する場合，手術的治療を要する場合があり，整形外科受診をすすめる．

5．変形性股関節症
1）評価のポイント（見逃しやすい点）

日本人の変形性股関節症は，生下時に先天性股関節脱臼や臼蓋形成不全があり，中～高齢期に二次性変形性股関節症として発症することが多い．股関節周囲の痛みを訴える場合でも，変形性腰椎症からくる痛みや，腰部脊柱管狭窄症に伴う坐骨神経痛のことがあるため，腰部の診察も並行して行うことが望ましい．

2）リハビリテーション治療とリハビリテーション処方のポイント

片脚で立つと股関節には体重の約5倍の負荷がかかるため，中殿筋の機能低下があるとTrendelenburg徴候が陽性となる．立位で安定した姿勢を保持する股関節機能の改善目的で，股関節の可動域改善と中殿筋強化を中心にしたリハビリテーションを実施する．

- 股関節の可動域改善訓練
- 中殿筋の筋力強化
- 股関節周囲筋群の強化

3）注意点や課題

在宅生活では，股関節に痛みがあると車椅子に乗ったままのADLへと移行してしまい，立位・歩行機能が低下する傾向にある．転倒予防を優先するために敢えて車椅子ADLに移行するのか，家族を含めた在宅リハビリテーションの方針決定が必要となる．

6. 変形性膝関節症
1）評価のポイント（見逃しやすい点）

日本人は内反型変形性膝関節症が多く，欧米人は外反型が多い傾向がある．膝関節内反に伴いFTA（femoral-tibial angle）が膝関節内側を通過するようになり，荷重中心が内側にシフトすることでFT関節（femoral-tibial 関節）内側の軟骨摩耗，骨棘形成が進行していく．在宅生活で膝に痛みがあると歩行する頻度が減少し，車椅子利用を優先するようになる．

2）リハビリテーション治療とリハビリテーション処方のポイント

健康寿命を維持するためには立位・歩行機能の維持が大切である．膝関節の痛みを和らげると同時に，膝関節周囲筋群の強化，関節可動域の改善，立位・歩行安定性の獲得を目指す．

- 大腿四頭筋の強化訓練
- 膝関節周囲筋群の強化
- 関節可動域の改善
- 立位・歩行時のバランス訓練
- 膝関節装具の利用
- 外側ウェッジ型インソールの利用

3）注意点や課題

大腿四頭筋の強化と変形性膝関節症の痛み改善の間に有意な改善効果を認めることから，在宅生活において歩かなくなる時間を少しでも減らす努力が健康寿命の延伸につながる．

7. 骨粗鬆症
1）評価のポイント（見逃しやすい点）

平均寿命の延伸とともに，骨粗鬆症に起因して尻餅や転倒といった軽微な外傷で発生する骨折の頻度が高まっている．一度，脊椎圧迫骨折や大腿骨近位部骨折を引き起こすと，一定期間の安静臥床が必要となるため，運動器の機能低下のみならず，脳機能，心肺機能，内臓機能といったすべての器官に悪影響をもたらす．

重度の骨密度低下，骨質低下を招かぬように，在宅生活においても継続的な運動器リハビリテーションを実施すべきである．

2）リハビリテーション治療とリハビリテーション処方のポイント

脊柱可撓性の改善と脊柱を支持する筋群の強化を図る．ウオーキングなどの有酸素運動を導入して基礎代謝量を上げる．管理栄養士または訪問管理栄養士による食事・栄養指導を受ける．

- 脊柱可撓性の改善
- 腰背筋群の筋力強化
- 腹筋群の筋力強化
- 有酸素運動の導入
- 管理栄養士と連携した栄養改善

3）注意点や課題

骨粗鬆症の治療は薬剤治療が中心になる傾向があるが，運動療法，栄養管理，屋外に出て紫外線にあたるなどの総合的アプローチが大切である．施設内や自宅内に引きこもらないようにリハビリテーションスタッフが他職種と共同して介入することが大切である．

8. 脊椎圧迫骨折
1）評価のポイント（見逃しやすい点）

中～高齢者の脊椎圧迫骨折は骨粗鬆症が基礎として存在する．骨粗鬆症が重度だと椎体圧潰が進行して局所後弯が悪化するため，経過観察中も注意が必要である．

圧迫骨折が多発する例では，より積極的に骨粗鬆症治療薬を検討すべきである．

2）リハビリテーション治療とリハビリテーション処方のポイント

骨折型と受傷からの期間，骨粗鬆症の重症度に応じて，リハビリテーションプログラムを作成する必要がある．受傷直後～急性期では装具装着しながら体幹強化訓練を実施する．慢性期に入ると装具が外れるので，脊柱可撓性の改善と脊柱筋群の強化を中心に実施する．

- 体幹装具療法（骨折部の骨癒合状況から装着期間を決定）
- 体幹を支える筋群の強化（腰背筋群，腹筋群など）
- 脊柱可撓性の改善

3）注意点や課題

骨折部の仮骨形成が不十分であれば，体幹前屈と回旋運動を控える必要がある．骨密度低下が重度だと椎体圧潰がさらに進行したり，新たな骨折が生じるため，リハビリテーションを慎重に行う．

9．上腕骨近位部骨折

1）評価のポイント（見逃しやすい点）

急性期病院で人工骨頭置換術，観血的整復固定術などを実施された後に，在宅での術後リハビリテーションを依頼されることがある．また，保存的治療方針で短期間の安静保持に続いて運動療法を開始する場合もあり，骨折型によって治療方針が選択されることになる．

2）リハビリテーション治療とリハビリテーション処方のポイント

人工骨頭置換術，観血的整復固定術，保存的治療のいずれでも，早期から肩関節の可動域訓練（Codman 体操など）を開始して関節拘縮を予防する．さらに肩関節を挙上，外転する筋の強化訓練を実施する．

- 早期からの肩関節可動域訓練と拘縮予防
- 肩関節の挙上／外旋筋群の強化
- ホームエクササイズの指導

3）注意点や課題

従来の人工骨頭置換術は肩関節の外転挙上機能の改善が不十分であったが，近年の Reversed type 人工骨頭置換術では良好な成績が報告されている．

10．橈骨遠位端骨折

1）評価のポイント（見逃しやすい点）

受傷時の患側手の着き方によって，末梢側骨片の転位のパターンが異なる．

2）リハビリテーション治療とリハビリテーション処方のポイント

手術後や保存的治療でギプス固定中の場合，ギプス内の前腕筋群に筋萎縮を起こさないよう isometric な筋の運動療法を実施する．ギプス固定が終了してからは，手関節と肘関節の自動・他動運動を集中的に行う．

- ギプス固定中の前腕筋群の筋萎縮予防（isometric）
- ギプス固定終了後の手指，手関節，肘関節の自動・他動運動

3）注意点や課題

患側の手関節がギプス固定期間中に拘縮を起こしやすい．橈骨遠位端の骨折部に過度の負荷をかけずに可動域改善訓練を実施する．

11．大腿骨近位部骨折

1）評価のポイント（見逃しやすい点）

骨折型（大腿骨頚部骨折／転子部骨折）によって人工骨頭置換術または観血的整復固定術が選択されるので，それぞれの術式に対応する術後リハビリテーションを実施する．人工骨頭置換術ではアプローチが前方，前外側，後方かを確認して脱臼予防を行う．

2）リハビリテーション治療とリハビリテーション処方のポイント

人工骨頭置換術，観血的整復固定術のいずれの術式も，基本的には手術直後から全荷重歩行が可能である．立位・歩行機能を改善するために中殿筋の強化と股関節可動域改善訓練を実施する．

- 前回手術のアプローチ法を確認し脱臼を予防
- 中殿筋の強化訓練
- 股関節可動域の改善訓練

3）注意点や課題

前回手術のアプローチ法を確認して，脱臼予防肢位に留意する．

文　献

1) 厚生労働省：2022（令和4）年国民生活基礎調査の概況．
〔https://www.mhlw.go.jp/toukei/saikin/hw/k-tyosa/k-tyosa22/dl/04.pdf〕

2) 厚生労働省：第140回（H29.6.7）社会保障審議会介護給付費分科会参考資料1，訪問リハビリテーション．
〔https://www.mhlw.go.jp/file/05-Shingikai-12601000-Seisakutoukatsukan-Sanjikanshitsu_Shakaihoshoutantou/0000167233.pdf〕

リハビリテーション専門雑誌

Monthly Book MEDICAL REHABILITATION

詳しくはこちらから

膝スポーツ障害・外傷のリハビリテーション診療実践マニュアル

新刊

2024年5月増大号　No.300
編集：津田英一（弘前大学教授）
定価：4,400円（本体4,000円＋税）
B5判，182ページ

成長期から成人までのスポーツ選手における発生頻度の高い外傷・障害ごとに、損傷修復過程を妨げず、最大限の効果が得られるように適切な運動療法をスペシャリストが詳しく解説！

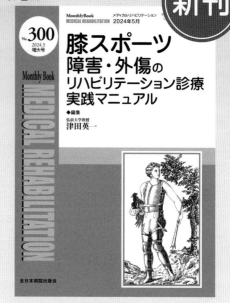

目次

- 膝前十字靱帯再建術におけるスポーツ復帰を目指したリハビリテーション診療
- 骨端線閉鎖前の膝前十字靱帯損傷に対するスポーツ復帰を目指したリハビリテーション治療
- 脛骨顆間隆起骨折に対するスポーツ復帰を目指したリハビリテーション診療
- 解剖学的3重束後十字靱帯再建術後のスポーツ復帰を目指したリハビリテーション診療
- 膝後十字靱帯損傷保存療法におけるスポーツ復帰を目指したリハビリテーション診療
- 膝内側側副靱帯損傷に対するスポーツ復帰を目指したリハビリテーション診療
- 半月板部分切除術後におけるスポーツ復帰を目指したリハビリテーション診療
- 半月板修復術におけるスポーツ復帰を目指したリハビリテーション診療
- 外側円板状半月板に対するスポーツ復帰を目指したリハビリテーション診療
- 膝関節周囲疲労骨折に対するスポーツ復帰を目指したリハビリテーション診療
- 腸脛靱帯炎・鵞足炎に対するスポーツ復帰を目指したリハビリテーション診療
- 小児の膝関節周囲骨端症に対するスポーツ復帰を目指したリハビリテーション診療
- 膝蓋腱症に対するスポーツ復帰を目指したリハビリテーション診療
- 大腿四頭筋腱・膝蓋腱断裂に対するスポーツ復帰を目指したリハビリテーション診療
- 膝蓋骨脱臼に対するスポーツ復帰を目指したリハビリテーション診療
- 膝離断性骨軟骨炎のスポーツ復帰を目指したリハビリテーション診療
- 成人の膝関節軟骨損傷に対するスポーツ復帰を目指したリハビリテーション治療
- 膝関節軟骨損傷に対する多血小板血漿(PRP)治療におけるスポーツ復帰を目指したリハビリテーション診療
- 変形性膝関節症保存治療におけるスポーツ復帰を目指したリハビリテーション診療
- 膝周囲骨切り術におけるスポーツ復帰を目指したリハビリテーション診療
- 人工膝関節術後のスポーツ活動とリハビリテーション治療

全日本病院出版会　〒113-0033　東京都文京区本郷3-16-4　Tel:03-5689-5989
www.zenniti.com　Fax:03-5689-8030

特集／在宅におけるリハビリテーション診療マニュアル
在宅リハビリテーション各論
脊椎・脊髄疾患

三上靖夫[*1] 沢田光思郎[*2]

Abstract 在宅医療の対象の多くは高齢者であり，脊椎の変性疾患や骨粗鬆症に基づく腰痛などによる機能障害によって，ADLやQOLが障害されることは珍しくない．腰椎変性疾患は，椎間板の変性によって荷重の支持力が低下し，四肢の関節と同様の変性変化が椎間関節に生じる．その結果，脊柱管の狭窄やすべり，脊柱変形が進んでいく．この過程と自然経過を理解しておくことがリハビリテーション治療を行ううえで役立つ．また，高齢者の骨粗鬆症性椎体骨折に対し，活動を制限する体幹装具を長期間装着すると，不動による合併症が顕著となり寿命の短縮につながることもある．在宅でどのように過ごすかは，個人の体力や疼痛の強さ，ADLのレベルなどによりオーダーメードとすべきであり，画像所見により画一的な治療を行うべきではない．とくに胸腰椎移行部の骨折や，胸腰椎が後弯している患者では仰臥位が骨癒合を阻害する可能性があることを知っていただきたい．

Key words 高齢者(elderly)，リハビリテーション(rehabilitation)，変性(degeneration)，装具療法(orthotic therapy)，骨粗鬆症性脊椎骨折(osteoporotic vertebral fracture)

はじめに

正常な腰椎では，椎間板と椎間関節が可動性を保ちmotion segmentとしての機能を果たすとともに，体幹に加わる荷重を支持している．椎間板が変性により機能に障害が生じると腰痛を主とした症状をきたす．変性の進行過程を知ることは，高齢者の腰痛のマネジメントに役立つ．また，高齢者の骨粗鬆症椎体骨折に対し，画像所見による画一的な治療を行うことは適切でないことを知っておくべきである．

椎間板の変性過程で生じる腰椎椎間板症

1．病態と自然経過

加齢とともに，椎間板では力学的ストレスによって髄核を囲む線維輪に亀裂が生じはじめる．椎間板中央に位置する髄核から亀裂が生じた部位を通して水分が失われ，荷重に対する椎間板の支持性は低下して椎間板の高さは次第に減少する．このような椎間板の変性が進行すると荷重支持が困難となり，腰痛を自覚するのが腰椎椎間板症である．

座位や体幹前屈位など椎間板内圧が上昇する姿勢を持続したときや，姿勢変換時や重量物を持ち上げるなど荷重負荷時に腰痛を自覚することが多い．起床時に痛みを自覚し，起きて活動するうちに和らぐ腰痛の原因にもなる．後方の筋群に負担がかかってしばしば筋緊張が亢進し，腰全体の痛みと表現されることもあるが，歩行などの体動で腰痛は軽減することが多い．在宅で椅子に長く座って過ごす高齢者に多くみられ，不動が体幹筋力を低下させることで荷重の支持力が低下し，腰

[*1] Yasuo MIKAMI，〒602-8566 京都市上京区河原町通広小路上る梶井町465 京都府立医科大学大学院リハビリテーション医学，教授
[*2] Koshiro SAWADA，同，准教授

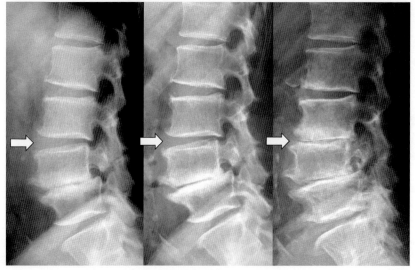

a. 71歳　　　　b. 77歳　　　　c. 83歳
図 1. L3/4 椎間板腔の経時的変化
椎間板変性の進行に伴って椎間板腔は狭くなり，83歳時に椎体間はほぼ癒合し，腰痛は消失した．

痛は増強する．

髄核と線維輪との境界が正常な椎間板では知覚神経終末は線維輪表層にのみ分布している．線維輪の損傷が繰り返し起こって椎間板変性が進むと，修復機転で線維輪表層から結合織が椎間板内へ侵入する．このときに，結合織と一緒に知覚神経終末も椎間板内へ入り込んでいくことが示されている[1]．このような変化により腰痛を自覚する閾値が下がり，慢性腰痛の原因になり得ると考えられる．一方で，骨性または線維性に椎体間が癒合して安定化することで症状が消失し，self-limited な経過をたどることも多い（図1）．

2. リハビリテーション治療

椎間板内圧の上昇を避けるための生活指導が最も重要である．同一姿勢を長くとらないよう指導し，座位や立位をとる時には，痛みを自覚する前に重心をずらすことや，姿勢を変えることを説明する．腰背部や腹部の体幹筋の強化とストレッチが腰痛の発症を抑え，症状を和らげる．長時間座位をとる場合には，座りながらできるストレッチを指導し，頻回に行うよう指導する．起床時や座位から立ち上がる時に自覚する腰痛には，起き上がる前や立ち上がる前に臥位や座位で体幹を前屈させて丸めたり，側方へ捻じったり，簡便な運動を行うことが効果的であることも多い．重量物を持つ時や立位を長くとる時には，軟性体幹装具の装着が役立つこともある．

靱帯や椎間関節の変性過程で生じる腰部脊柱管狭窄症

1. 病態と自然経過

椎間板変性の進行により椎骨前方の支持性が弱まって椎体間が不安定になると，安定性を保つために，隣接する腰椎間に走行する黄色靱帯を始めとする靱帯が肥厚する．また，椎間関節は関節軟骨や滑膜を有しており，荷重負担が増えると変形性膝関節症と同じように関節軟骨の変性・消失，関節突起の変形が生じる．椎間板の膨隆，黄色靱帯の肥厚や椎間関節の関節症性変化は脊柱管狭窄の原因となる（図2）．狭窄が生じた腰部の脊柱管内で硬膜管内の馬尾や神経根が圧迫を受け，下肢の痛みやしびれ感，運動感覚障害などの症状をきたす疾患が腰部脊柱管狭窄症である．

責任高位や狭窄の程度によって様々な症状を呈するが，姿勢によって神経の圧迫の程度が変化することが特徴であり，立位や歩行で腰椎が伸展す

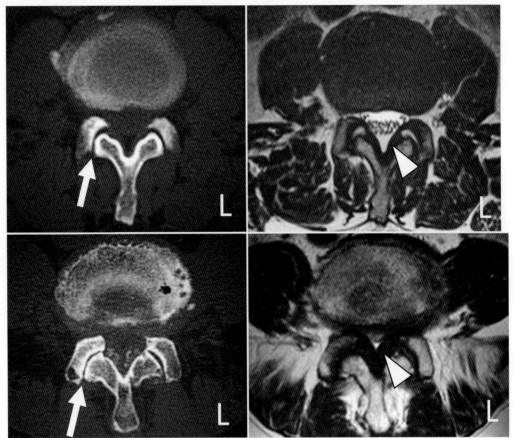

図 2. 椎間関節の関節症性変化と黄色靱帯の肥厚
脊柱管狭窄が生じていない椎間の CT(a)および MRT2 強調画像(b)の横断像と，脊柱管狭窄が生じた椎間の CT(c)および MRT2 強調画像(d)の横断像を示す．
c では椎間関節腔(白矢印)の狭小化を，d では黄色靱帯(△)の肥厚を認める．

ると硬膜外腔の圧が上昇して症状が強くなる[2]．活動性が低下し，屋外で歩行することが少ない高齢者では症状が発現しにくいが，下肢のしびれ感を訴える患者は少なくない．

脊柱管の狭窄は緩徐に進行するので高齢になるほど狭窄を有する率は高くなる．車載移動式 MRI を用いた地域住民を対象とした研究では，49 歳以上(平均 66.9 歳)の 938 名について，77.9％の住民に MR 画像上中等度以上の狭窄を認め，30.4％に重度の狭窄を認めた[3]．しかし，症状を有する者は，重度の狭窄を持つ住民でも 17.5％であり，画像所見で重度の狭窄を認めても，症状を有する住民は限られることが示されている[3]．脊柱管に重度の狭窄を認めても，安易に手術を選択すべきではない．

2．リハビリテーション治療

症状が増悪する姿勢を避けるよう患者に指導する．腰椎を伸展すると症状が発現・悪化することが多いので，立位で頭上に手を挙げて行うような動作は避けた方が良い．歩行は歩幅を狭め，ゆっくり歩くと間欠跛行が出現しにくい．運動療法は体幹を屈曲する運動を中心として行い，腰椎を後屈する運動は避け，体幹筋やハムストリングの柔軟性を十分に獲得する必要がある．本症に対する運動療法の効果を神経除圧手術の成績と比較したシステマティックレビューでは，手術の効果が勝るとしながらも，本症の進行が緩やかなことを考慮すれば，まず運動療法を推奨するとしている[4]．

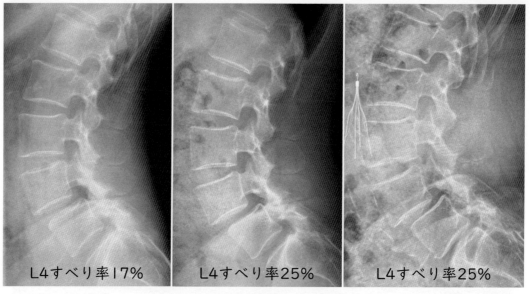

図 3. 第 4 腰椎変性すべり症のすべりの経時的変化
50 代前半まで感じていた腰痛は，すべりの進行が止まった 50 代後半以降は軽減している．

椎間板や椎間関節の変性過程で生じる腰椎変性すべり症

1．病態と自然経過

椎間板の変性が進行する過程で頭側椎体が尾側椎体の前方へ移動することがあり（「すべる」と呼ぶ），症状が発現すると腰椎変性すべり症と称す．椎体のすべりが進行する過程で，椎間板変性による腰椎椎間板症の症状が主訴となることがある．椎体間の不安定性が黄色靱帯の肥厚や椎間関節の関節症性変化の進行を惹起し，すべりが生じた高位で脊柱管に狭窄が生じて脊柱管狭窄症の症状を発現することがある．すべりの進行は緩徐であり，次第に椎体間は安定化していく（図 3）．

2．リハビリテーション治療

腰椎変性すべり症で生じる症状は，腰椎椎間板症または腰部脊柱管狭窄症と同じであり，腰椎変性すべり症のリハビリテーション治療は，これらに準ずる．

椎間板変性による脊柱の配列異常

1．病態と自然経過

腰椎の複数の椎間板高が低下すると，腰椎の前弯が減少し，さらには後弯を呈することもある．脊柱の一部で前弯の減少や後弯が出現すると，体幹のバランスを保つために，骨盤の傾きを含む脊柱の矢状面アライメントに代償性の変化が生じる．腰椎後弯症は，腰椎の後弯が強くなることで，姿勢を維持するために負担がかかる傍脊柱筋の頑固な疲労痛などをきたす疾患である．椎間板変性による椎間板腔の狭小化に加え，胸・腰椎の圧迫骨折などによって胸・腰椎が後弯になると，骨盤は後傾して腰椎の前弯が消失する．これらの変化は不可逆的である．円背が著しくなると，歩行時の前方注視ができなくなり，重心が前方へ移動するため補助具がないと歩行困難となるほか，腹部臓器が圧迫され逆流性食道炎などの原因にもなる．

椎間板が高さを減ずるときに左右差があると椎体が側方へ傾いて前額面で椎体列が側方へ弯曲（側弯）する．椎骨の回旋を伴うことで脊柱は捻じれ，側弯が強くなって腰痛をきたすことがある．このような状態を腰椎変性側弯症と呼んでいる．

2．リハビリテーション治療

胸腰椎の後弯が進んで矢状面アライメントが崩れると，脊柱を支持する体幹の筋群への負担が増す．これらの筋力を強化しないと体幹を支持でき

なくなる．Hongo らは骨粗鬆症の女性患者の背筋力が腰部の姿勢と関わっており，筋力が前弯の保持に関与していることや[5]，低負荷の背筋力増強運動を続けることが，腰痛や姿勢の改善をもたらすことを報告した[6]．また，Kang ら[7]は MRI を用いた研究で，腰椎後弯症患者では，後弯変形のない慢性腰痛の患者に比べて有意に筋の断面積が小さく，脂肪変性が進んでいると報告した．体幹筋筋力の増強・維持が，脊柱の矢状面アライメントを正常に保つために不可欠である．

骨粗鬆症とリハビリテーション治療

骨粗鬆症に対するリハビリテーション治療の有効性を示唆する報告が多数ある．筋力・筋量と骨密度との関係について Miyakoshi ら[8]は骨粗鬆症患者では骨量正常者に比べてサルコペニアの有病率が 2 倍以上高いことを示した．Hida ら[9]は，脊椎圧迫骨折受傷直後に骨格筋量を計測し，対照群に比し筋量が少ないと報告した．Bonaiuti ら[10]は，閉経後の女性のウォーキングや筋力増強訓練は，腰椎と大腿骨近位部骨折の骨密度の改善に有効としている．Sinaki ら[11]は閉経後の女性に対する 2 年間の背筋筋力強化訓練の結果から，訓練が背筋力を増強し，骨密度を維持し，椎体骨折発生率を低下させると報告している．

しかし，在宅診療の対象となる高齢者にとって，ウォーキングや筋力増強訓練を継続することは難しい．さらに，一旦圧迫骨折を受傷して腰痛が強くなると，活動性が一気に低下することも珍しくなく，対応に苦慮するのが現状である．薬物療法は骨粗鬆症の治療に有効であり，投薬を受けていない患者には薬物療法を強くすすめる．

骨粗鬆症性椎体骨折の診療

1．診断

臨床像で特異的なものはないが，高齢者で体動時の強い腰痛があれば，明らかな外傷の既往がなくても椎体骨折を疑うべきである．重度の骨粗鬆症があれば，軽微な外傷で骨折が生じることが多く，明らかな受傷機転がなくても骨折が判明することがよくある．棘突起の叩打痛は認めないことも多く，叩打痛がなくても椎体骨折を否定することはできない．また，医療機関での単純 X 線検査で骨折がないと診断されたとしても，鵜呑みにはできない．受傷後早期の単純 X 線検査では骨折がはっきりせず，後に椎体の変形が進んでから見つかることが多いためである．腰痛が 2 週間たっても変わらない場合は，医療機関の再診をすすめる．早期診断に MRI が有用であるが，仰臥位で側方から撮影する単純 X 線機能撮影がより簡便である[12]．

2．予後

脊椎椎体骨折は荷重がかかることで骨折部が密着するので，四肢ほど厳密な固定をしなくても骨癒合を得られることが多い．しかし，椎体前壁が損傷される圧迫骨折では，受傷前の骨形態を維持することは困難であり，ほとんどの症例で椎体後壁に比し前壁が短くなって楔状となる．骨粗鬆症性椎体骨折では，骨皮質が菲薄化し荷重を支持することが難しいため楔状変形を起こしやすい．

日常生活で体幹の前後屈での可動域が大きい高位の椎体に骨折が生じると偽関節になりやすく，後弯の頂椎である胸腰移行部にその傾向が強い．また，骨粗鬆症により支持性が十分でない椎体では，受傷当初は圧迫骨折であったものが，受傷後の経過の中で椎体後壁が負荷に耐えきれずに骨折し圧潰することがある．これを圧迫骨折後椎体圧潰と呼び，受傷時に後壁が損傷される破裂骨折と区別している．圧迫骨折後椎体圧潰が生じると，破裂骨折と同様に骨片が脊髄や神経根を圧迫することで神経障害が生じることがある．受傷直後は圧迫骨折で神経障害を認めなかった患者に，数日～数週間後に椎体が圧潰して遅発性の麻痺が生じて対麻痺を呈することもあるので，在宅診療で注意を払う必要がある．

3．骨粗鬆症性脊椎椎体骨折に対する装具療法

脊椎圧迫骨折に対する治療法は，若年者で楔状変形が強い症例以外では装具療法が基本であり，

硬性装具，軟性装具，体幹ギプスが選択される．一方で，古矢ら[13]は，骨粗鬆症性椎体圧迫骨折に対し，軟性装具を用いて治療を行った連続する141例について，椎体圧潰の発生は過去の体幹ギプスや硬性装具を用いた治療の報告より高かったが，偽関節発生頻度は同等であり，画像上偽関節が存在した症例の半数近くは腰痛の訴えがなかったとしている．Katoら[14]は65歳以上85歳未満の女性で胸腰椎移行部（T10～L2）の新規単独骨折患者を対象とした大規模ランダム化試験により，硬性装具の使用は軟性装具と比較して24週，48週において椎体変形，QOL，疼痛について優位性がなかったとしている．

医療機関を受診して圧迫骨折と診断され，身動きの取れない体幹装具の装着を指示され活動が制限されて困り果てる患者は少なくない．骨粗鬆症を伴う高齢者に対し，若年者と同様に強固な固定を一律に課すのは妥当と思えない．硬性体幹装具の装着は高齢者にとって大きな苦痛である．体形に合わせて製作した装具であっても，起座や寝返りで容易に頭側へずれるので，胸腹部を圧迫する．杉田らの報告[15]にあるように骨折型によって予後は異なり，すべての患者に硬性装具を使う必要はない．また，骨粗鬆症性椎体骨折では圧潰した骨梁や骨皮質の整復は行えず，骨癒合が得られるまで長期間装着することは現実的ではない．装具療法の意義は骨折部への過度の負荷を防止することにあり，過去の報告から簡易な軟性装具でも目的を達成できることも多い[16]．装着期間については，高齢者では装具を装着していることがADLの妨げとなることが多く，体力がなく活動性の低い高齢者では，腰痛が軽減すれば早めに除去を考えて良いと考える[12]．

装具療法に入る前に，受傷後一定期間は安静にすべきとする報告がある．岸川ら[17]は，不安定な骨折や重度の腰痛患者に対しベッド上で寝たまま食事と排泄を行う非荷重安静期間を2週間設けると，食事やトイレ時の荷重を許可するよりも椎体圧潰率は有意に低く，骨癒合率は有意に高かったとして推奨している．大塚ら[18]は，初診から3週間は離床を禁じ厳重な床上安静を行い，偽関節が1例も生じなかったと報告した．また多施設共同による前向き無作為化比較試験が日本整形外科学会プロジェクト研究として行われた[19]．3週間床上安静後体幹装具9週間，発症後できる限り早期に体幹固定後離床（体幹ギプス4週間，その後半硬性体幹装具を4週間，さらに既製の体幹装具4週間），発症後1週間以内に既製体幹装具を装着12週間，の3群に分けた前向き研究である．解析の結果，受傷初期に3週間ベッド上安静を取らせても椎体変形や偽関節を予防できないため早期離床の妥当性が示された．高齢者では，受傷後の床上安静は不動による合併症を招くことが多い．患者を診ずに骨折した骨だけをみていると，高齢者では命取りになる可能性がある．症状の経過に合わせ，装具の選択や安静度の設定を含めてリハビリテーション治療を進める必要がある（図4）．

4．臥床するときは側臥位で

骨粗鬆症性椎体骨折患者は，体動時の疼痛が軽減するまで仰臥位を取らせるべきではない．図5に示すように，仰臥位になると座位や立位では接している骨折面が離開するので，平坦なベッドで仰臥位に寝ていると骨癒合が進まない．脊柱が後弯を呈する症例では仰臥位が骨癒合に不利であり，側臥位を推奨する報告がみられる[12)20]．高齢者では胸椎から胸腰移行部にかけて後弯が強いことが多く，仰臥位になると胸腰椎の前方には延伸力が働くので側臥位で臥床させる必要であり，訪問・通所リハビリテーション時の注意点でもある．

おわりに

高齢者の腰部の脊椎・脊髄疾患の多くは変性疾患であり，病態を理解することが対応に役立つ．一方，体動時に強い腰痛を訴える場合は椎体骨折を念頭に置き，不動による合併症をきたさないよう，個々に応じた治療を考慮すべきである．

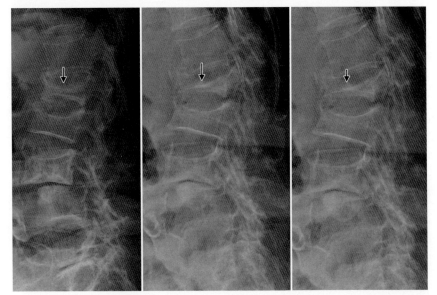

a．初診時：受傷2週間後　　　　b．2か月後　　　　c．3か月後

図4．市販の軟性装具で対応した93歳の第1腰椎圧迫骨折症例

体動困難であったが，特に安静度に制限を設けず，装具の装着も自主性に任せた．1か月で屋内移動が，2か月で立ち座りが自由にできるようになり，3か月で腰痛は消失した．

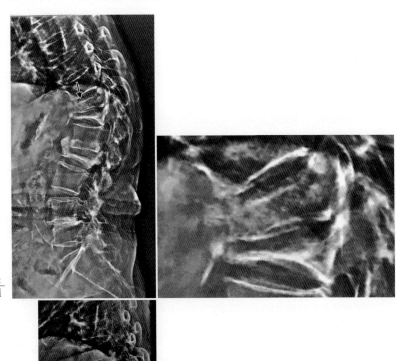

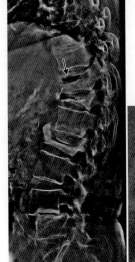

図5．
第11胸椎圧迫骨折症例
(a, c：立位後屈位撮影,
b, d：仰臥位で側方から撮影)
後弯の頂椎部である骨折部が，仰臥位になると離開することがわかる．仰臥位での側方からの撮影は，本症例のような多発椎体骨折症例で，新鮮骨折の有無や高位の診断にも有用である．

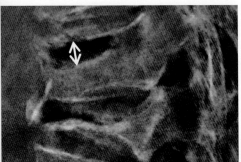

文献

1) 篠原寛休:腰部椎間板障害の研究 特に椎間板内神経終末の組織学的検討. 日整会誌, 44:553-570, 1970.
2) Takahashi K, et al:Relationship between epidural pressure and posture in patients with lumbar spinal stenosis. Spine, 20:650-653, 1995.
3) Ishimoto Y, et al:Associations between radiographic lumbar spinal stenosis and clinical symptoms in the general population:the Wakayama Spine Study. Osteoarthritis Cartilage, 21:783-788, 2013.
4) Jarrett MS, et al:The effectiveness of land based exercise compared to decompressive surgery in the management of lumbar spinal-canal stenosis:a systematic review. BMC Musculoskelet Disord, 13:30, 2012.
5) Hongo M, et al:Association of spinal curve deformity and back extensor strength in elderly women with osteoporosis in Japan and the United States. Osteoporos Int, 23:1029-1034, 2012.
6) 本郷道生ほか:骨粗鬆症性腰痛(骨傷あり・なし)の治療戦略 骨粗鬆症患者に対する背筋運動療法の腰背痛と脊柱彎曲に及ぼす効果. J Spine Res, 5:901-904, 2014.
7) Kang CH, et al:MRI of paraspinal muscles in lumbar degenerative kyphosis patients and control patients with chronic low back pain. Clin Radiol, 62:479-486, 2007.
8) Miyakoshi H, et al:Prevalence of sarcopenia in Japanese women with osteopenia and osteoporosis. J Bone Miner Metab, 31:556-561, 2013.
9) Hida T, et al:High prevalence of sarcopenia and reduced leg muscle mass in Japanese patients immediately after a hip fracture. Geriatr Gerontol Int, 13:413-420, 2013.
10) Bonaiuti D, et al:Exercise for preventing and treating osteoporosis in postmenopausal women. Cochrane Database Syst Rev,(3):CD000333, 2002.
11) Sinaki M, et al:Stronger back muscles reduce the incidence of vertebral fractures:a prospective 10 year follow-up of postmenopausal women. Bone, 30:836-841, 2002.
12) 三上靖夫ほか:【併存疾患をもつ高齢者の骨折のリハビリテーションのコツ】骨粗鬆症を伴う高齢者の脊椎椎体骨折に対するリハビリテーション診療. MB Med Reha, 255:7-14, 2020.
    Summary 装具の選択や安静期間は画一的に決めず個々の評価により決定し,仰臥位は骨癒合を阻害するため側臥位を推奨する.
13) 古矢丈雄ほか:骨粗鬆症性椎体圧迫骨折に対する軟性装具を用いた保存療法の治療成績. J Spine Res, 6:1061-1065, 2015.
14) Kato T, et al:Comparison of Rigid and Soft-Brace Treatments for Acute Osteoporotic Vertebral Compression Fracture:A Prospective, Randomized, Multicenter Study. J Clin Med, 8(2):198, 2019.
    Summary 大規模ランダム化試験の結果,硬性装具の使用は軟性装具と比較して24・48週において優位性がなかった.
15) 杉田 誠ほか:骨粗鬆症性脊椎骨折後の偽関節に対する経皮的椎体形成術. 骨・関節・靱帯, 15:197-205, 2002.
16) 倉都滋之ほか:骨粗鬆症性脊椎骨折の治療 骨粗鬆症性椎体圧迫骨折に対する外固定治療の現状と課題. Osteoporo Jpn, 17:182-186, 2009.
17) 岸川陽一ほか:高齢者の脊椎圧迫骨折の初期治療における非荷重安静期間の重要性. J Spine Res, 4:1028-1033, 2013.
18) 大塚和史ほか:骨粗鬆症性椎体骨折に対する保存療法の予後不良因子の検討. 臨整外, 52:931-938, 2017.
19) 千葉一裕ほか:骨粗鬆症性椎体骨折に対する保存療法の指針策定 ―多施設共同前向き無作為化比較パイロット試験の結果より―. 日整会誌, 85:934-941, 2011.
20) 佐藤光三ほか:骨粗鬆症性椎体骨折の保存的治療―回復期リハビリテーション病棟での治療計画―. 整形外科, 64:1247-1254, 2013.
    Summary 臥床の体位は脊柱弯曲をあるがままに維持しやすい側臥位が良く,側臥位のままでの寝起き動作が重要である.

特集／在宅におけるリハビリテーション診療マニュアル
在宅リハビリテーション各論
神経・筋疾患

石垣泰則*

Abstract 在宅医療現場では，パーキンソン病や筋萎縮性側索硬化症あるいは筋ジストロフィーといった神経・筋疾患に遭遇する．これらは，脳，脊髄，末梢神経，または筋肉自体の病変によって運動に障害をきたす疾患の総称である．また，神経難病は「難病の患者に対する医療等に関する法律」(難病法)によって規定された疾患である．在宅医療では，医師は通院困難な時期から最期を迎えるまで，患者に寄り添った診療を行うために，リハビリテーション医療は最も重要な医療技術である．進行性の難治性疾患で，しばしば生命を脅かす臨床課題を有する神経・筋疾患に対しては，普遍的な集学的アプローチが有効である．また，神経・筋疾患は疾患ごとに特徴を有し，患者ごとに多様な経過を取る特性がある．本稿では神経・筋疾患に関し，在宅においてリハビリテーション医療を実践するにあたり，患者の立場に立った診療を行ううえでのポイントを解説する．

Key words 指定難病(intractable disease)，ポジティブヘルス(positive health)，ACP；advance care planning，地域包括ケアシステム(community-based integrated care system)

神経・筋疾患の概要

1．難病患者を支援する制度

神経・筋疾患は神経と筋肉に関連する広範な疾患を指し，神経難病は治療が困難で長期的ケアが必要な特定の神経疾患を指すという違いがある．2015年1月に施行された難病法の目的は，難病の治療研究を国が推進し，医療費負担の軽減や，治療を継続しながら社会参加できるような総合的支援を進めることである[1]．2024年4月時点で指定難病341疾患が認定されており，そのうち83の神経・筋疾患が含まれている．難病法の支援策は，難病患者が医療を受けつつ，尊厳を保ちながら社会生活を送ることを目指して実施される．この理念はオランダ発の「ポジティブヘルス」に相通じるものである[2]．

2．神経・筋疾患の在宅診療

1）診　断

a）包括的病態の診断：神経・筋疾患の成因は変性疾患，免疫性疾患，代謝性疾患，感染症等があり，遺伝性を有するものもある．発症形式は急性発症する疾患と慢性進行する疾患がある．前者には発症後障害が固定するものと，発症後も障害が進行するものがある．

なかでも神経難病は原因不明で，経過は進行性であり，予後は不良のことが多い．原疾患の治療が困難であることに加え，合併症や併存疾患，治療上の有害事象への対応が必要となる．神経系は多くの臓器機能に関与しており，患者は運動神経や感覚神経の異常のみならず，生命の維持に直接関わる様々な内臓機能に支障をきたす．疾患の現状を把握することと同時に，病期を診断し，今後の経過を推定し，包括的に病態を診断することが重

---

* Yasunori ISHIGAKI，〒113-0033 東京都文京区本郷4-1-7　第2近江屋ビル301　コーラルクリニック，院長

要である.

　b）**在宅におけるリハビリテーション診断**：リハビリテーション診断では，患者の身体的，心理的，社会的な状態を評価する．神経・筋疾患の主体は運動機能障害であるので，身体各部位の運動機能障害の程度と残存機能を評価する．その際には各疾患の評価指標を活用する．一方，運動機能以外の障害は見落とされがちである．認知機能や感覚機能，自律神経機能を評価し，日常生活機能，呼吸機能や摂食嚥下機能，コミュニケーション能力を評価する．生活環境や支援体制も重要な評価項目で，advance care planning（以下，ACP）を作成するうえで重要である．

　在宅において ICF に基づいた機能・活動・参加の視点から評価することは，最終的に QOL 評価につながり，適切なリハビリテーション治療に有用である．

2）ACP と意思決定支援

　神経・筋疾患の患者は，いわゆる延命治療として気管切開法，人工呼吸法，人工的水分・栄養補給法，尿路管理法等の選択を迫られる場合がある．治療の説明は目の前の医療行為に関することに留まりがちであるが，本来は治療の目的を述べ，客観的にメリット・デメリットを説明し，実施した時の効果と不首尾の際の状況と対応策に関して説明すべきである．

　本来の ACP の目的は，本人の意思を確認し，その人が「大事にしてきたこと，大切にしたいこと」を重視した医療を提供し，最期まで本人らしい人生を支えることである．医療従事者の価値観を押し付けることはせず，丁寧に ACP が実施されれば，その治療は延命をもたらすのみならず，適切な管理により患者の生命を脅かす苦痛を軽減し，生きる力を強化し，その人らしい人生を送るために有用である．

3）リハビリテーション医療と地域包括ケア

　リハビリテーション医療の目的は「その人がその人らしく生きていくことを支え，その人生を育む」ことである．在宅医療においては，この目的に向かって自宅あるいは地域でリハビリテーション医療を実践する．リハビリテーション医療は機能を回復させ，活動に取り組み，参加を促すことであるので，生活の場でリハビリテーション治療を行うことは最も有効な手段である．

　リハビリテーション医療の提供ベースとなるのが地域包括ケアシステムである．医療，介護，予防の各場面において適切なリハビリテーション医療が提供されるためには，各々の生活場面における情報伝達と多職種間での情報共有が必須である．特に神経難病に相当する場合には，訪問看護等は医療として提供されるため，関係者間での情報を共有する必要がある．地域で開催されるサービス担当者会議やリハビリテーション会議，地域ケア会議は，情報共有だけでなく顔の見える関係と信頼関係作りの観点から重要な場である．効率的な会議あるいは手軽につながるためのアイテムとして ICT 機器を使ったオンライン会議も有効である．

4）在宅における神経・筋疾患の治療とリハビリテーション医療提供体制

　図 1 に示す．

評価のポイント　見逃しやすい点

1．病期における評価ポイント

　機能障害が軽度の支持期においては，機能を改善し，自立した生活を送ることを目標にする．進行期ではやがて障害が進行し，治療に対する反応が不良になるため，機能の維持に努め，生活活動の改善を図る．エンドオブライフ期では，病状はさらに進み，生命にも影響を及ぼす困難な状況となるが，公的サービスのみならずインフォーマルサービスも活用し，生きるうえでの尊厳と希望を持ち続けるよう支援する．

　評価のポイントは，目的とする生活イメージを明確化し，保有する機能が改善することが可能か，代償となる機能があるか，補助具等の利用を促すべきかなどを評価することである．見逃しやすい点は，本人の個人因子と環境因子に関する情

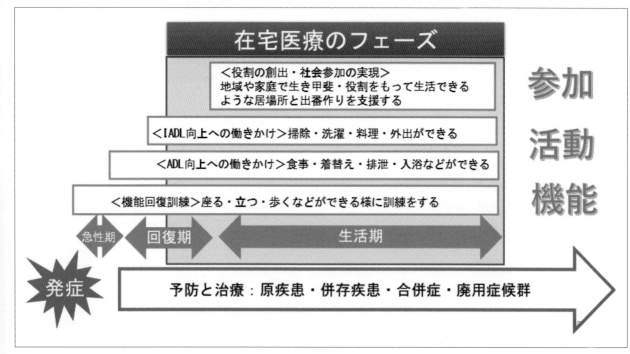

図 1. 在宅における神経・筋疾患の治療とリハビリテーション医療提供体制

(筆者作成)

報である．前者については本人の体力や意欲，耐久力等であり，後者については住まいや家族をはじめとする協力者などである．

2．疾患による評価ポイント

1）パーキンソン病

パーキンソン病は，運動症状として振戦，固縮，無動，姿勢反射障害の4大症状を呈し，Hohen-Yahrステージ（ステージ1～5）と厚生労働省が定める生活機能障害度（グレード1～3）により評価される．これらの指標は認定調査や介護サービスを受ける際に提示を求められ，評価は簡便である．一方，便秘や血圧調節障害，発汗や痛み，精神症状といった非運動症状は患者QOLを大きく損ない，介護負担増大の原因にもなるが，評価が難しい．UPDRS(Unified Parkinson's Disease Rating Scale)は日常生活の非運動面評価，精神機能，行動および気分などを評価することができ，国際的評価スケールとしての信頼性が高く，治療の効果判定に使用される．また，パーキンソン病の評価は，薬物療法を適切に実施した状態で評価することが重要である．

2）筋萎縮性側索硬化症（以下，ALS）

ALSには疾患のバイオマーカーがないため，診断確定に時間を要し，時には1年以上かかるため，治療やケアの介入が遅れることがある．ALSにおけるリハビリテーション医療の目的は，心身機能・日常生活活動を可能な限り維持・改善し，社会生活を促し，患者と家族のQOLを維持・向上させることである[3]．

ALSの障害評価で一般的に知られているのがALS機能評価スケール改訂版(ALSFRS-R；ALS Functional Rating Scale-Revised)である．このスケールは①会話，②唾液分泌，③嚥下，④書字，⑤摂食動作，⑥階段，⑦歩行，⑧更衣，⑨症状動作，⑩呼吸困難，⑪起座呼吸，⑫呼吸不全の症状で評価される[3]．また，Modified Norris scaleは身体機能を評価するための尺度で，四肢症状尺度と球症状尺度の二部で構成されている．他にも気管切開下人工換気後のALSにおける意思伝達能力障害を評価する尺度や厚生労働省研究班によるALS重症度分類などがある．包括的QOL評価尺度にはsickness impact profile(SIP)， short form 36 health survey(SF-36), EuroQol(EQ-5D)などがあり，ALSの疾患特異的尺度としてSIP/ALS-19，ALSAQ-40，amyotrophic lateral sclerosis specific quality of life instrument-revised(ALSSQOL)などがある[3]．

3）脊髄小脳変性症・多系統萎縮症

脊髄小脳変性症と多系統萎縮症では運動失調を評価する必要がある．代表的運動失調評価尺度にはInternational Cooperative Ataxia Rating Scale(ICARS)とScale for the Assessment and Rating of Ataxia(SARA)がある．ICARSは，歩行状態，立位バランス，座位バランス，下肢運動，上肢運動，構音，眼球運動の全19項目について評価する．ICARSより簡便に実施できるSARAは，歩行，立位，座位，言語障害，指追い試験，指鼻試験，回内回外運動，膝踵試験の8項目で評価する[4]．

4）筋ジストロフィー

骨格筋に発現する遺伝子の変異・発現調節異常により，骨格筋の壊死・再生を主病変とする遺伝性筋疾患の総称である．現在50以上の原因遺伝子が解明されてきている．代表的な病型としてはジストロフィン異常症(デュシェンヌ型／ベッカー型筋ジストロフィー)，筋強直性ジストロフィーなどがあるが，重症度分類はmodified Rankin Scale(mRS)，食事・栄養，呼吸，循環のそれぞれの評価スケールを用いて行う．

デュシェンヌ型筋ジストロフィー(以下，DMD)の運動機能評価は，障害の進行程度，残存機能の把握に役立ち，薬剤やリハビリテーション治療，補装具など治療介入の効果判定に有用である．DMDの障害段階分類の代表的なものとして上田による分類[5]や厚生労働省ジストロフィー研究班による分類などがある[6]．

近年承認されたエクソンスキッピング治療薬によるDMDの遺伝子治療では，一般的な治療とあわせてリハビリテーション治療を適切に併用することとされている．

5）多発性硬化症と視神経脊髄炎

多発性硬化症(MS)と視神経脊髄炎(NMO)は炎症性脱髄性の中枢神経疾患であり，現時点において1つの疾患群として捉えられている．両疾患の身体障害度評価は，Kurtzke Expanded Disability Status Scale(EDSS)を用いることが推奨されている．MS患者の身体障害度評価にMultiple Sclerosis Functional Composite(MSFC)を用いても良い．QOL評価に関しては，MSではFunctional Assessment of MS(FAMS)やMS Quality of Life Questuionnaire-54(MSQOL54)を用い，NMOでは簡易疼痛質問票(Brief Pain Inventory；BPI)やShort Form 36-item(SF-36)が用いられる[7]．また，MSおよびNMOの認知機能障害評価にはBrief Repeatable Battery pf Neuropsychological tests(BRB-N)を用いる[7]．

3．複雑な課題における評価の仕方

実臨床の現場では患者を取り巻く臨床課題は複雑で，医学的介入だけで解決するものではない．このような時に，臨床倫理的手法であるJonsenの4分割法を用いて課題解決を図る[8]．この方法では，複雑な課題を①医学的適応，②患者の意向，③QOLについて，④周囲の状況に分割し，検討を行う．この手法により複雑な課題をシンプルな課題に変換し，解決策を見出す．

リハビリテーション治療・処方のポイント

リハビリテーション医療の目的は，その人がその人らしい生活(人生)を送ることができるように支援することである．そのためには患者の病状や障害の程度，残存機能，生活環境などを評価し，それに基づいてリハビリテーション計画を立てることが重要である．神経・筋疾患の中でも指定難病患者の場合，進行性である点や生命に直結する身体機能に障害を生じる点など多くの困難が併存するため，治療・処方には格別の配慮が必要である．

リハビリテーション治療は機能回復訓練，残存機能を活かした動作方法の指導，日常生活動作訓練，精神機能面のフォロー，復職支援，福祉用具の選定，社会資源の提案，自主トレーニング・自

己管理方法の指導，家族指導など幅広い領域にわたる．そこで，リハビリテーション処方を実施する際は，かかりつけ医をはじめ訪問看護師やセラピスト，ケアマネジャーや保健師などの関連する医療・福祉関係職と連携し，個々の患者の背景を理解することがポイントである．また，1人の療法士がPT，OT，STの各分野に関連する治療を担うことが求められることも多く，包括的リハビリテーション医療が提供される．

1．リハビリテーション治療での制度上の特徴

生活期に在宅療養患者が受けることができるリハビリテーション治療は，原則的に障害者総合支援法と介護保険法により定められたものである．指定難病である神経・筋疾患では医療保険でリハビリテーション治療を受けることができる場合がある．レスパイト入院中に実施されるリハビリテーション治療や医師が必要と認めて外来で実施されるリハビリテーション治療が相当する．訪問看護ステーションより提供されるリハビリテーション専門職による訪問看護は，医師による医学的管理が及びにくいなどの課題がある．

2．疾患によるリハビリテーション治療のポイント

1）パーキンソン病

パーキンソン病のリハビリテーション治療において，運動療法，作業療法，言語訓練，嚥下訓練，音楽療法などが，安全かつ早期から進行期に至るまで有効であるとされている[9]．

運動療法には，リラクゼーション，緩徐な体幹の捻転運動，緩徐な関節可動域訓練とストレッチング，頚部と体幹部の捻転運動，背部の伸展と骨盤傾斜訓練，座位と姿勢制御，吸気と呼気相を意識した呼吸訓練，移動訓練，反復運動を促進する自転車訓練，リズムをもったパターンでの歩行，音刺激に合わせた歩行，立位・バランス訓練，エアロビック訓練，ホームエクササイズ，筋力訓練などがある．その他に太極拳，ロボットアシスト歩行訓練，LSVT BIG®を含めた認知行動療法，音楽療法，コンピュータゲームによるエクササイズなどの多様な介入方法の有効性が報告されている．

作業療法には，上肢の伸展を伴う関節可動域訓練，手指の巧緻動作訓練，反復運動を伴う上肢エルゴメーター，移動訓練，安全技術指導，家族教育などがある．STが行う訓練には，横隔膜呼吸訓練，構音訓練，嚥下訓練，顔面・口・舌の運動などがある．LSVT LOUD®では長期の効果が報告されている．パーキンソン病への音楽療法は，外部からの音リズムが脳内の歩行リズムを喚起する機序を利用したものである．音楽療法は受動的に聞くだけでなく参加型のものもあり，家族や社会とのコミュニケーションの手段ともなり得る．

2）ALS

ALSでは，リハビリテーション医療により，残存能力を維持，あるいは補助具などを用いて最大限に能力を発揮することを目指す．日常生活を営み，精神的に安定することで，本人と家族のQOLは向上し，自律して尊厳ある人生を歩むことを目的とする[3]．

四肢体幹に対するリハビリテーション医療は，関節可動域訓練・体位変換・日常生活動作練習を行う．筋力増強訓練では，翌日に筋肉痛・疲労感・呼吸器症状の出現・増悪がないよう注意深く実施する必要がある．

構音障害に対するリハビリテーション医療は拡大・代替コミュニケーション（augmentative and alternative communication；AAC）の早期指導・導入を準備する．ACCにはジェスチャー，筆談，口文字，文字盤などのIT機器によらない方法と，PCやタブレットのほか，専用のIT機器を利用する方法がある．病状の進行とともに残存機能も失われていくため，ACCの支援内容も重症度に応じて変更する．近年，brain machine interfaceやbrain computer interfaceが提案されている[3]．

3）脊髄小脳変性症／多系統萎縮症

小脳失調を主体とする脊髄小脳変性症に対して，バランスや歩行に関する理学療法を集中的に行うことで，小脳失調や歩行が改善するエビデンスがある．また，患者のレベルに合わせた難易度

設定が必要で，学習効果を確認しながら自主訓練課題を選定することが望ましい．

作業療法としては，歩行バランスなどの基本動作練習とADL練習を組み合わせて，集中的に介入することにより，ADL指標が改善する．訪問リハビリテーションの際に整容や更衣，トイレ動作や入浴動作時の介助法に関して介護者が指導を受け，習得することにより，介護負担感の軽減，腰痛や転倒事故の予防につながる可能性がある．

失調性構音障害に対して，言語聴覚療法が行われるが，具体的方法論や効果に関する検証は不十分である．重度の構音障害や気管切開のケースではコミュニケーション補助手段の導入はSTの重要な役割である．

摂食嚥下障害の進行に伴い，誤嚥予防，脱水予防，栄養状態の維持を目的に，食器の工夫，姿勢の工夫，食形態や栄養補給方法の検討などの介入を，患者のQOLにも配慮しつつ，行う必要がある．直接嚥下訓練時に嚥下機能検査を行い，歯科医師や管理栄養士と協働した取り組みが推奨される[4]．

4）筋ジストロフィー

筋ジストロフィーの運動療法では，運動による骨格筋へのダメージと運動が過少なことによる廃用の両面に対して配慮を要する．適切な運動量は，筋に対する負荷と心機能・呼吸機能を考慮して決め，運動中から翌日にかけて筋痛や疲労を訴えない範囲とし，日常生活上の運動制限は行わない．筋損傷を予防するために，抵抗運動や遠心性収縮運動を用いた筋力訓練は推奨しない．

DMDには，運動療法に加えて適切な補装具および福祉用具を適応する．これらは関節拘縮などの二次的障害の進行と能力低下を防ぎ，適切な成長と社会生活を促す．長距離歩行が困難となった場合，患者の状態，使用目的，環境に応じて車椅子の適応を検討する．

また，生活能力に応じ，段差の解消，トイレや浴室の改修，移乗用リフトの設置など住宅の改修を行う．運動機能障害が進行しても，できる限り電動車椅子操作やパソコンなどの情報技術利用環境を確保し，自立した生活を送ることができるよう支援する．

在宅で適切なリハビリテーション医療を提供することが，活動，自立，尊厳そしてQOLにつながり，患者の全人的復権につながる[6]．

5）多発性硬化症と視神経脊髄炎

MSの臨床経過は多彩であるが，再発と寛解を繰り返しながら身体障害が進行することが多い．EDSSが6.0以下の障害であれば，障害に応じて運動耐容能，筋力，バランス能力，易疲労性，歩行能力などの維持・改善を目標とし中等度の強度までの運動療法を行う．EDSS 6.5以上では，歩行補助具の使用や座位・臥位での低強度の運動療法を実施する．

MS患者にはウートホフ現象にみられる熱非耐性があるため，運動負荷強度や運動量，温度・湿度環境に注意が必要と言われている．しかし，60% Vo2max程度の中等度までの運動強度での負荷による症状増悪や再発リスクは少ない．

在宅療養のMS患者には，痙縮，高次脳機能障害，嚥下障害，視覚障害，再発予防への対応が行われる．日常生活動作や社会生活に必要な活動の練習，環境調整など，リハビリテーション医療の範囲は患者ごとに多岐にわたる[7]．

文献

1) 難病対策：厚生労働省ホームページ．
〔https://www.mhlw.go.jp/stf/seisakunitsuite/bunya/kenkou_iryou/kenkou_nanbyou/index.html〕(2024年4月閲覧)

2) Huber M, et al："How should we define health?" *British Medical Journal*, 343, 4163, 2011.
Summary 新しい健康概念についての原点となる論文．

3) 筋萎縮性側索硬化症診療ガイドライン作成委員会編，筋萎縮性側索硬化症(ALS)診療ガイドライン2023, 172-178, 188-211, 254, 南江堂, 2023.

4) 脊髄小脳変性症・多系統萎縮症診療ガイドライン作成委員会編，脊髄小脳変性症・多系統萎縮症診

療ガイドライン 2018, 258-265, 南江堂, 2018.
5) 上田　敏：進行性筋ジストロフィー症のリハビリテーション　理学療法と作業療法, 2：14-13, 1968.
Summary　50年以上経過しているが，筋ジストロフィーにおけるリハビリテーション医療の本質が記載されている論文.
6) デュシェンヌ型筋ジストロフィー診療ガイドライン作成委員会編，デュシェンヌ型筋ジストロフィー診療ガイドライン 2018, 32-36, 46-54, 南江堂, 2014.
7) 多発性硬化症・視神経脊髄炎診療ガイドライン作成委員会編，多発性硬化症・視神経脊髄炎診療ガイドライン 2017, 72-73, 286-288, 医学書院, 2017.
8) Jonsen AR, et al, 赤林　朗ほか監訳，臨床倫理学，新興医学出版社, 2006.
Summary　我が国に臨床倫理が普及した原点となる書籍.
9) パーキンソン病診療ガイドライン作成委員会編，パーキンソン病診療ガイドライン 2018, 87-89, 医学書院, 2018.

2023年日本骨折治療学会・
日本整形超音波学会
書籍販売にて**第1位**を獲得!!

好評

Web動画付

外傷×エコー
診療のすすめ

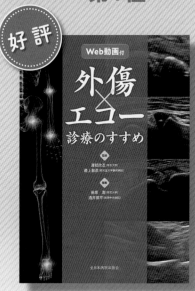

監修　渡部欣忍（帝京大学）
　　　最上敦彦（順天堂大学静岡病院）

編集　笹原　潤（帝京大学）
　　　酒井瑛平（新潟中央病院）

「あると便利」から「診療に必須」へ！
外傷×エコーの有用性、可能性について、
120本の動画と豊富な図写真で
徹底解説しました！

- 2023年7月発行　B5判　406頁
- 定価8,800円（本体8,000円＋税）

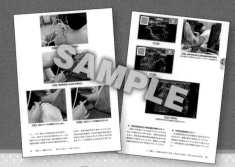

目次

第1章　まずエコーを使ってみよう！
A Step1 まず当ててみよう！
1. 運動器構成体の見えかた
2. 骨折−軟骨骨折の見えかた
3. 仮骨・骨癒合の見えかた

B Step2 実際に注射をしてみよう！
1. エコーガイド下注射のコツ①
　−注射前セッティング−
2. エコーガイド下注射のコツ②
　−注射中〜注射後に困ること−

**第2章　現場で使える！
エコーガイド下伝達麻酔**

A 上　肢
1. 総論　上肢伝達麻酔のすすめ
2. 各論
   1) 頚椎神経根，頚神経叢，
      腕神経叢（頚椎〜鎖骨上）
   2) 腕神経叢（正中・尺骨・橈骨），
      筋皮神経（腋窩〜上腕）
   3) 上肢末梢神経（肘〜前腕）

B 下　肢
1. 総論　下肢伝達麻酔のすすめ
2. 各論
   1) 大腿神経，伏在神経（鼠径〜大腿）
   2) 坐骨神経，脛骨神経，総腓骨神経，
      伏在神経（膝窩〜足関節）
   3) 下肢末梢神経

C 体　幹
1. 総論＆各論
   傍脊椎ブロック，脊柱起立筋面ブロック，
   腰神経叢ブロック

D 伝達麻酔時のピットフォール・トラブル回避術
1. 伝達麻酔時のピットフォール

E 小児外傷ですぐ使えるブロック
　−薬液の知識と心構え−
1. 子どもに優しい注射のコツ

**第3章　明日からの診療が変わる！
徹底解説 外傷エコー**

**A これだけは絶対押さえる！
エコーが活躍する外傷**
1. 肩関節周囲の骨折・脱臼
2. 小児肘関節周囲の骨折・脱臼
3. 橈骨遠位端骨折
4. 大腿骨近位部骨折

B ここまで見える！　エコーが役立つ外傷
1. 上腕骨骨幹部骨折
2. 肘内障
3. 手指外傷
4. 膝外傷
5. 遠位脛腓靱帯損傷
6. 足関節三角靱帯損傷
7. アキレス腱断裂
8. Lisfranc関節損傷
9. 肋骨骨折
10. 頚椎外傷—椎骨動脈評価—

C 外傷エコー診療に活きる小ワザ集
1. 神経損傷を起こさない！　術前エコー評価①
   —鎖骨上神経，浅腓骨神経，腓腹神経—
2. 神経損傷を起こさない！　術前エコー評価②
   —外側大腿皮神経—
3. 絶対に残さない！　異物除去
4. 絶対に見逃さない！
   コンパートメント症候群の圧測定
5. 明日から使える！
   下肢DVTのエコー診断と動脈血採取
6. 明日からできる！　Wide awake surgery
7. 精密注射！　腰部麻酔
8. 精密照射！　低出力超音波パルス（LIPUS）療法に
   おけるエコーガイド下ターゲティング
9. 一般整形外科でも知っておくべき！
   VAFにおける腓骨動脈穿通枝の探しかた

**第4章　外傷後拘縮をつくらない！
エコーガイド下運動療法**

1. 手術だけで満足していませんか？
   —エコーは医師とPTをつなぐ"共通言語"—
2. 肩関節外傷性骨折後の拘縮をつくらない運動療法
3. 膝外傷後の拘縮をつくらない運動療法
4. 足関節外傷後の拘縮をつくらない運動療法

プロローグ　なぜ今，外傷・救急現場でエコーなのか？
エピローグ　外傷エコーの現実とこれから

 全日本病院出版会　〒113-0033　東京都文京区本郷3-16-4　Tel：03-5689-5989
　　　　　　　　　　　　　　www.zenniti.com　　　　　　　　　　　　　Fax：03-5689-8030

特集／在宅におけるリハビリテーション診療マニュアル
在宅リハビリテーション各論
小児

荒井 洋*

Abstract 小児のリハビリテーションを処方・実践するには，小児の特徴と小児疾患の病態，小児領域の医療・教育・福祉環境を十分に理解しなければならない．リハビリテーションの目標は機能の回復ではなく，本人と家族の QOL の改善，発達の保証，将来の社会参加の向上と二次障害の予防である．多くの場合リハビリテーションは青年期あるいは成人期以降も継続して必要であり，長期的な戦略が望まれる．身体面，発達面の総合的な評価を基に，発育・発達に合わせた包括的なリハビリテーションプログラムを作成し，多職種・多施設の連携によって実践することが重要である．生活に合わせた在宅リハビリテーションを提供し，家族を指導することに加えて，日中長時間を過ごすこども園・学校における移動，生活動作，学習を具体的に支援することがポイントとなる．小児領域における在宅医療資源はまだ乏しく，エビデンスに基づくリハビリテーション治療も整っていないことが課題である．

Key words 小児リハビリテーション(pediatric rehabilitation)，脳性麻痺(cerebral palsy)，医療的ケア児(children with medical complexity)

在宅リハビリテーションの対象となる小児疾患

器官別には成人と同様に大きく内科疾患，神経疾患，外科疾患，精神疾患に分けることができる．このうち神経疾患，外科疾患について**表1**にまとめた．

小児の特徴としては，① 先天性の疾患が多い，② 染色体・遺伝子異常による症候群があり，複数の臓器にまたがる重複障害を持つ，③ 周産期医療の進歩に伴って超早産や重度周産期仮死に基づく重度重複障害が増加していることが挙げられる．また，乳幼児に多い外傷，窒息などの救命後の後遺症もリハビリテーションの対象となる．

近年の傾向として，神経発達症(発達障害)と診断される小児が急増しており，神経リハビリテーションの対象として多くを占めるようになっている．一方，脳性麻痺の発症率は 1.6 人／千出生に

まで低下しているが，気管切開，喉頭気管分離，胃ろう・腸ろうなどを有する「医療的ケア児」の増加が際立っている[1]．

在宅リハビリテーションの対象疾患に関する統計はないが，脳性麻痺を中心とした重度心身障害児が多く，他に運動障害を併せ持つ神経発達症，早産に伴う発達性協調運動障害，神経筋疾患，染色体・遺伝子異常症，てんかんなどが含まれると考えられる．

小児の医療・教育・福祉環境

出生率の低下と小児人口の減少から，多くの地域で小児科の統廃合が行われている．小児は成人と比べて医療資源が乏しく，重複障害を持つ小児はほとんど大学病院もしくは都道府県単位の小児医療センターに継続して通院している．主医療機関から遠方に住んでいる場合は，小児医療セン

---

* Hiroshi ARAI, 〒536-0023 大阪市城東区東中浜1-6-5 社会医療法人大道会ボバース記念病院，院長

表 1. 小児期にリハビリテーションを要する主な疾患

神経疾患	身体障害が主体	脳性麻痺 急性脳炎・脳症 低酸素性虚血性脳症 頭部外傷(虐待を含む) 神経筋疾患 二分脊椎 発達性協調運動障害
	発達障害が主体	自閉スペクトラム症 注意欠如・多動症 限局性学習症 知的能力障害 てんかん・てんかん性脳症
整形・口腔外科疾患	先天奇形	四肢の奇形 脊椎奇形 口腔・顔面奇形
	神経疾患の二次障害	麻痺性側弯症 麻痺性股関節(亜)脱臼 関節拘縮
	発育性股関節症	
	結合織疾患	

ターでの複数の診療科に加えて,近隣の病院小児科,かかりつけ医と多くの主治医を持つことがある.在宅リハビリテーションを行うには個々の障害に応じて適切な主治医と連携をとり,また,緊急時に症状に応じた連絡先を確認しておく必要がある.

障害児に対する発達支援事業としては,未就学児童を対象とする児童発達支援事業と就学児童を対象とする放課後等デイサービスがあり,児童発達支援事業は福祉型と医療型に分かれる.従来の療育園・療育センターは通園事業,外来リハビリテーションなどに加えてこれらの事業所の相談・指導を行う児童発達支援センターとして機能している.訪問事業には,居宅訪問型児童発達支援および保育所等訪問支援がある.これらのサービスに関する相談・調整は障害児相談支援事業所で相談支援専門員が障害児支援利用計画を作成して行う.在宅でのリハビリテーションは居宅訪問型児童発達支援の中で行われるが,他の事業者とも連携してその内容に齟齬がないように調整しなければならない.

小児の医療的ケアに関する調整は地域の医療的ケア児等コーディネーターが行い,広域あるいは高度な相談は都道府県の医療的ケア児支援センターが受けている.重複障害児を担当する場合は,主治医以外にも適切な相談先を確認しておくことが大切である.

障害児は特別支援学校あるいは一般校の特別支援学級に籍を置くことが多い.特別支援学校には必要な機器と資格を有する教員が配置され,リハビリテーションの指導が行き届きやすいが,一般校の支援学級には障害に対応できる環境が整っていない所も多く,わかりやすい指導と少ない資源を利用した環境設定の工夫が必要である.

小児リハビリテーション医療の特徴

1. 小児医療の特徴

小児医療には発育・発達の視点が欠かせない.
発育に伴う体格の変化が身体機能に与える影響は大きい.たとえば,中等度以上の運動麻痺がある場合,成長期に関節拘縮・変形や脊柱側弯が進行することが知られている.一般に成長期とは思

表 2. 脳性麻痺の病態分類

	病理	原因	臨床像
正期産児型脳病変	多嚢胞性脳軟化症	遷延する重度仮死	最重度の痙性四肢麻痺・知的障害，脳幹機能障害，てんかん
	両側基底核・視床病変	短期の重度仮死	アテトーゼ型脳性麻痺，言語障害
	境界域脳梗塞	軽度仮死	知的障害，痙性両麻痺，てんかん
	周産期脳梗塞	不明（一部は遺伝）	片側性脳性麻痺
早期産児型脳病変	脳室周囲白質軟化症		様々な程度の両側性痙性麻痺，視覚認知障害
超早期産児型脳病変	脳室内出血後水頭症		様々な程度の両側性痙性麻痺，知的障害
	脳室周囲静脈梗塞		片側性脳性麻痺
	ビリルビン脳症		強いジストニアを伴うアテトーゼ型脳性麻痺
	小脳損傷		神経発達症，失調を伴う痙性麻痺・アテトーゼ
胎生期脳病変	脳奇形	遺伝，胎内感染	様々なタイプの脳性麻痺，知的障害，てんかん

春期前期を指すことが多いが，成長率は3歳までの幼児期が非常に高いことに注意を要する．定期的に身体測定を行ってリハビリテーション施行前に成長曲線を確認し，治療内容・頻度を検討するとともに，成長に配慮した機器の作成を行う必要がある．

一方，発達は質問紙などで簡便に評価するだけでは不十分で，小児の経験がある臨床心理士，公認心理師によって専門的に評価する必要がある．神経発達症の症状や発達の遅れ・凹凸が成長に伴って明らかになることも多く，定期的な評価が欠かせない．心理士（師）が常駐する病院や児童発達支援センターと連携して対応することが望ましい．

2．小児リハビリテーションの特徴

小児に対するリハビリテーションの目標は，機能の回復ではなく，本人と家族のQOLの改善，発達の保証，将来の社会参加の向上と二次障害の予防である．多くの場合リハビリテーションは成人期以降も継続を要し，長期的な視野に基づくリハビリテーションプログラムの作成が必要となる．

小児への介入の基本は，家族全体のQOLを考えたfamily-centered approach（家族中心アプローチ）であり，特に年少児では保護者（主に両親）の意向を尊重せざるを得ない．しかし，小児神経リハビリテーションの主流である目標指向型アプローチでは，本人にとって意義がある目標設定が基本であり，その目標を本人からのどのように引き出すかが鍵となる．本人に将来像や二次障害に対する理解を促し，治療に目的意識を持たせるには，発達年齢に合わせた説明が必要である．一方，理解や表出に多大な制限がある重度心身障害児の場合は，第三者も含めた十分な話し合いによる意思決定を要する．

小児領域のリハビリテーション医療は一般にエビデンスが乏しく，多くの地域で経験則に基づくリハビリテーションが提供されている．また，国際標準治療の導入が遅れており，たとえば片側性脳性麻痺に対して国際的に最もエビデンスレベルが高い[2]hand-arm bimanual intensive training（HABIT）は，未だごく少数の施設でしか導入されていない．特に在宅リハビリテーションにおいてはリハビリテーション科医の関与が乏しく，療法士にプログラムの作成が丸投げされ，標準治療に沿わないことも多い．

小児リハビリテーションに必要な評価

1．病態分類

脳性麻痺は周産期歴に関連した脳病変によって生じ，それぞれ臨床像が異なる（表2）．乳幼児期には症状が不明確であるため，周産期歴や画像所見から病態を把握することで将来像を推定でき，包括的なプログラムを作成できる．

表 3. 活動に焦点を当てた小児の機能分類

Level	GMFCS(粗大運動・移動)	MACS(手指操作)	CFCS(コミュニケーション)
I	走れる 手すりなく階段が昇降できる	容易に操作ができる	慣れない人とも意思疎通ができる
II	歩けるが走れない 階段は手すりを持つ	操作できるが不器用で遅い	慣れない人とも意思疎通ができるが時間がかかる
III	杖や歩行器で移動する	操作のために準備や工夫が要る	慣れた人とは意思疎通ができる
IV	車椅子やサドル付歩行器で自分で移動する	操作に常に介助が要る	慣れた人とは意思疎通ができるが不確実である
V	移動に常に介助が要る	操作できない	慣れた人とも意思疎通ができない

Level	EDACS(食事・水分摂取)	VFCS(視機能)
I	安全に効率的に飲み食べができる	代償や環境設定なしに上手に見れる
II	安全に飲み食べできるが効率が悪い	自分で代償しながら見ることができる
III	安全性と効率性にいくらか制限がある	環境を設定すれば見ることができる
IV	安全に重大な制限がある	環境を設定しても部分的にしか見れない
V	安全に飲み食べできず,経管栄養が要る	見ることができない

神経発達症には自閉スペクトラム症,注意欠如・多動症,限局性学習症,知的能力障害,発達性協調運動障害が含まれるが,それぞれの特徴を重ねて持っている場合が多く,どの症状がどの程度存在しているかを見極める必要がある.

2. 機能分類

主に脳性麻痺に対して,簡便で汎用性が高い機能分類が国際的に定着している.粗大運動機能(Gross motor function classification system;GMFCS)[3],手指操作能力(manual ability classification system;MACS)[4],コミュニケーション機能(communication function classification system;CFCS),摂食・飲水能力(eating and drinking ability classification system;EDACS),視機能(visual function classification system;VFCS)の5種類で,いずれも機能が高い順にIからVの5段階で表される(表3).5種類・5段階の分類を表記することで,誰にでもわかるよう障害像を客観的に表すことができる.

これらの評価法は脳性麻痺以外の主に中枢神経障害にも利用でき,多職種の間で理解を共有するのに役立つ.

3. 評価法

粗大運動に関しては,脳性麻痺を中心に考えられた Gross motor function measure(GMFM)が広く用いられている.5領域88項目の動作の達成度を0〜3で評価し,領域ごとの達成率をリハビリテーションの効果判定に用いることができる.さらに脳性麻痺に関して全項目から算出されるGMFM66の natural curve が公開されており[5],粗大運動機能の変化を自然歴と比較することができる.その他,成人と同様に10m歩行速度・歩数,Timed up and go test(TUG),6分間歩行,functional reach test(FRT),trunk impairment scale(TIS)などが用いられる.

上肢機能の国際的な評価には Melbourne assessment for upper limb function 2(MA2), assisting hand assessment(AHA)[6]などがあるが,日本にはまだ浸透していない.quality of upper extremity skills test(QUEST), box and block test, 簡易上肢機能検査(STEF)などを用いて評価することが多い.

日常生活動作の自立度については, pediatric evaluation of disability inventory(PEDI)と functional independence measure for children(WeeFIM)が広く用いられている[7]. PEDI は 6 か月〜7.5歳までに獲得される動作の達成度と介助量を見るもので,セルフケア・移動・社会的機能の

3領域について機能的スキルと介助者による援助の2つの尺度化スコアを算出することで，7.5歳以上でも客観的な評価が得られる．

　発達評価は幼児期では新版K式発達検査2001，学童期にはWISC-IVを用いるのが一般的である．簡便な質問用紙による発達の評価では詳細な情報が得られず，介入の基礎として不十分である．リハビリテーションプログラムの作成には，全体の発達指数，知能指数を見るだけではなく，個々の領域や下位項目の値を見て具体的な戦略を立てる必要がある．

　神経発達症の診断，評価には乳幼児期自閉症チェックリスト(M-CHAT)，親面接式自閉スペクトラム症評定尺度(PARS)，自閉症診断観察検査(ADOS-2)，自閉症診断面接(ADI-R)，発達障害の要支援度評価尺度(MSPA)などが用いられる．診断だけではなく，個々の発達特性と家庭・社会における困難さとを把握し，参加レベルの向上に役立つリハビリテーションを行う必要がある．

小児リハビリテーションの実際

　小児に対するリハビリテーションの実践において最も重要なことは，動機付けである．目標志向型トレーニングを行うためには，まず，本人の望みを現実に沿うように具体化し，実現可能な目標として設定する．次に，課題に興味を持ち，持続して取り組めるようなプログラムを作成する．この時に必要なのが課題を「遊び」に落とし込む工夫である．たとえば，片側性脳性麻痺に対しては，麻痺側上肢の使用を促すゲームが開発されており，HABITにはチャンバラ，海苔巻き作成などの課題が採り入れられている．療法士には，遊びのレパートリーを持つことに加えて，患児の体調や気分に合わせて遊べる技量が要求される．特に神経発達症児に対しては，関わり方の習得が必須である．

　在宅リハビリテーションは生活に密着した治療や支援が可能な一方，多職種での多面的な評価と関わりがなく，個人や施設での経験が積み重ならないことが短所である．そのため，包括的なプログラムは病院または児童発達支援センターで作成し，在宅ではそれに沿った課題を実践するのが一般的である．プログラムを家庭環境に合った形に落とし込み，無理なく継続的に積み重ねられるようにするのが，在宅の現場における最大の使命と考えられる．例として，つかまり立ちをしやすい高さの台を用意する，家庭の椅子を修正して姿勢崩れを防ぐ，家族と一緒に遊び感覚でできる体操を提案する，などが挙げられる．

1．脳性麻痺

　機能分類を行い，病態に応じた包括的プログラムを作成する．薬物療法，ボツリヌス毒素療法，選択的脊髄後根切断術，整形外科的治療(筋解離術，腱延長術・移行術，骨切り術)，髄腔内バクロフェン注入療法(ITB)の適応と実施時期とを検討し，年齢に応じたリハビリテーションプログラムを立案する．発達に伴って必要な装具類を作成，修正する必要がある．

【例：脳室周囲白質軟化症による両側性痙性麻痺のうちGMFCS level IVの乳幼児】

　痙縮を評価し，必要に応じて下肢にボツリヌス毒素治療を行い，寝返り，ずり這いを練習するとともに，下肢装具と立位台を作成して下肢の筋短縮を予防し，股関節の形成を促す．半年毎に股関節X線を撮影して，5歳前後で股関節周囲筋解離術の適応を判断する．座位保持椅子を作成して視覚認知と上肢操作の課題を練習し，更衣動作を通じて空間認知・身体認知を高める．利き手を定めて改造食具を作成し，座位保持椅子での食事自立を促す．

　在宅リハビリテーションでは，遊びを通じて粗大運動機能を高め，両手動作を促す．生活場面の中で適切な姿勢設定や介助が行えているかをチェックし，成長に応じて機器の設定を修正する．治療以外の時間にも家族が適切に関われるよう，具体的に介助方法を指導する．

2．神経発達症

　自閉スペクトラム症には応用行動分析(ABA)

に基づく介入や TEACCH が用いられる．環境設定における構造化が重要で，作業療法では様々な工夫が求められる．リハビリテーション場面では家族の関わり方の修正や支援も課題となるため，ソーシャルスキルトレーニングやペアレントトレーニングの内容を理解する必要がある．

神経発達症の多くは発達性協調運動障害を併せ持ち，在宅リハビリテーションの対象となる．注意の転動や情動の不安定さの根底に体幹や四肢帯の低緊張が関与していることも多く，視能訓練や巧緻動作の練習に加えて体幹トレーニングや全身の協調運動の練習も重要である．

3．重症心身障害児・医療的ケア児

重症心身障害児においても包括的なリハビリテーションプログラムの作成は必要である．しかし，近年は NICU や PICU からリハビリテーションプログラムが作成されないまま直接児童発達支援事業所や訪問診療に紹介されることが増えている．医学的リスクについては伝達されていても十分な機能評価や発達評価に基づく目標設定がなされていない場合は，児童発達支援センター等の小児リハビリテーション医が介入してプログラムを作成すべきである．

特に在宅リハビリテーションの対象として増えているのが，在宅人工呼吸児である．呼吸リハビリテーションと姿勢設定によって安楽な日常生活を維持することが主な目標となる．日常場面で可能な限り側臥位，腹臥位，座位を設定することが，二次的な変形・拘縮を防ぐだけでなく，呼吸・循環動態の維持に役立つ．

リハビリテーション場面では，呼吸器の設定やカフアシスト，バイブレーターなどの機器に関する知識が要求される．リスク管理においては，特に胃食道逆流症に関する情報，骨折のリスクについての確認が重要である．個々の患児で SpO_2 や脈拍の限界値や対処方法が異なるため，主医療機関からの診療情報に沿った管理が必要となる．

文　献

1) 国立成育医療研究センター成育こどもシンクタンク：医療的ケア児．こどものイマを考える，1, 2023．（2024 年 7 月 19 日時点）
〔https://www.ncchd.go.jp/center/activity/kodomo_thinktank/pr/ima01.pdf〕

2) Novak I, et al：State of the evidence Traffic Lights 2019：systematic review of interventions for preventing and treating children with cerebral palsy. Curr Neurol Neurosci Rep, 20(2)：3, 2020.
Summary 脳性麻痺に対する各種の治療法のエビデンスをまとめたシステマティックレビューの改訂版であり，数多く引用されている．

3) 近藤和泉ほか訳，GMFCS-E&R　粗大運動能力分類システム拡張・改訂されたもの．（2024 年 7 月 19 日時点）
〔https://www.fujita-hu.ac.jp/FMIP/GMFCS_%20ER_J.pdf〕

4) 今川忠男訳，MACS　脳性まひ児の手指操作能力分類システム（4 歳～18 歳）．（2024 年 7 月 19 日時点）
〔https://macs.nu/files/MACS_Japanese_2010.pdf〕

5) Marois P, et al：Gross motor function measure evolution ratio：use as a control for natural progression in cerebral palsy. Arch Phys Med Rehabil, 97：807-814, 2016.
Summary 脳性麻痺児の粗大運動機能の自然歴を GMFM66 の変化率で表し，治療法の有効性を検討するための基準として用いられている．

6) Krumlinde-Sundholm L：The assisting hand assessment：current evidence of validity, reliability, and responsiveness to change. Dev Med Child Neurol, 49：259-264, 2007.

7) 丸山　元ほか：小児における ADL 評価．Jpn J Rehabil Med, 58：998-1004, 2021.

特集/在宅におけるリハビリテーション診療マニュアル

在宅リハビリテーション各論

在宅心臓リハビリテーション

礒　良崇*

Abstract 心疾患患者が健康状態やADLを可能な限り改善・維持するためには，外来心臓リハビリテーション参加に限らず，日常生活の中に運動を取り入れることが重要であり，身近な環境で実施する在宅心臓リハビリテーションを継続していくことが求められる．そのため，医療者は，年齢，職業，日常生活レベルや居住環境なども考慮し，個別化された実践的な運動処方を提示する必要がある．安全面への配慮と指導も責任となる．維持期での運動習慣継続には，自己規律だけでなく医療機関や地域における支援体制，デジタル技術の活用が期待される．一方で，従来型の運動療法が実施困難なフレイル高齢心不全が急増し，コンセプトの異なる在宅心臓リハビリテーションとして在宅医療における訪問心臓リハビリテーションの需要が増しており，整備が急がれる．

Key words 在宅心臓リハビリテーション(home-based cardiac rehabilitation)，維持期(maintenance phase)，運動処方(exercise prescription)，デジタル技術(digital technology)，訪問リハビリテーション(home-visit rehabilitation)

はじめに

心臓リハビリテーションは，「心血管疾患患者の身体的・心理的・社会的・職業的状態を改善し，基礎にある動脈硬化や心不全の病態の進行を抑制または軽減し，再発・再入院・死亡を減少させ，快適で活動的な生活を実現することをめざして，個々の患者の「医学的評価・運動処方に基づく運動療法・冠危険因子是正・患者教育およびカウンセリング・最適薬物治療」を多職種チームが協調して実践する長期にわたる多面的・包括的プログラムをさす」と定義されている[1]．

長期と言うのは具体的な期限があるわけではなく，考え方としては生涯を示す．心疾患患者が健康状態やADLを可能な限り改善し維持するためには，医療機関での監視下心臓リハビリテーションだけに限らず，日常生活の身近な環境で実施する運動療法を基盤とする在宅心臓リハビリテーション(HBCR；home-based cardiac rehabilitation)を継続していくことが求められる．

脳卒中と循環器病克服第二次五か年計画[2]において，心臓リハビリテーションに"CPXガイド"と"歩行ガイド"を冠する2つのコンセプトが示された(図1)．"CPXガイド"は従来の集団運動療法を指し，文字通りCPX(心肺運動負荷試験)結果に基づき実施され，運動耐容能の向上や重症化予防・再発予防がアウトカムになる．一方，急増する高齢心不全患者では高度な虚弱性を呈し，CPXの適応にならないケースも多いため，"歩行ガイド"が提唱された．生活期において主な担い手は介護や訪問サービスとなる．

本稿では，HBCRに関して遠隔リハビリテーションの話題も入れて解説するとともに，在宅医療における訪問心臓リハビリテーションについて

* Yoshitaka ISO，〒227-8501　神奈川県横浜市青葉区藤が丘1-30　昭和大学藤が丘病院循環器内科，准教授

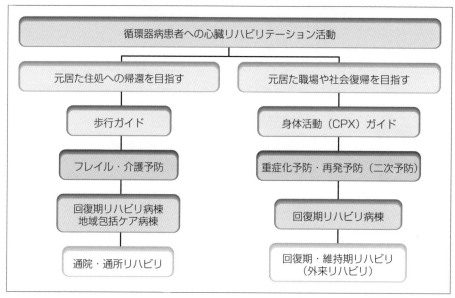

図 1. 心臓リハビリテーションのモデル

（文献 2 より引用）

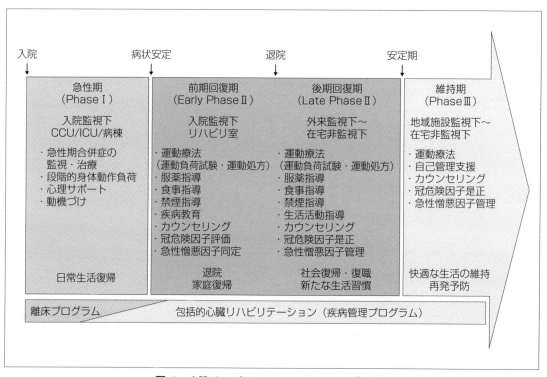

図 2. 心臓リハビリテーションにおける各時相

（文献 1 より引用）

も触れたいと考える．

心臓リハビリテーションの時相

心臓リハビリテーションの時相は，生涯にわたる予防を見据えた急性期から慢性期までの包括的疾病管理プログラムの考えのもと，リハビリテーションの監視形態や内容で区分している．発症（手術）当日から離床までの「急性期（phase Ⅰ）」，離床後の「回復期（phase Ⅱ），さらに前期回復期，後期回復期」，社会復帰以後，生涯を通じて行われ

表 1. 在宅運動療法のメリット・デメリット：施設監視下との比較

メリット	デメリット
・速やかなプログラム参加	・保険償還されていない
・参加者層の拡大	・集中的なトレーニングを実施しにくい
・個別化されたプログラム	・社会支援・周囲の支援が十分に行き届かない
・スケジュールの自由度が高い	・曖昧な説明責任
・移動・移送の軽減	・標準化されていない
・プライバシーの確保	・直接的な監視，コミュニケーションの不足
・日課へ組み込みやすい	・ハイリスク患者への安全性の懸念

(文献 4，11 より引用)

る「維持期（phase Ⅲ）」に分類されている[1]（図2）. 維持期への心臓リハビリテーションの継続が，さらなる予後改善に寄与することは本邦からも報告されている[3].

維持期・生活期では，回復期で獲得した運動耐容能・身体機能や是正した生活習慣を維持することが求められる．HBCR は，居宅周囲環境（自宅内・自宅周囲・近隣の運動施設も含め，屋内・屋外を問わない）において，自己管理下もしくは家族などの支援下で実施する．医療機関などにおける監視下運動療法と比較しメリット・デメリットがあり[4]（表1），維持期に向けて回復期外来心臓リハビリテーションと併用して段階的に導入することが推奨される．

HBCR の実践と注意点

欧米での HBCR プログラムは，運動療法の指導に限定されず，包括的教育プログラムを含んでいる．専門医療スタッフ・運動指導員が，施設プログラムと同様の内容を提供し，定期的なアドバイスとモニタリングを行うこととなっている．メタ解析において，施設監視下プログラムと比較して，全死亡リスクの回避，運動耐容能や健康関連QOL の改善に関して差を認めず，プログラムの完遂率は HBCR 群で高いことが報告された[5].

1. 実 践

本邦の現状では HBCR は保険適用ではなく，「患者自らが自己啓発し，体調を評価・管理の上，実施・継続していくこと」が可能となるように支援するのが医療機関の役割となる．HBCR 導入にあたっては，日常生活の中に運動を取り入れることが服薬や食事療法と同様に重要であることを啓発するとともに，実践可能な運動処方とわかりやすい指導が必要となる．運動処方は CPX 結果や身体機能評価を目安に行うが，個々の生活に寄り沿ったプログラムを提示することが大切である．年齢，職業，日常生活レベルや，近隣のスポーツ・運動施設を利用できる環境にあるかなどの居住環境なども考慮する．

運動処方の基本は，健康状態・身体機能にあわせた FITT（頻度：frequency，強度：intensity，継続時間：time，種類：type）の設定であり，目安を表 2[6] に示す．運動様式は有酸素運動が主体で，ウォーキング／トレッドミル歩行運動，サイクリング／自転車エルゴメータ運動やエアロビクス体操などリズミカルに大筋群を動員する中等度強度運動が基本となる．強度処方は，外来心臓リハビリテーション参加者ではプログラム終了時のCPX で判定した嫌気性代謝閾値（AT）レベルが取り入れやすいと考える．しかし，具体的な目安は大切であるが，維持期では安全域が拡がっており，ピンポイントよりも少し幅を持たせた指導の方が受け入れられやすい．この時期には係数やや高めの Karvonen 法による運動時目標心拍数も許容される．また，低リスクで運動耐容能が十分な症例では，本人の希望を勘案し，より強度の高いジョギングやレクリエーショナルスポーツを取り入れることも考慮され得る[7]．レジスタンス運動も推奨される[8]．日常生活で加わる以上の抵抗で骨格筋を鍛錬し，筋フィットネスを向上させる．

表 2. 運動実施の目安
a)頻度, b)強度, c)継続時間, d)様式

有酸素運動

a) 3～7日/週, できれば毎日
b) ・最大酸素摂取量の 40～60%
　　・最大心拍数の 55～69%
　　・心拍数予備能の 40～60%(Karvonen 法のk=0.4～0.6)
　　・Borg 指数 11～13 のレベル
　　・嫌気性代謝閾値の心拍数または嫌気性代謝閾値1分前の運動強度
c) 20～60 分
d) ウォーキング, エアロビクス体操, サイクリング, ジョギングなど

レジスタンストレーニング

a) 2～3 回/週
b) ・上肢運動は 1 RM の 30～40%, 下肢運動では 50～60%
　　・1 セット 10～15 回反復できる負荷量
　　・中程度の疲労, Borg 指数 11～13 を上限
c) 上肢と下肢で異なる運動を 8～10 種類と 1～3 セット
d) ゴムバンド, 足首や手首への重錘, ダンベル, フリーウエイト, プーリー, ウエイトマシンなど

(文献6より改変)

ウエイトマシンやダンベルなどを用い上肢・下肢・体幹の大きな筋群をそれぞれバランスよくトレーニングする．強度設定は，1回最大挙上重量(1 RM)を測定し，その 40～60%強度程度とするとなっているが，実際には，10～15 回反復できる重量もしくは自覚的運動強度(RPE) 11～13 で可能な重量で開始し，漸増すると言った指導が現実的である．また，運動中の息堪えの回避や，運動器疾患がある場合は関節の状況などを考慮した強度・鍛錬部位の調整も指導する．

維持期における HBCR の継続には，患者の自己規律だけでなく支援体制も必要である．1つの事例として，横浜市行政の心臓リハビリテーション推進事業がある[9]．2019 年から開始され，回復期から維持期への切れ目のない心臓リハビリテーションの継続を事業の課題の1つに挙げ，医療機関とスポーツ・運動施設の連携を促進し，市内の連携施設共通で使用できる簡易な運動処方箋を発行するなど，患者が運動継続しやすい環境づくりを図っている[10]．医療機関における定期的な評価と運動処方の改訂もポイントと考える．筆者の施設では，外来心臓リハビリテーション終了6か月後と 18 か月後に心肺運動負荷試験を実施し，運動内容(FITT)や日常での身体活動を一緒に見直すようにしている．評価時に身体活動性が低下しているケースも散見されるが，運動カウンセリングとして，運動習慣再獲得のための課題抽出や環境，嗜好の再聴取を行い，実践可能な運動法の提案を心掛けている．

2．注意点

運動実施時の安全を担保するための指導も重要である．患者は自分のコンディションを自ら把握できるようになることが大切であり，自己検脈法や適切な自覚的運動強度(RPE：Borg 指数)を体得させていく．在宅運動療法の注意事項を**表3**[11]に列記する．特に治療に関した事項は医療者側の責任として言い含める．また，本邦の夏季は酷暑傾向にあり，熱中症対策も重要である．日本心臓リハビリテーション学会ホームページでは「高温環境での運動中の熱中症の予防法」(**表4**)を公開している．気温だけでなく環境条件や運動方法でも発症のしやすさが異なるため，十分に注意して予防に努める．運動療法で生命の危険な状況になっては本末転倒であり，高齢者や利尿剤服用者では特に注意が必要である．

表 3. 運動療法実施時の注意事項

一般的な注意事項

① 以下の症状がある時や通常と体調が異なると感じた時は運動をさける.
　胸痛, 動悸, 倦怠感, 頭痛, めまい, 発熱, 消化器症状, 関節痛など
② 睡眠不足や疲労がある時は運動をさける.
③ 酷暑・極寒条件や天候の悪い日は屋外での運動をさける.
④ 食後 1-2 時間後の運動開始がすすめられる.
⑤ 運動前後に脈拍・血圧を測定する. 運動前測定で,
・連続的に安静時脈拍数≧110 拍/分以上, または≦50 拍/分の時は, 運動をさける.（もしくは個別設定から大きく外れる場合）
・安静時収縮期血圧≧180 mmHg, または拡張期血圧≧110 mmHg の時は, 運動をさける.（もしくは家庭血圧と大きく外れる場合）
⑥ ウォームアップ・クールダウンを行う.
⑦ 運動時・後に適切な補水をする.

治療に関連した注意事項

・糖尿病治療薬服用・インスリン注患者の低血糖（絶食で運動しない）
・利尿剤服用者の脱水（発汗に応じた柔軟な水分摂取, 特に夏季）
・抗血小板・凝固薬服用患者の転倒・外傷
・ペースメーカ・ICD などデバイス植え込み部位への衝撃

（文献 11 より引用）

表 4. 高温環境での運動療法中の熱中症予防について

1) 服装は薄着で通気性の良いものにする.
2) 運動開始前から体調不良（睡眠不足・風邪ぎみ・下痢など）があれば, その日は運動をやめる.
3) 運動はいつもより軽め・短時間で休憩の回数を増やし, 休憩時には衣服をゆるめ風を入れて体温を下げるようにする.
4) 休憩と水分補給は, 気温 28℃以上では 30 分ごと, 気温 31℃以上では 10〜15 分ごとにおこなうのがめやす.
5) 気温 31℃以上では, 高齢・フレイル・肥満者・高リスク患者などでは運動を中止する. 若年者でも持久走・激しい運動はおこなわず, 軽い運動にとどめる.
6) 気温 35℃以上ではすべての運動療法は中止する.
7) 室内でも, 冷房のない体育館などでは熱中症に注意が必要. ただし冷房の効いた室内での運動は可能.
8) 運動開始後に気分不良やめまいを感じたら, すぐに運動をやめる.

（日本心臓リハビリテーション学会ホームページより）

遠隔心臓リハビリテーションと HBCR 支援ツール

近年, 情報通信機器やウェアラブルセンサー, 人工知能は飛躍的に進歩しており, これらデジタル技術のヘルスケア分野への応用も著しい. 遠隔診療サービスや治療支援アプリですでに保険償還されているものもある.

心臓リハビリテーション領域においてもデジタル技術の応用親和性は高く, 自宅に居ながらの遠隔心臓リハビリテーションや HBCR 支援ツールの研究報告は増加している[12]. 本邦でも, 遠隔心臓リハビリテーションの開発研究が進んでおり[13], 大阪大学発ベンチャー企業で開発された「IoT 化されたバイク運動機器＋ビデオ通話＋心電図・血圧のリアルタイムモニタリング」パッケージシステム[14]の医師主導治験も行われている[15]. 遠隔心臓リハビリテーションはまだ保険適用となっていないが, 日本心臓リハビリテーション学会では「心血管疾患における遠隔リハビリテーションに関するステートメント」[16]を発刊, 研修会を開催し, その推進と適正化に注力している.

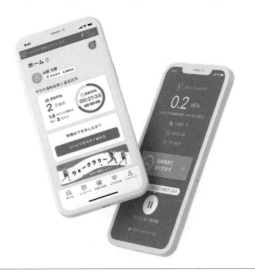

図 3. 心疾患患者の運動習慣獲得支援サービス「みえるリハビリ」
（NTT コミュニケーションズ株式会社）

健康管理支援ツールとしてのウェアラブルセンサーやアプリの開発も日進月歩である．心拍数，血圧や活動量など生体情報の連続モニタリングや終日記録が可能で，心電計機能など多機能を持つものも最近では珍しくない．評価・管理・目標を視認しやすくHBCRや循環病疾病管理に活用し得る[17]．本邦の事例の1つとして，NTTコミュニケーションズ（株）がHBCR支援を目的に，高精度なウェアラブルセンサー（hitoe®）との連動による「みえるリハビリ」アプリサービス（図3）を開発し，横浜市と共同で実証事業を行った[18]．高齢者であっても，これらデバイスの使用により運動のセルフマネジメントを遂行するだけでなく楽しむ人も経験する．機種により性能は玉石混交である点に留意を要するが，医療者も患者もリテラシーを高め，HBCRに活用することが期待される．

在宅医療における心臓リハビリテーション

"CPXガイド"心臓リハビリテーションを基盤とするHBCRとはコンセプトの異なる在宅心臓リハビリテーションとして在宅医療における訪問心臓リハビリテーションの需要が増している．"歩行ガイド"心臓リハビリテーションである．高齢心不全は，多併存疾患・フレイル・認知機能低下などにより，退院後の心臓リハビリテーション参加は無論のこと，外来通院自体が困難な例も多い．在宅医療の適応となるが，診察やケアのみでなく，心臓リハビリテーションも継続することが望ましい．訪問リハビリテーションとして，医師やリハビリテーション専門職が居宅を実見し，生活機能および背景因子を評価し，病状に適した支援計画に基づいて行われる．

医療保険または介護保険法によって規定される訪問リハビリテーションの目標は「生活機能が低下した者に対するADL・IADLの維持・向上」と「社会参加への支援」であり，これに加えて「緩和・終末期ケア」においても重要な役割が期待される[1]．諸富ら[19]は，訪問心臓リハビリテーションを「重度の在宅心不全患者を対象に日常生活の安定と心不全再発予防を目的として患者家族や介護スタッフらと協働し，地域全体で心疾患患者を支えていく過程」であるとしている．

表 5. 訪問心臓リハビリテーションの構成要素

構成要素	目　的	介入内容	効果指標
医学的管理	心不全増悪予防 緩和ケア	心不全モニタリング 症状緩和	改善・向上 ・活動量 ・身体機能 ・運動耐容能 ・ADL ・QOL 低下・減少 ・心血管イベント ・再入院 ・死亡率 ・転倒 ・不安，抑うつ ・コスト資源 ・介護負担
身体機能・活動	身体的フレイル 運動耐容能向上	運動療法・生活動作練習 環境調整	
心理的・社会的健康	社会的フレイル予防 抑うつ・不安の軽減	社会参加支援 行動療法・カウンセリング	
ライフスタイル・リスク管理	活動量の調整 適切な生活習慣	過活動・低活動の改善 セルフケア支援（服薬，食事，睡眠）	
家族介護支援	介護負担軽減	介助方法伝達 社会資源調整	

（文献1より引用）

　訪問心臓リハビリテーションの構成要素も多岐にわたり[1]（**表5**）．これらは介入初期から生活の場において直接的に介入することが重要である．運動療法のポイントとして，症状や身体機能に合わせることは勿論であるが，1回の負荷強度を軽くして回数を増やしていくこと，1セットで複数種目を少しずつ増やしていくこと，息切れが持続しないように配慮すること，翌日に疲労が残らない程度に負荷量を調整することなどが大切である．本邦の在宅高齢心不全患者に対する訪問心臓リハビリテーションの効果検証では，SPPB(short physical performance battery)で評価した身体機能およびQOL評価SF-8の社会生活機能において有意な改善が認められたことが報告された[20]．

　一方で，訪問リハビリテーション提供者への調査において，対応できない疾患として心大血管疾患が最も多いことが報告された[21]．訪問心臓リハビリテーションのさらなる普及のためには，現場スタッフの心不全の病態やリハビリテーション施行時の注意点・目標への理解が必要であり，地域連携による啓発や情報共有化のための現場への支援体制の確立が課題である．

おわりに

　多くの循環器疾患に対して心臓リハビリテーションは推奨クラスI，エビデンスレベルAの治療として認められている[1]．症状の緩和，運動耐容能およびQOLの向上をもたらし，再入院を減少させ，冠動脈疾患では生命予後を改善させる．長期にわたる心臓リハビリテーション継続はより効果を高め，"Exercise is medicine"とあるように，外来心臓リハビリテーション参加に留まらずHBCRの生涯継続を要する．

　一方で，外来心臓リハビリテーションへの参加率は未だに低いのが現状であり，参加を妨げる要因は様々挙げられている[1,22]．しかし，アクセスや参加時間帯など通院にまつわる参加困難者へのHBCR支援や"歩行ガイド"対象者への訪問心臓リハビリテーション提供により，少しでも心臓リハビリテーション実質実施率を向上させていくことは可能であると考える．

　新型コロナウィルス流行では，HBCRの重要性とともにシステマティックな提供体制の確立が急務であることが再認識させられた．運用コストなど解決すべき課題はあるが，HBCR普及のため，地域連携における支援の整備や，デジタル技術の発展と利活用の適正化を促進する必要があると思われる．

文献

1) 日本循環器学会ほか編，心血管疾患におけるリハビリテーションに関するガイドライン（2021年改訂版）．
   Summary 本邦における心臓リハビリテーションのガイドラインである．包括的アプローチや本邦独自の状況も丁寧に記載されている．

2) 日本循環器学会：基本法・五か年計画検討委員会．〔https://www.j-circ.or.jp/kihonhou_gokanen/〕

3) Nakayama A, et al：A large-scale cohort study of long-term cardiac rehabilitation：A prospective cross-sectional study. *Int J Cardiol*, 309：1-7, 2020.

4) Thomas RJ, et al：Home-Based Cardiac Rehabilitation：A Scientific Statement From the American Association of Cardiovascular and Pulmonary Rehabilitation, the American Heart Association, and the American College of Cardiology. *J Am Coll Cardiol*, 74：133-153, 2019.

5) McDonagh ST, et al：Home-based versus centre-based cardiac rehabilitation. *Cochrane Database Syst Rev*, 10：CD007130, 2023.
   Summary メタ解析で，遠隔を含むHBCRの有効性が施設監視型心臓リハビリテーションと比較して遜色がないことを示している．

6) 日本心臓リハビリテーション学会：心臓リハビリテーション標準プログラム（2013年版）—心筋梗塞急性期・回復期—．

7) Pelliccia A, et al：2020 ESC Guidelines on sports cardiology and exercise in patients with cardiovascular disease. *Eur Heart J*, 42：17-96, 2021.

8) Paluch AE, et al：Resistance Exercise Training in Individuals With and Without Cardiovascular Disease：2023 Update：A Scientific Statement From the American Heart Association. *Circulation*, 149：e217-e231, 2024.

9) 横浜市：心臓リハビリテーションを推進．〔https://www.city.yokohama.lg.jp/city-info/koho-kocho/press/iryo/2021/20210423100000000.html〕

10) 宮澤 僚ほか：横浜市心臓リハビリテーション推進事業における維持期継続に向けた地域スポーツ施設との連携．心臓リハビリテーション，29(2)：119-124, 2023.

11) 礒 良崇：第4章 4. 在宅運動療法と注意点．後藤葉一編著，包括的心臓リハビリテーション，193-197, 南江堂，2022.

12) Golbus JR, et al：Digital Technologies in Cardiac Rehabilitation：A Science Advisory From the American Heart Association. *Circulation*, 148：95-107, 2023.
    Summary 心臓リハビリテーションにおけるデジタル技術応用の現状や課題，今後の展開に関する米国心臓病協会の意見書である．

13) 高橋哲也ほか：【リハビリテーション診療に使えるICT活用術—これからリハビリテーション診療はこう変わる！—】遠隔心臓リハビリテーションの現状と未来．*MB Med Reha*, 278：1-7, 2022.

14) Kikuchi A, et al：Feasibility of home-based cardiac rehabilitation using an integrated telerehabilitation platform in elderly patients with heart failure：A pilot study. *J Cardiol*, 78：66-71, 2021.

15) Chimura M, et al：Evaluation of the efficacy and safety of an integrated telerehabilitation platform for home-based cardiac REHABilitation in patients with heart failure（E-REHAB）：protocol for a randomised controlled trial. *BMJ Open*, 13：e073846, 2023.

16) 日本心臓リハビリテーション学会：心血管疾患における遠隔リハビリテーションに関するステートメント．ライフサイエンス出版，2023.

17) Hughes A, et al：Wearable Devices in Cardiovascular Medicine. *Circ Res*, 132：652-670, 2023.

18) 横浜市医療：2023年度記者発表資料．〔https://www.city.yokohama.lg.jp/city-info/koho-kocho/press/iryo/2023/0516mierurihabiri.files/0004_20230509.pdf〕

19) 諸富伸夫ほか：在宅診療における心臓リハビリテーション．*Jpn J Rehabil Med*, 57(12)：1150-1154, 2020.

20) 諸富伸夫ほか：在宅高齢心不全患者に対する訪問心臓リハビリテーションの効果．心臓，51(1)：36-43, 2019.

21) 斎藤正和ほか：生活の質を高めるフレイルを呈する高齢心疾患患者に対する地域心臓リハビリテーション．*Heart View*, 26(9)：54-59, 2022.

22) Kanaoka K, et al：Trends and Factors Associated With Cardiac Rehabilitation Participation-Data From Japanese Nationwide Databases. *Circ J*, 86：1998-2007, 2022.

特集／在宅におけるリハビリテーション診療マニュアル

在宅リハビリテーション各論

呼吸器

海老原　覚*

Abstract 慢性呼吸器疾患において呼吸リハビリテーションが大きな効果を発揮する最大の機序は，呼吸リハビリテーション介入により，慢性呼吸器疾患患者における「呼吸困難→不活発→筋力低下→呼吸困難さらに増悪」という悪循環（負のスパイラル）を逆方向に回転させることによる．その呼吸リハビリテーションにおいてはセルフマネジメント教育を並行して行うことが治療のポイントである．患者の呼吸リハビリテーションに対するモチベーションの維持には患者の病気に対してのあるいは呼吸リハビリテーションに対しての理解と適切な認識が必要である．教育や各種サポートを通して，患者の自己管理（セルフマネジメント）能力を向上させ，急性増悪を減少させて QOL を向上させるなどの効果が期待されている．セルフマネジメントを適切に行わせることにより，医療者監視下と同程度の効果が得られることがわかっている．

Key words 悪循環（vicious cycle），コンデイショニング（conditioning），セルフマネジメント教育（self-management education）

はじめに

我が国における呼吸リハビリテーションは，以下のような定義が提唱されている[1]．

「呼吸リハビリテーションとは，呼吸器に関連した病気を持つ患者が，可能な限り疾患の進行を予防あるいは健康状態を回復・維持するため，医療者と協働的なパートナーシップのもとに疾患を自身で管理して，自立できるよう生涯にわたり継続して支援していくための個別化された包括的介入である．」

呼吸リハビリテーションは機能の回復，維持に加えて予防としての介入も大きな比重を占め，双方向性の医療，行動変容や健康増進への介入など，新しい概念が導入されつつある．シームレスな介入と捉えて治療介入することが重要である．セルフマネジメント教育や栄養療法のエビデンスも近年増加し，身体活動性の向上・維持も予後に影響を及ぼすことがわかってきている．これらのことは在宅においても同様であると思われる．

呼吸リハビリテーションの作用機序

慢性期の呼吸リハビリテーションは慢性閉塞性肺疾患（COPD）を中心に発展してきた．COPD に対して，呼吸リハビリテーションを行うことが，COPD 患者の呼吸困難，健康状態そして運動耐容能向上に効果があることが強いエビデンスで示されている．COPD などにおいて呼吸リハビリテーションが大きな効果を発揮する最大の機序は，呼吸リハビリテーション介入により，COPD を含む慢性呼吸器疾患患者における「呼吸困難→不活発→筋力低下→呼吸困難がさらに増悪」という悪循環（負のスパイラル）を逆方向に回転させることによる（図 1）．

---

* Satoru EBIHARA，〒 980-8575　仙台市青葉区星陵町 2-1　東北大学大学院医学系研究科臨床障害学分野，教授

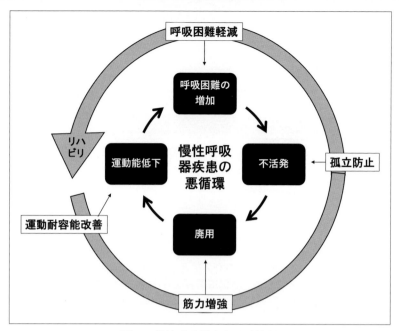

図 1. 慢性呼吸器疾患の悪循環

呼吸リハビリテーションの評価

リハビリテーションにおける評価は在宅呼吸リハビリテーションにおいても重要であり，前後の評価の比較で効果を確かめるだけではなく，評価によるニーズの明確化は，個別的なプログラムの作成には必須のものである．表1に初期評価項目を重要な順に一応，段階的に挙げておく．ただし，この順番は病態によっても変わることが考えられ，フィールド歩行試験などは運動負荷が禁忌な病態をあらかじめスクリーニングしておくことが重要である．また，心電図，胸部X線，スパイロメトリーなどは外来診察等で実施済みの場合は内容を確認するだけで良いと思われる．

また個別的プログラム実施の一定期間後，再評価しプログラムへのフィードバックを行う．修正点があればチェックしていく．また，定期的な評価は，医療側および患者のリハビリテーション意欲を刺激し，さらにモチベーションを高めることに有益である．

この評価の中で，呼吸困難の評価は安静時，日常生活動作時，歩行時など，場面場面に分けて丁寧に行うことが重要で，リハビリテーション計画にもつながる．呼吸困難そのものは多くの呼吸器疾患で，QOLや予後と直結している．

リハビリテーション処方のポイント

呼吸リハビリテーション開始時には，個々の患者で評価をもとに重症度を勘案してメニューを個別に作成する．実施形態は，もちろん在宅であっても可能である．呼吸リハビリテーションの最も中核は，運動療法である．図2は，開始時に推奨される運動療法のプログラムの1セッション当たりの構成を模式的に表したものである．軽症者ほど全身持久力・筋力トレーニングの比重が高くなっている．重症者では，コンディショニングやADLトレーニングの比重が高い．コンディショニングは運動の準備段階的プログラムで，多くの理学療法的なプログラムが含まれる．

下肢筋トレーニングの有効性は運動耐容能や息切れに対して特に高いため，歩行に代表される下肢筋のトレーニングは呼吸リハビリテーションでは特に重要視されている．高強度ほど効果が明らかであるが，低強度でも一定の効果が得られる．でき得る範囲でのレベルアップと継続を心がける．運動療法の処方におけるこれらの要素を，運動の頻度(frequency)，強さ(intensity)，時間(time)，タイプ(type)のFITT(フィット)として，

表 1. 呼吸リハビリテーションの評価項目

1. 必須の評価
    フィジカルアセスメント
    スパイロメトリー
    胸部単純X線写真
    心電図
    呼吸困難（安静時，日常生活動作時，歩行時等）
    経皮的酸素飽和度（SpO_2）
    ADL
    歩数（身体活動量）
    フィールド歩行試験（6分間歩行試験，シャトル・ウォーキング試験）
    握力
    栄養評価（BMI，%IBW，%LBW 等）

2. 行うことが望ましい評価
    上肢筋力，下肢筋力
    健康関連 QOL（一般的，疾患特異的）
    日常生活動作における SpO_2 モニタリング

3. 可能であれば行う評価
    身体活動量（活動量計）
    呼吸筋力
    栄養評価（質問票，体成分分析（LBM 等），エネルギー代謝，生化学的検査等）
    動脈血ガス分析
    心理社会的評価
    心肺運動負荷試験
    心臓超音波検査

（文献1より引用）

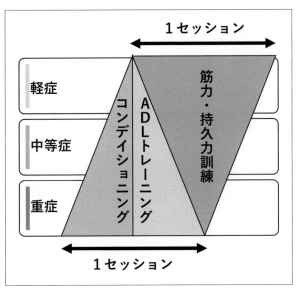

図 2. 呼吸リハビリテーション開始時に推奨される運動療法プログラムの1セッション

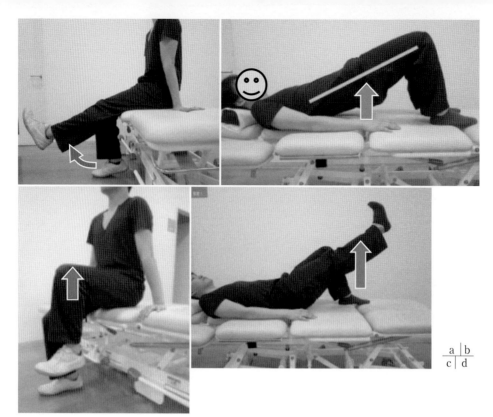

図 3. 下肢筋トレーニング：抵抗運動の例
　　a：膝伸ばし運動　　b：お尻上げ運動
　　c：足踏み運動　　　d：足上げ運動

明確に示したプログラムを作成すると良い．

　下肢筋トレーニングにおいては歩行やトレッドミルだけでなく，**図3**のような抵抗運動的なものも併用すると良い．これは患者に合ったものを選択し実施する場合によっては，重りなどを使用し，筋肉へ負荷をかける．原則的に 10～15 回×3～5 セットを目標に実施する．

　上肢筋トレーニングも，強いエビデンスを有するプログラムとして位置づけられている．洗面，歯磨き，食事，整容，更衣，などの基本的 ADLのほか，調理や洗濯，布団の上げ下げなどの応用的な ADL にいたるまで，上肢を使用する場面は日常生活で非常に多い．作業療法および理学療法などのトレーニングで，ADL 能力の一層の向上が期待される．上肢筋トレーニングの例を**図4**に示す．息を吸いながら3秒かけて腕を上げ，息を吐きながら3秒かけて下ろす．酸素化の観点から息を止めないように注意するのが非常に重要である．原則的に 10～15 回×3～5 セットを目標に実施する．

　コンディショニングは運動する前の準備運動的要素となる．呼吸理学療法の多くの用手的な手技がコンディショニングの範疇に入っている．また，身体的な介入のほか，運動に対する不安の解消，モチベーションやアドヒアランス向上を目的として，運動前の気管支拡張薬の吸入等の指導も含まれる．排痰も運動療法の準備訓練であり，コンディショニングの中の1つと位置づけられる．

　呼吸器疾患患者では，基本的な ADL は比較的重症になっても自立していることが多い．これに対し，起居動作を中心とする基本的な ADL が障害されている症例では，廃用が主たる要因となっていることが多い．自立を促す ADL トレーニングは，基本的な起居動作の訓練を段階的に行って基本的 ADL の自立を目指すものである．呼吸器疾患の急性増悪からの回復期，特に高齢者では慎

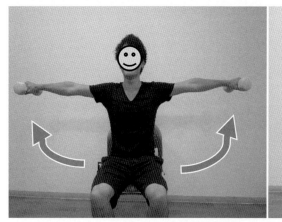 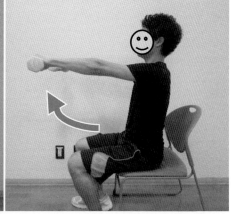

図 4. 上肢筋トレーニングの例

重に，ADL レベルに応じた段階的なプロセスにより，離床から日常生活復帰までを目標としてトレーニングする．

リハビリテーション治療のポイント

セルフマネジメント教育を並行して行うことが治療のポイントである．患者の呼吸リハビリテーションに対するモチベーションの維持には患者の病気に対してのあるいは呼吸リハビリテーションに対しての理解と適切な認識が必要である．教育や各種サポートを通して，患者の自己管理（セルフマネジメント）能力を向上させ，急性増悪を減少させて QOL を向上させるなどの効果が期待されている．セルフマネジメントを適切に行わせることにより，医療者監視下と同程度の効果が得られることがわかっている．

注意点や課題

呼吸リハビリテーションは原則としてチーム医療である．その中には，医師，看護師，理学療法士，作業療法士，栄養士，ソーシャルワーカー，薬剤師，保健師などの医療スタッフのほか，酸素および呼吸器機器業者，患者を支援する家族やボランティアなどが参加する．チーム全体を統括する医師，スタッフ間の連携やプログラムをコーディネートするコーディネーター役の存在が望ましい．

実際，呼吸リハビリテーションを始める際にこのようなチーム体制ができていることは難しく，1 人でもリハビリテーション的な方向性を常に持ち，できる範囲でできるだけのことを行うようにしながら，患者に接していくことが肝要である．

文　献

1) 3 学会合同呼吸リハビリテーションに関するステートメントワーキンググループ：日本呼吸ケア・リハビリテーション学会，日本呼吸理学療法学会，日本呼吸器学会　呼吸リハビリテーションに関するステートメント．日呼ケアリハ学誌，27：95-114, 2018.
   Summary 呼吸リハビリテーションについての近代的な考え方を記した総説である．

特集／在宅におけるリハビリテーション診療マニュアル
在宅リハビリテーション各論
認知症のリハビリテーション

平原佐斗司*

Abstract ＊認知症は中核症状の進行により生活機能障害の進行をもたらす疾患群である．
＊認知症ケアにおいては，認知症を生活機能障害として捉える視点を持ち，認知症のどのステージにおいてもリハビリテーション的アプローチを意識する．
＊軽度認知障害（MCI）や軽度認知症の段階では，MCI から認知症への進展予防，あるいは認知症の進行防止を目標とした包括的なリハビリテーションプログラムを提供する．
＊進行期の認知症では，活動や参加のレベルに重点を置いた個別性の高いリハビリテーションが重要である．
＊重度から末期の認知症の人には，合併症に伴う心身の苦痛の予防と緩和を目的とした緩和的リハビリテーションが必要である．具体的には摂食・嚥下障害に対する comfort feeding only に基づく食支援の継続，肺炎時の呼吸困難や喀痰に対する気道クリアランス，拘縮や不動のための痛み，褥瘡の痛みに対するリハビリテーションが重要である．

Key words 認知症（dementia），リハビリテーション（rehabilitation）

認知症における障害の捉え方

認知症とは，一度獲得した知能が後天的に脳や身体疾患を原因として慢性的に低下をきたし，社会生活や家庭生活に影響を及ぼす疾患群であり，原因となる疾患は 70 以上に及ぶ．その病の軌跡は疾患や併存症などによって異なるが，認知症の約 5％を占める treatable dementia を除いてほとんどの認知症は確実に生活機能障害が進行し，やがて死にいたる疾患である．

認知症ケアにおいては，認知症を「障害」として捉える視点を中心に据える必要がある．疾患やステージは同じでも，心身（認知）機能，活動や参加のレベル，さらには環境因子や個人因子は誰 1 人も同じ人はいない．これらを総合的に把握しなければ，認知症の旅路を支援することはできない（**図 1**）．

アルツハイマー型認知症（AD）は認知症の過半数を占め，病態や自然経過，治療やケアの方法が最も解明されている疾患である．AD はスロープを下るように緩やかに進行し，発症から約 10 年で死に至る変性疾患である．AD の方が持つ認知機能障害は，軽度の時期は近時記憶障害や時間の見当識障害などから始まり，中等度の時期には即時記憶や見当識のさらなる障害，実行機能障害，失行，失認，言語障害等の中核症状が進行する．AD の進行に伴うこれらの中核症状の進行は，実生活では生活機能障害として表出する．生活機能障害は，複雑で複合的な行為からより単純な行為へ，多くは仕事や社会活動の障害から始まり，調理や社会的手続き，金銭管理，買い物や電話をかけるなどの手段的 ADL（IADL）の障害，そして重度の時期には生活機能障害も重度となり，日常生活はほぼ全依存となる（**表 1**）．さらに，重度以降は失

---

* Satoshi HIRAHARA，〒 114-0004　東京都北区堀船 3-31-15 オレンジほっとクリニック，東京都地域連携型認知症疾患医療センター長

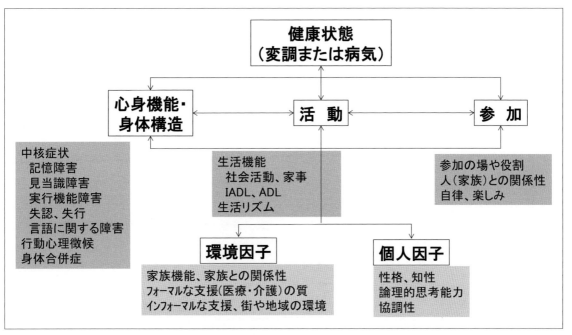

図 1. 国際生活機能分類に基づく認知症の障害の考え方

表 1. アルツハイマー型認知症(AD)における活動と生活機能障害

Stage	障害と活動	生活機能障害	評価法	社会資源
初期 軽度	高次の ADL (社会活動)	仕事をする，旅行に行く 知人と交流する 諸手続きをする 交通機関を利用する ⇒社会の中での孤立	FAI* DASC**	インフォーマルな資源 　認知症カフェ 　地域支援事業
	手段的 ADL	服薬管理 金銭管理 家事や食事の準備	DASC	家事援助 訪問リハ(OT)，訪問看護，デイケア，デイサービス
中等度	一部の 基本的 ADL	着替え，入浴，整容	DASC FIM***	身体介護，訪問リハ(OT)，看護，デイサービス
重度	すべての 基本的 ADL	排泄，食事，移動	DASC FIM	入居サービス

＊frenchay activities index
＊＊dementia assessment sheet in community-based integrated care system
＊＊＊functional independence measure

語も重度となり，意味のある会話が困難となるとともに，排泄，起立・歩行，嚥下機能などの身体機能の障害が顕在化する．そして，終末期には嚥下障害は必発で，末期認知症の多くは肺炎，あるいは重度の嚥下障害によって死亡する．

このように，認知症を障害として捉え，認知症の病の軌跡の全ステージを通じて認知症ケアにリハビリテーションの視点を組み入れることが重要である．本稿では AD をモデルに，認知症の病の軌跡のそれぞれのステージで必要なリハビリテーションのアプローチについて解説する．

軽度認知障害・軽度アルツハイマー型認知症の予防リハビリテーション

軽度認知障害(MCI)から軽度ADで最初に出現する障害は，高次のADL(advanced ADL)の障害，つまり社会活動への参加の障害である．高次のADLの障害によって閉じこもりが起こり，それによりフレイルが進行する．多くの疫学的データによって，認知機能障害とフレイルには強い関連が示されている[1]．その機序は不明な点も多いが，認知機能の低下が社会活動を抑制し，フレイルの進行を助長し，フレイルの進行がさらに認知症の進行を促進することが推定されている．

また，近年ADの予防やMCIからADへの進行予防に関する様々なエビデンスが蓄積されてきた．予防可能なADの危険因子として，低教育水準，低身体活動，喫煙，うつ，中年期高血圧，糖尿病，中年期肥満などが挙げられているが，とりわけ知的活動と運動は認知症の発症と強い関連を持つといわれている[2]．

MCIを対象にした介入研究で，有酸素運動を行うことによって認知機能が改善し，海馬容量が増えることも報告[3]されており，その機序としては脳由来神経栄養因子(BDNF)の活性化などが推定されている．また，手先の細かい作業やその人が慣れ親しんだアクティビティー(習字や陶芸など)による知的活動など運動以外の多様な介入の有効性を示す研究も散見される．

軽度ADに対しても，抗認知症薬の投与だけでなく，糖尿病などの生活習慣病の医学的管理，役割の維持や生きがい支援，療養環境の調整とともに，運動や知的活動などのリハビリテーションの実施など，総合的なアプローチによって認知症の進行を遅らせる可能性がある．

我々の外来では，本人と家族に認知症の診断について開示した後，今後の暮らし方についての説明の中で，リハビリテーションを行う動機づけのための説明を行っている．具体的には，海馬歯状回の神経細胞が再生し得る[4]こと，介入研究でも運動と知的活動を行うことによって海馬の体積が増加することが示されたこと，あるいは，知的活動や運動などの刺激があれば生き残った脳細胞がシナプスを伸ばし，新たな神経のネットワークを構築することができ，それによって失われた脳の細胞の機能を補うことができることなどを説明し，新しい脳細胞のネットワークをつくるために，運動や知的活動が重要であること，軽度ADでは進行を食い止めることは困難だが，総合的なリハビリテーションに取り組むことで進行を遅らせることは可能であることを説明する．

MCI，あるいは軽度ADと診断した人の多くは，日常生活はほぼ自立しているため，介護保険など公的な支援の適応にならず，担当ケアマネジャーもいないことが少なくない．したがって，認知症の診断後支援の一環として，医療機関においてインフォーマルな資源も活用した個別の認知症進行予防のためのリハビリテーションプランを提案すべきである．

運動の方法については，ウォーキングやジョギング，ダンス等の有酸素運動とスクワットやウエイトトレーニングなどのレジスタンス運動を組み合わせて行うこと，運動の時間としては，運動禁忌がなければ1日あたり45分～60分，週3回以上を目標とするように説明する．

また，若い時の学びで認知予備能を高め，年をとってからも様々なことに興味をもってチャレンジを続けることで，脳細胞のネットワークは広がり，認知症を遠ざける可能性が報告[5]されていること，また，脳卒中や心臓病などの成人病の予防対策が，認知症の予防にも大きく貢献していること[6]について説明し，知的活動の実施や糖尿病や高血圧などの慢性疾患管理についても指導する．

そのほか，食事や睡眠[7][8]，社会参加[9][10]や生きがい支援[11][12]など，まだエビデンスが十分ではない様々なことを包括的に行うことも重要である．

MCIや軽度ADと診断されたとしても，「今の生活をあきらめる必要はない」ことをお話し，本人と周囲の方々に極力今の役割を維持できるよう

にはたらきかけ，本人が意味を見出せる場に参加し続けることを支援することが重要である．

進行期認知症のリハビリテーション

中等度以降の進行期の認知症の方に対しては，個別の認知機能の状態を見極めたうえで，個々人のライフヒストリーの中で慣れ親しんだ活動を復活させるなど，無理なく取り組める活動をオーダーメイドでつくっていくことが重要である．認知機能の障害を見極めずに，できないことをリハビリテーションと称して無理強いすることは，いかに自分ができないかということを思い知らせ，プライドを傷つける結果となり，百害あって一利なしである．

また，進行期認知症のリハビリテーションにおいては，心身の機能障害そのものへのアプローチよりも，活動や参加のレベルへのアプローチがより重要となる（図1）．認知機能の障害が，活動レベルの障害，つまり生活機能や生活リズムの障害に陥らないように様々な方法を駆使して暮らし方を調整していくことが重要になる．

生活機能の障害に対しては，機能的にできなくなったことを代償するために生活をシンプルにしたり，家族間での役割交代を行ったり，介護資源などを利用し，機能の一部を専門家に委ねたり，薬剤やリハビリテーションによって認知機能の維持を試みるなどの方法がある．フォローアップの外来では，このような生活状況の振り返りと調整を丹念に行う必要がある．実際の生活のプランニングでは，サーカディアンリズムに注目し，規則的でリズムのある生活を送ることが，心理的安定や体調管理，BPSD（行動・心理症状）の予防にとっても重要となる．このように基本的生活を整えたうえで，その方にとって適度な刺激を織り込み，活動的な生活を送れるようにプランニングする．

進行期の認知症におけるリハビリテーションの視点としては，①快刺激，②役割と生きがい，③コミュニケーション，④正しい方法の繰り返し，が重要[13]である．また，一方的に世話になるばかりではなく，人としての役割を持ち感謝されること，人と交わること，心地よい刺激を受けることが大切になる．

一般的に我々は，日常生活の中で，間違いを教訓化して，訂正する中（トライアンドエラー）で正しい方法を習得していく．一方，認知症の方の場合，間違った方法を行うと，感情と結びついた記憶は残りやすいため，失敗したという気持ちとともに誤った記憶だけが残存し，間違いを繰り返してしまったり，また，失敗を恐れてその活動や行為を全くやらなくなってしまう．一方，認知症の方でも非陳述記憶は一定程度保たれるため，正しい同じ方法を何度も繰り返すことによって，その行為が技の記憶として定着し，スムーズにできるようになる．つまり，認知症の人のリハビリテーションでは，正しい方法を繰り返し，失敗させないようなアプローチ（エラーレスラーニング）が重要になる．

急性期の総合的なリハビリテーション

認知症高齢者は，転倒・骨折，肺炎，心不全の増悪など様々な急性疾患に罹患し，時に入院を要する．ここでは，肺炎急性期に，サルコペニア嚥下障害を防止するための呼吸リハビリテーションを含む急性期のリハビリテーションの重要性について述べる．

まず，肺炎急性期には気道クリアランスを中心とした呼吸リハビリテーションが重要になる．ADLが不良，あるいは意思疎通が困難な人に対しては，吸入，体位ドレナージを実施，必要に応じて呼吸理学療法を行う．

次に，肺炎後のサルコペニア嚥下障害[14]防止のための嚥下リハビリテーションが重要になる．肺炎発症翌日には嚥下評価を行い，嚥下反射が残存していることが確認できれば，口腔ケアを徹底したうえで，薄とろみ水などを用いて直接嚥下訓練を開始する．誤嚥性肺炎発症時の安易な絶食指示は，嚥下筋の廃用により嚥下障害を悪化させ，不

顕性誤嚥のリスクを高めるため，明らかな顕性誤嚥がないかぎり，早期に直接嚥下訓練を始める．

また，早期離床は，胸郭を広げ，排痰を促し，呼吸機能を回復させるだけでなく，意識障害やせん妄予防に効果があり，閉口しやすくなることで口腔乾燥を防ぐ効果もある．また，経口摂取のために必要な姿勢能力を回復させ，頸部の嚥下関連筋群を賦活する効果も期待できる．

全身の筋肉のサルコペニアに対するリハビリテーションについては，抗菌薬が奏効し炎症反応が低下（CRP≦3 mg/dL 以下）し異化期を脱し，同化期となったタイミングで積極的な栄養管理に切り替えたうえで，レジスタンス運動を開始していく．

重度から末期の緩和的リハビリテーション

AD の重度以降は，身体機能が低下し，身体的合併症や併存症が合併する．特に，自立歩行が困難となり，長期臥床状態になると尿路感染の危険が 3.4 倍になり[15]，末期認知症の最大 3 人に 2 人は肺炎を起こして死亡している．AD では，重度期以降嚥下機能が低下し，肺炎のリスクが増加する．歯科，口腔，嚥下機能を評価し，口腔ケアとその人の口腔・嚥下機能にあった食事形態を選択（代償的アプローチ）することが重要である．また，肺炎発症時に，無用の絶食を避け，廃用，低栄養による咽喉頭筋の二次性サルコペニアを最小限に抑え，嚥下機能を速やかに回復させることが重要になる．

2010 年に Palecek らは認知症末期になった時の経口摂取の在り方として comfort feeding only（CFO）を提唱した．CFO は食べさせることを栄養補給の目的とするのではなく，本人の楽しみを目標とする考えに立ち，自分で食事が摂取できなくなった時も本人の機能にあわせた食介助を行い，できるだけ経口摂取に努め，本人の好みにあわせて食べやすいものを，食べられるだけ食べて，無理には食べさせないという考え方である．CFO の実践は本人と社会とのつながりを維持することにつながり，このことが終末期の生活の質（quality of end-of-life care）の向上につながる．CFO の実践のためには，丁寧な口腔ケアとともに，"skilled feeding"，"careful hand feeding" といわれる熟練した食介助が重要となる．

末期の認知症の人が寝たきりになると，拘縮，褥瘡など動かないことに関連する様々な痛みが出現する．これらの痛みを防止するために，関節可動域訓練の継続，ポジショニングや体位変換の指導，サポートサーフェス導入などが重要になる．

末期認知症高齢者の最大 3 人に 2 人が肺炎を合併して死亡し，肺炎を合併した死亡した認知症高齢者は，食べられなくなって死亡した認知症高齢者より不快感や呼吸困難が強いことがわかっている．また，喀痰に伴う呼吸困難は薬剤では緩和しないため，苦痛的リハビリテーションとしての気道クリアランスが重要となる．また，このような末期の認知症の人に対して深い吸引をすることは，苦痛の強さから極力避けるようにしたい．在宅における具体的な気道クリアランス法としては ① 痰が貯留している部位を確認し，② 体位をとり（体位排痰法），③ 呼吸理学療法など痰を中枢気道，声門の下まで移動させるために様々な手技を行い，④ 軽い咳で痰を口腔まで移動させたのち，⑤ 口腔から痰を拭うように取り除く[16]とよい．

まとめ

認知症を障害として捉える視点を核として持つこと，認知症の長い旅路の中のどのステージにおいてもリハビリテーション的な関わりを意識することが重要である．

MCI や軽度認知症の時期には，MCI の予防や認知症の進行防止，さらに長い旅の準備という視点で包括的なリハビリテーションプログラムが提供できることが望ましい．

進行期の方に対しては，活動や参加のレベルに重点を置いた，個別性の高いリハビリテーションが，重度から末期の方には，身体的な合併症，苦痛の予防と解除，その人らしさの維持を目的とし

た緩和的リハビリテーションが重要となろう.

また,今回は触れることができなかったが,地域包括ケアの考え方の中には予防という概念も含まれている.予防については,認知症高齢者への個別の対応に終始することなく,地域ぐるみで認知症予防対策,進行防止対策を行う視点が重要である.

文献

1) Kulmala J, et al：Association between frailty and dementia：a population-based study. *Gerontology*, 60(1)：16-21, 2014.
2) Barnes DE, et al：The projected effect of risk factor reduction on Alzheimer's disease prevalence. *Lancet Neurol*, 10(9)：819-828, 2011.
3) Suzuki T, et al：Effects of multicomponent exercise on cognitive function in older adults with amnestic mild cognitive impairment：a randomized controlled trial. *BMC Neurol*, 12：128, 2012.
   Summary Amnestic MCI の高齢者への多成分運動(1日90分,週2日,12か月間)の介入は,部分的認知機能の改善をもたらした.
4) 澤本和延,脳に内在する神経再生機構,第50回日本神経学会総会,シンポジウム3―3,中枢神経系の再生・次なる半世紀,臨床神経, 49：830-833, 2009.
5) David Snowdon 著,藤井留美訳,100歳の美しい脳―アルツハイマー病解明に手をさしのべた修道女たち―,ディーエイチシー,2004.
6) Matthews FE, et al, on behalf of the Medical Research Council Cognitive Function and Ageing Collaboration：A two-decade comparison of prevalence of dementia in individuals aged 65 years and older from three geographical areas of England：results of the cognitive function and ageing study Ⅰ and Ⅱ. *Lancet*, 382：1405-1412, 2013.
7) Sabia S, et al：Association of sleep duration in middle and old age with incidence of dementia. *Nat Commun*, 12：2289, 2021.
8) Fuliz NE, et al：Coupled electrophysiological, hemodynamic, and cerebrospinal fluid oscillations in human sleep. *SCIENCE*, 366(6465)：628-631, 2019.
9) Holtzman RE, et al：Social network characteristics and cognition in middle-aged and older adults. *J Gerontol B Psychol Sci Soc Sci*, 59(6)：278-284, 2004.
10) Wang HX, et al：Late-life engagement in social and leisure activities is associated with a decreased risk of dementia：a longitudinal study from the Kungsholmen project. *Am J Epidemiol*, 155(12)：1081-1087, 2002.
11) Boyle PA, et al：Effect of a purpose in life on risk of incident Alzheimer disease and mild cognitive impairment in community-dwelling older persons. *Arch Gen Psychiatry*, 67(3)：304-310, 2010.
12) Boyle PA, et al：Effect of purpose in life on the relation between Alzheimer disease pathologic changes on cognitive function in advanced Age. *Arch Gen Psychiatry*, 69(5)：499-505, 2012.
13) 山口晴保編著,認知症の正しい理解と包括的医療・ケアのポイント 脳活性化リハビリテーションで進行を防ごう,協同医書出版,2010.
14) Fujishima I, et al：Sarcopenia and dysphagia：Position paper by four professional organizations. *Geriatr Gerontol Int*, 19：91-97, 2019.
15) Magaziner J, et al：Prevalence and characteristic of nursing home-acquired infections in the aged. *J Am Geriatr Soc*, 39：1071-1078, 1991.
16) 北川知佳：排痰ケア.津田 徹,平原佐斗司編,非がん性呼吸器疾患の緩和ケア,104-111,南山堂,2017.

特集／在宅におけるリハビリテーション診療マニュアル
在宅リハビリテーション各論
高次脳機能障害

橋本圭司*

Abstract 在宅における高次脳機能障害のリハビリテーションのポイントとして，①当事者が高次脳機能障害を自覚していないことが多い，②高次脳機能障害の回復は年単位である，③家族の負担感が大きく「介護うつ」の傾向が見られることがあるので注意を要する，などがある．病院や診療所における高次脳機能障害の評価は，脳画像や神経心理学的検査を用いて行われることが多いが，在宅においては，当事者と家族，それぞれの負担感がどのようなことからきているかの質的評価が重要である．リハビリテーション治療・処方のポイントとしては，当事者のリハビリテーション後の改善について，どのレベルの階層にいるのかを見極めて，そのレベルに合った治療的介入を提供することが求められる．

Key words 高次脳機能障害(higher brain dysfunction)，神経心理学的障害(neuropsychological disorder)，神経心理学的リハビリテーション(neuropsychological rehabilitation)，再統合(reintegration)

はじめに

1990年代，高次脳機能障害によって日常生活や社会生活が著しく毀損された人たちに，障害者手帳を発行したり，それに準じる診断書の発行を受けたりすることはほとんどなかった．制度がなければどうすることもできないのは自明のことであり，これを何とかして欲しいという要望が国会議員に届いたのが1990年代末のことである．これを受けて厚生省(当時)が支援事業を開始することとなった．それ以来時間をかけて後天性脳損傷の後遺症である高次脳機能障害は障害者手帳の対象となり，相談できる場所もでき，生活を自立させるために利用するサービスが整備されてきた[1]．本稿では，高次脳機能障害を医学的な評価や診断という視点のみならず，在宅におけるリハビリテーションを進めるうえで理解が必要となる日常生活や社会生活における困り感という視点から論じたい．

脳損傷者の機能不全

Kurt Goldsteinは，健常と病的状態，さらに全体論的リハビリテーションプロセスについて考えを述べている．高次脳機能障害のリハビリテーション，つまり神経心理学的リハビリテーションについて彼の理論は，脳損傷者の機能障害に対するユニークな視点から出発している．彼によると，ある時点で脳損傷者が機能していないように見えるのは，以下の3つの原因のどれか1つ，あるいはそれらの組み合わせが影響しているという(図1)．

その原因としては，①脳損傷による機能低下あるいは障害の直接の影響．②大きな混乱状態(catastrophic reaction)に陥ることを経験したくないため，防衛的に残存能力を使おうとしない場合がある．混乱状態には，重度不安(severe anxiety)のすべての要素が含まれる．その状態が続くと，人は適切に状況へ適応することができず，これが，

---

* Keiji Hashimoto，〒227-8518 神奈川県横浜市青葉区藤が丘2-1-1 昭和大学医学部リハビリテーション医学講座，准教授／医療法人社団圭仁会，理事長

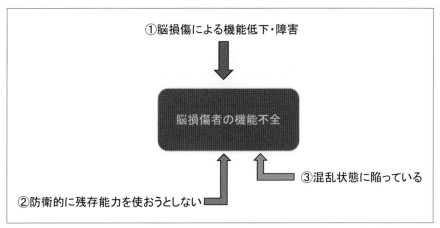

図 1. 脳損傷者の機能不全

脳損傷患者が時に保守的で頑固な態度を示す理由であるという．彼らは，新しいことに挑戦したり，新しい活動を開始したりすることを好まず，馴染み深い，慣例となっている事柄に執着する．こうして彼らは，混乱状態を経験しないようにしているのである．③ 脳損傷者が適切に機能できない第3の要因は，彼らが実際に混乱状態に陥っている場合である．新しい活動をしないようにしていても予想外の出来事に適応できず，混乱状態に陥り，その間は残存能力があっても，それを発揮できない[2]．

高次脳機能障害の特徴

高次脳機能障害の特徴として，後天的である(生まれた時からあるのではない)ことがある．これは，生まれつきの特性である発達障害(神経発達症)との明確な違いである．また，進行性(悪くなる)ではなく，時間はかかるが回復する(軽くなる)可能性があり，これは，アルツハイマー病による認知症と異なる点である．手足の麻痺の回復は月単位だが，高次脳機能障害の回復は年単位であり，実際には，回復期リハビリテーション病棟を退院して，自宅に戻ってから高次脳機能障害が改善する例が多い．また，様々な症状が，人により異なった組み合わせ・異なった程度で起こってくることが特徴で，1人1人の状態は非常に違うが，大きく見ると共通点がある．いわば，いろいろな症状が，一人1人違った種類・程度にブレンドされた状態(一人1人が「オリジナルブレンド」)であり，困ることも1人1人違うが，解決の方向には共通点がある[3]．

高次脳機能障害のリハビリテーションのポイント

リハビリテーションのポイントは，「できないこと」と「できること」が何かを確認して，日常生活や社会生活を実際に行ってみて，それによる問題に気づくことが重要である．「できないこと」ではなく「できること」を伸ばすという視点が必要で，実際の脳の回復過程も，脳損傷の部位そのものの改善というよりは，脳損傷周囲や反対側が活動し，脳の可塑性による代償機構が働いていることが多いようである．

できないことの克服ばかり考えていると，ストレスを感じる．できることの積み重ねで自信をつけると前に進めることが多い．できることや，やりたいことをリハビリテーションに取り入れるとやる気になることができ，改善することが喜びと感じることができる．

また，家庭や地域での生活を始めると，これからの自分に必要なことが具体的に見えてくる．回復へのヒントがつかめる．一方で，「治る」というゴールにとらわれると，いつまでたっても病院を

卒業できない．時に入院生活や介護を受ける生活が長引いてしまうと，人に手伝ってもらうことに慣れてしまい，自分から動くことが減ってしまう．結果，病院での診察やリハビリテーション以外，1日の生活の大半を休んでいる生活に慣れてしまい，いつまでも「病人」のままでいることになってしまう[4]．

もとの状態に戻ることをゴールにすると，できないことばかり気になってしまうものである．今日からできることを明確にし，目の前のできることから1つ1つ実行に移していくことが肝要である．そのために，自己の気づきが必要である．

治療的介入の階層的構造

Ben-Yishay らは，脳損傷者が段階的に最適な能力を獲得していく様子を図2のように示した[2]．

1．自己認識(awareness)，柔順性(malleability)，理解(understanding)

認知，神経行動，情緒における障害を代償するために，患者はまず自分の障害の特性と，障害がどのような事柄に影響を及ぼすかについて認識することが求められる．患者は，受傷前は自分で行えていたことにも，他人の指導を受けなければならない場合がある．このことに自尊心を傷つけられたり，憤慨したりすることなく，柔順に指導に従う態度が求められる．さらに，患者は，新しく身につけた代償的方略を習慣化できるためには，高次脳機能障害の認知療法的訓練の論理的根拠について理解することが必要である．改善の初期においては，望ましいレベルの自覚，柔順性，理解が養われるまで，グループでの訓練を受けることが有用である．

2．代償(compensation)，調整(adjustment)，受容(acceptance)

患者が必要最小限の自己認識，柔順性，理解を獲得したら，障害を代償する方略を学習できる段階になる．代償を学習する段階では3種類の帰結が予測できる．①患者が教えられた方略と代償的な手段を，機能を発揮すべき状況で適切に用いることができる．②獲得すべき方略を学習，保持，あるいは新しい環境へと移す能力に，言葉の理解のうえでも，実施するうえでも限界があることがわかってくる．③誤りを自分で修正できる部分と，予想外の状況に遭遇した場合に援助が必要になる部分がはっきりしてくる．これらのことは，最終的に患者が自分の問題をどれだけ自力で解決できるかを予測することや，患者の就労の可否を考える場合の決定要因となる．

患者が必要最小限の代償の方略を身につけたと判断されると，次の機能的調整を行う段階になる．個人の持つ職業的(生活的)技能や態度(精勤度，几帳面さ，指示されたことへの反応性，自己監視能力，同僚との人間関係維持能力，代償的方策の利用についての信頼性など)を評価する目的で作業を選択し，割り当てる．最初は基本的な作業から開始し，役割を効率よく果たせるようになったら，より複雑な作業を割り当てる．この段階のリハビリテーションについて主な要素は，障害の受容がどれだけできているかである．障害を受容できたかどうかは，以下のような患者の態度から判断できる．①不穏状態にならず，失った機能を嘆くことがなくなった場合．このとき患者は自分の脳損傷について，平静さを保ちながら客観的に話すことができる．②ユーモアや笑いなど，生活場面の小さな喜びを楽しめるようになる．③リハビリテーションで獲得したことを価値や意味があったと感じ，そのように話すことができる．④希望をもって，自分に価値があると感じ，自分を大事にするような言動を示す．

図2に示すように，リハビリテーションプロセスの進歩が最高潮に達するのは，コミュニティーに再統合され，人生に意味を発見し，自己同一性を再構築した時である．

在宅におけるリハビリテーションにおいては，医学的あるいは神経心理学的な所見ばかりに目を向けるのではなく，図2のどの階層に患者が直面しているのかを見極める必要がある．そして，高次脳機能障害のリハビリテーションの目標は，脳

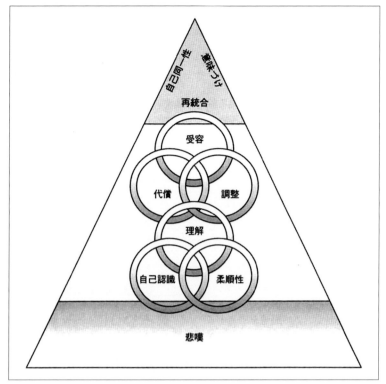

図 2. リハビリテーション後の改善について
階層的で重なり合う臨床的指標

損傷者の ADL 能力や就労能力を拡大することに留まらず,自己同一性や自尊心を再構築して人生に新しい意味を見つけることにある.

家族の負担感

2018 年に実施された,渡邉らによる家族会に対するアンケート調査によると,食事やトイレなどの日常生活動作は75％の人が自立していた.一方で,「バスや電車で1人で外出できる」「日用品の買い物ができる」人は5割前後,「預貯金の出し入れが自分でできる」人は4割を下回り,多くの人が社会生活に介護を必要としていた.また,介護を担う人は配偶者や両親が多かった.介護の負担感を「本人のそばにいると気が休まらない」「本人が家にいるので,友達を自宅に呼びたくても呼べない」などの質問からなる介護負担尺度(32点満点)を使って調べたところ,「介護うつ」の可能性が考えられる 13 点以上の人は44％いた.介護負担感は,患者が一般就労をしている群や,外出が週4日以上の群のほうが,そうでない群より軽いこともわかった.高次脳機能障害は,周りから気づかれにくく「怠けている」などと誤解されがちである.本人に障害の自覚がないこともある.退院後に社会生活を送ろうとしてつまずき,発覚するケースも多い.急性期の病院を退院後,家族にとって最も精神的な負担になったのは「性格の変化」が5割以上と最多で,「就労や就学の可能性や継続性」が続いた[5].

相談先がわからず,本人も家族も,閉じこもって孤立してしまいがちになる.本人や家族が孤立しないように,地域の中で居場所を確保し,本人や家族を生涯にわたってサポートする仕組みの整備が必要である.

包括的リハビリテーションに求められること

生活期の高次脳機能障害に対するリハビリテーションに求められること[6]は,以下の7つに集約される.

① 脳損傷リハビリテーションについて明確な方針を持つこと
② 家族と環境への対応を工夫すること
③ 長期間寄り添う態勢を整えること
④ 市民への啓発と地域での居場所づくりをすること
⑤ 社会環境の変化に対応しながら個別支援を的確に行えるシステムを作ること
⑥ 地域に高次脳機能障害者支援を行える人材や利用できるサービスを増やすこと
⑦ 当事者とともに生活する人々が地域の専門職と一緒に問題を共通に理解し，科学的・民主的に解決方法を考えること

通常，医療において行われるリハビリテーション診療は，例えば回復期リハビリテーション病棟を退院すると終了になってしまうことが多い．自宅退院後も在宅リハビリテーション診療を行う場合，上記の7つの原則を念頭に置きながら高次脳機能障害に対する生活期のリハビリテーションを実践することが望まれる．

文 献

1) 中島八十一：高次脳機能障害の勃興と将来展望，新興医学出版社，2023.
   Summary 高次脳機能障害支援モデル事業を取り仕切った著者が，高次脳機能障害が世に出て20年余を経た時期にその勃興を見直した良書である．

2) Ben-Yishay Y, et al：米国における神経心理学的リハビリテーション．大橋正洋訳，リハビリテーション MOOK4 高次脳機能障害とリハビリテーション，金原出版，2001.

3) 上田 敏：高次脳機能障害者の主体性を活かした社会参加，しまね高次脳機能障害リハビリテーション講習会資料，2017.

4) 橋本圭司：高次脳機能障害のリハビリがわかる本，講談社，2012.
   Summary 自宅ですぐにはじめられるリハビリテーションを紹介し，リハビリテーションと並行する薬物療法の注意点，治療中に利用できる社会福祉制度について解説している．

5) 高次脳機能障害，介護する人の44%「うつ傾向」孤立しない対策を：朝日新聞デジタル，2022年10月29日．

6) 大橋正洋：高次脳機能障害者支援—その始まりを知って考えたこと，第13・14回奈良高次脳機能障害リハビリテーション講習会報告書，2015.

好評

詳しくはこちら！

睡眠環境学入門

監修　日本睡眠環境学会
編集　日本睡眠環境学会睡眠教育委員会

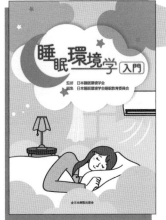

睡眠改善・研究に携わる睡眠のエキスパートから寝具メーカーに従事されている研究者まで、幅広い豪華執筆陣による最新の詳細な実験・調査分析結果や、良い眠りのためのノウハウが凝縮されています。

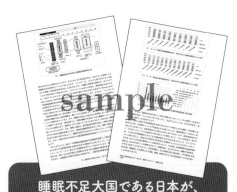

睡眠のスペシャリスト「睡眠環境・寝具指導士」を目指す方にとってもオススメの一冊です！

2023年6月発行　B5判 270頁
定価 3,850円（本体 3,500円＋税）

睡眠不足大国である日本が、質の高い睡眠をとりwell-being向上を目指すために正しい睡眠の知識を学べる入門書！

CONTENTS

第1章　睡眠環境学の現状と展望
1. 睡眠環境の歴史的変遷
2. 睡眠環境学の現状と課題

第2章　睡眠科学の基礎
1. 睡眠の役割と多様性
2. 睡眠時の生理現象
3. 睡眠時の心理現象
4. 睡眠と記憶
5. 睡眠・覚醒の調整機構
6. 生体リズム
7. 睡眠のライフサイクルと個人差

第3章　睡眠環境の基礎
1. 寝室環境と睡眠環境
2. 睡眠環境の3要素
　1）温熱環境
　2）光環境
　3）音環境
3. 騒音環境と睡眠，心身への影響―快適睡眠のための騒音対策―
4. 避難所環境の整備―冬季における睡眠や体温に及ぼす寝具の影響―
5. 睡眠とカフェイン，アルコール，ニコチン―薬理作用と留意点―

第4章　睡眠マネジメント，睡眠の評価
1. 社会の課題と睡眠や生体リズムの問題
2. 健全発達のための早期からの睡眠教育
3. バイオマーカーを用いたストレス，睡眠の評価
4. 就労層の睡眠マネジメントの実践手法と評価
5. 学校での睡眠教育の実践手法と評価
6. 発達障害児の睡眠の理解と支援
7. 地域での睡眠マネジメントの実践手法と評価
8. 睡眠教育と睡眠環境調整による睡眠マネジメント
9. 時差と睡眠，睡眠・覚醒リズムの変化―時差障害対策を含めて―
10. 睡眠改善に関連した香り，香りの時間生物学的活用法

第5章　睡眠をとりまく現代の環境課題と睡眠支援
1. 時間栄養学と睡眠，運動―時間健康科学への展開―
2. 時間栄養学とスポーツ―世代別・競技別の食事・睡眠のタイミング―
3. 入浴，入浴剤を活用した睡眠改善―ホテル，海外旅行での睡眠改善―
4. 睡眠・覚醒リズムの連続計測と睡眠マネジメントへの活用
5. ベッド設置型睡眠計を用いた睡眠の評価と改善
6. 介護業務支援における睡眠テックなどのデータ利活用
7. 高齢者の自宅での日常生活と睡眠
8. エアコンの室内環境評価技術から睡眠環境を考える
9. センサー内蔵マットレス，仮眠ルーム，健康経営

Column
❶ 睡眠研究を覗き見る
　―魂・意識から感覚・行動・脳波へと―
❷ 寝床気候の研究を通じての思い
❸ 睡眠環境：温湿度編
　―冬の寝室湿度にはご注意を！―
❹ 20年前に行った「子どもの睡眠教育」
❺ 睡眠の質を求めて
❻ 「ネムリヒミツラボ」の試み

　全日本病院出版会　〒113-0033　東京都文京区本郷 3-16-4　Tel：03-5689-5989
www.zenniti.com　Fax：03-5689-8030

特集／在宅におけるリハビリテーション診療マニュアル
在宅リハビリテーション各論
がん

大森まいこ*

Abstract がんの治療中・後，あるいはがん終末期に自宅で療養生活を送る患者は増加している．がんそのものやがん治療により生じた症状や機能障害に対して在宅で行うリハビリテーション治療は，症状緩和や ADL，QOL 維持向上のために有用なものである．

リハビリテーション治療を行うにあたっては，まず原病であるがんの状況を知る必要がある．現在どのような治療を行っているのか，生命予後はどれくらいなのか，病状や生命予後についてどのような告知がなされているのか．病院と違い，病状や治療状況を直接知ることのできない在宅の現場では，それらの情報を集めるために工夫が必要である．

病状を知ったうえで目標設定を行うことで，個々の患者に応じた適切なリハビリテーション治療を行うことができる．

在宅では直接生活に関わる環境でリハビリテーション治療を行うため，患者，家族の希望を具体的なかたちで知ることができ，その希望に沿って目標設定を行うことが望ましい．症状緩和や ADL へのアプローチをベースに，自宅でどのような生活を送ることによって患者の QOL が向上するかを考えることで，在宅でできるリハビリテーション治療の幅も広がるであろう．

Key words 訪問リハビリテーション(visit rehabilitation)，進行がん・末期がん(Advanced cancer・Terminal cancer)，日常生活動作(activities of daily living；ADL)，疼痛(pain)，呼吸困難(dyspnea)，浮腫(edema)，骨転移(bone metastasis)

評価のポイント(見逃しやすい点)

1．がんの状況(治療内容や転移，治療による副作用，生命予後)

リハビリテーション治療目標の設定やリスク管理，プログラム策定のためには，原病であるがんの状況(表1)について情報を得ておく必要がある．

がんという重大な病気がベースにあると，リハビリテーション治療を行うことは難しいと思いがちだが，上記の情報をもとに目標設定を行うことで，個々の患者に応じた適切なリハビリテーション治療を行うことができる．ただ，在宅では病院との連携がとりづらく，それらの情報を得ること が難しい場合が多いため工夫が必要である(表2)．

2．身体機能の状況

がんやがん治療によって生じる機能障害は様々である(表3)[1]．

特に ADL 動作や QOL に関わる症状(麻痺や感覚障害，痛み，呼吸苦など)については，その状況を評価し，機能予後についても予測することが重要である．症状は改善するのか，どのくらい続くのか，あるいは悪化するのか，それらをもとにリハビリテーション治療の目標を設定する．また症状の経過を経時的に評価しておくことも重要である．

---

* Maiko OMORI，〒140-0014 東京都品川区大井 4-11-27 大井中央病院，副院長

表 1. 得ておくべきがんの状況についての情報

がんの進行と治療	治療の有無 治療目標：完治あるいは延命，それとも症状緩和か 転移の有無，治療による副作用の情報
生命予後，告知	年単位か月単位かあるいは週単位か 本人への告知の有無：生命予後，転移，機能予後

表 2. 情報を得るための工夫

* 退院前カンファレンス，外来受診などの機会を利用する
* 情報提供を求める依頼状を在宅診療医から記載する
* 病院の地域連携室を通して情報を求める

表 3. がんやがん治療によって生じる機能障害

がんそのものによる障害
1. がんの直接的影響
    骨転移（長管骨）による病的骨折，
    脳腫瘍（脳転移）にともなう片麻痺，失語症など
    脊髄・脊椎腫瘍（脊髄・脊髄転移）にともなう四肢麻痺，対麻痺
    腫瘍の直接的浸潤による神経障害
2. がんの間接的影響
    癌性末梢神経炎，悪性腫瘍随伴症候群（小脳性運動失調，筋炎など）

おもに治療の過程においてもたらされる障害
1. 全身性機能低下，廃用症候群　化学／放射線療法など
2. 手術
    骨・軟部腫瘍術後（患肢温存術後，四肢切断術後）
    乳がん術後の肩関節拘縮，乳がん・子宮がん手術後のリンパ浮腫
    頭頸部がん術後の嚥下・構音障害，発声障害
    頸部リンパ節郭清術後の僧帽筋麻痺（副神経の障害）
    開胸・開腹術後の呼吸器合併症
3. 化学療法・放射線療法
    末梢神経障害，横断性脊髄炎，腕神経叢麻痺，嚥下障害など

（文献1より引用）

3．ADL動作，自宅環境や介護者について

在宅でのリハビリテーション診療の利点は，自宅環境や生活，介護状況を直接確認できることである．がんは，病状によっては全身状態や身体機能が変化する可能性が高いこともあり，ADLの自立度や介護度も大きく変わることがある．そのため，大規模な住宅改修や高額な福祉用具の購入などはできるだけ避ける方がよいだろう．キーとなる（例えばトイレ動作など）ADL動作の状況を確認して，その時に必要最低限の福祉用具導入などを行う．また動作に危険がないか，介護者の介護負担が増えていないか，などを定期的に評価する．

4．トータルペイン（全人的苦痛）

がん患者が感じる苦痛（痛み）には身体的な苦痛だけでなく，その他にも精神的な苦痛，社会的苦痛，スピリチュアルペインの4つの側面があるといわれ，それらを合わせてトータルペイン（全人的苦痛）と呼ぶ（図1）．精神的苦痛は，検査，診断の不安，がんの診断によるショック，治療の過程に伴う様々な不安や死への恐怖など，経過を通して常に感じ得る．また通院や治療に伴う就労困難や経済的な問題，これまで果たしてきた社会的役割の喪失などによる社会的苦痛も大きな問題となることが多い．生きる意味や目的など，人生につ

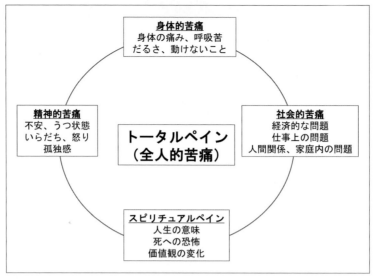

図 1. トータルペイン（全人的苦痛）

いての深い悩みを感じるスピリチュアルペインも重大な苦痛である．リハビリテーション治療を行うにあたっては，患者の身体的苦痛だけでなく，その他の3つの苦痛についても理解し，解決は困難であってもその苦痛に寄り添う姿勢を見せることが重要である．

リハビリテーション治療とリハビリテーション処方のポイント

在宅でのリハビリテーション治療は「患者，家族の希望に沿った」かたちで行うことが重要となる．そこでポイントとなるのは，① 症状緩和，② ADL動作機能維持，向上，介護負担軽減，③ QOL向上の3点へのアプローチと考える．

症状緩和によりADL動作がスムーズになったり，介護負担が軽減したりという効果が得られることもあり，また症状緩和は患者QOL向上にも寄与するため，在宅で問題となる症状に対するリハビリテーションアプローチを中心として以下にまとめる．

1．疼 痛

がん患者の70%は，治療が必要な疼痛を有するといわれている[2]．疼痛治療において，リハビリテーション治療（物理療法，運動療法）は非薬物療法に分類されるが，薬物の代替として用いるものではなく，必要十分な薬物での鎮痛が行われていることが基本となる．そのうえでリハビリテーションを併用することによって薬物効果の増強や薬物量の減少が可能となる場合がある[3]．在宅で行うことのできる疼痛に対するリハビリテーション治療を表4，5[4]にまとめる．

2．悪液質と廃用症候群による疲労

がんによる悪液質（cachexia）により筋力，筋持久力が低下すると安静臥床による廃用症候群を合併しやすくなり悪循環となる（図2）．

まずは，できるだけ臥床の時間を減らすことを目標とし，座位時間の延長や自宅内や自宅周囲での歩行など，少しずつでもできることを増やしていく．行きたい場所や散歩途中の楽しみなどを一緒に検討することによって活動性の向上に繋がるかもしれない．

ただし，がん患者は筋疲労を生じやすいため，筋力，耐久性向上を行う際には負荷量の調整に注意する．また，不応性悪液質の状態では，逆にできるだけエネルギーを消費しないような動作方法を検討し，動作に優先順位をつけることが大切である．

表 4. 在宅でできるがん性疼痛に対するリハビリテーション治療の例

マッサージ	あまり刺激の強くない軽擦法(表皮の上を手指の掌側でゆっくりとさする)は,どこでも,誰でも行うことのできる簡便な方法として推奨できる. 禁忌:局所の炎症,出血傾向など.局所の悪性腫瘍も禁忌である.
温熱・寒冷療法	市販や手作りのホットパックを用いて温熱療法を施行する.組織傷害直後の炎症反応や浮腫,焼け付くような末梢の痛みで,温熱を使用しにくいときにアイスパックを用いた寒冷療法も効果的である.熱傷や凍傷を起こさないように,タオルを巻いて行う. 禁忌:意識障害,感覚障害,末梢循環障害,急性炎症,出血傾向,放射線療法などで障害のある皮膚.
経皮的電気神経刺激(TENS)	皮膚に貼付した電極によって,経皮的に神経に電気刺激を与え,痛みを軽減させる.家庭用の小型電気刺激機器は入手可能である. 禁忌:頚動脈の上への貼付,心臓ペースメーカー植え込み患者や妊婦への使用は禁忌である.
ポジショニングと関節可動域(ROM)訓練	長期の安静臥床や不動により関節拘縮を生じると疼痛の原因となるため,ポジショニングやROM訓練は有用である. 拘縮予防のためには,各関節を全ROMにわたって行う運動を1日2回,各運動を3回繰り返すことが推奨される.ベッド上ではクッションや枕を用い良肢位を保つようにする. 禁忌:急性痛がある間は抵抗運動を避ける.特に骨転移近傍の関節に対しては施行時に注意が必要である.

表 5. がん性疼痛,特に骨転移による痛みに対する動作やセルフケア指導例

	目 的	具体例
起居動作	疼痛の原因と部位を考慮し,疼痛を避けるような起居動作の指導	*長管骨や骨盤転移の場合,患側下肢の荷重を避けるような移乗動作の指導 *脊椎転移のある場合,ベッドからの起き上がり時に,過度の体幹前屈や捻転を避けるような動作の指導
道具・自助具	患者の歩行能力やADL自立,社会活動への参加を保つために,疼痛を軽減させる道具や自助具の使用	*疼痛・骨折下肢への荷重を軽減するための杖や歩行器の使用 *長距離歩行時の疼痛に対して,外出時の車椅子使用 *体幹前屈時に痛みが生じる場合のストッキングエイド使用
環境設定	ADL動作時の疼痛軽減のための環境設定	*歩行時の疼痛軽減のための手すり設置 *立ち上がり時の疼痛軽減のための手すりや高い座面

(文献4より引用)

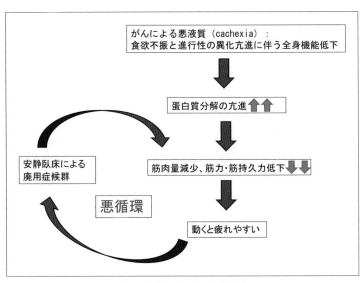

図 2. 悪液質と廃用症候群

表 6. 呼吸困難に対するリハビリテーションアプローチ

* 呼吸介助や排痰指導
* ポジショニング(排痰体位や換気量を増加させる体位)
* 呼吸法の指導(口すぼめ呼吸，動作に合わせた呼吸)
* リラクセーション
* 動作の負荷量を減らす工夫の指導(ベッドギャッチアップ機能の使用，手すり設置の検討)
* 室内の工夫：換気をよくし，窓を開けたり扇風機を回したりして，顔に心地よい風をあてる(**図3**：送風による呼吸困難改善効果)，室温はやや低めで加湿する

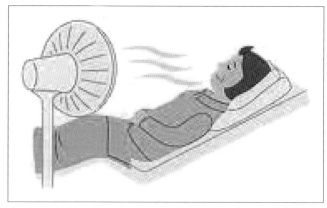

図 3. 送風による呼吸苦対策

表 7. 在宅で行うことができる浮腫への対応

* セルフケア：皮膚の清潔を保つ，保湿，爪の手入れなど
* 生活指導：下肢を下垂している時間を減らす，下肢挙上，一部のみ圧迫する着衣は避ける，重いものを浮腫のある上肢で持つことはしない，下腹部を圧迫するような動作は避ける
* 運動指導：下腿の筋収縮を促す，歩行や自転車こぎなど
* 用手的リンパドレナージ：セルフドレナージや家族による愛護的マッサージなど
* 圧迫療法：多層包帯，弾性着衣，弾力チューブ包帯，管状サポート包帯

注：進行がん・末期がん患者は，皮膚が脆弱であったり，また末梢を圧迫することで近位部が腫脹してしまったりするので，全身の状況を確認しながら治療を行う

3. 呼吸困難

末期がん患者の約半数に生じるといわれる頻度の高い症状である．マネジメントとしては，原因に対する治療や酸素投与，薬物投与が行われる．呼吸リハビリテーションは，非薬物療法としてこれらの治療と並行して行うことが可能である．がん患者に対する呼吸リハビリテーションは，一般的な慢性呼吸不全などの呼吸困難に対してのアプローチと同様である(**表6**)．

がん患者では疼痛など他症状の合併や，短期間での呼吸状態の悪化などがあるため注意する．

4. 浮腫

子宮がんや乳がんの術後に生じるリンパ浮腫や終末期に生じる浮腫がある．

リンパ浮腫の標準的治療は① スキンケア，② 用手的リンパドレナージ，③ 圧迫療法(多層包帯法・弾性着衣) ④ 運動療法の4項目からなる「複合的理学療法(complex decongestive physical therapy；CDP)」に日常生活指導を加えた「複合的治療」が標準的治療である[5)6)]．しかし，CDPを実施するには専門的な知識と技術を要するため，在宅でこれらをすべて行うことは難しい場合が多い．また終末期の浮腫は静脈性浮腫が混在する場合もあり，判別は困難である．

在宅で行うことができる浮腫への対応を**表7**にまとめた．

表 8. 骨転移リスク管理のポイント

* 原発がんの種類:骨転移を生じやすいがん
* 疼痛やその他の神経症状
  最近出現した痛みや強くなってきた痛みには注意
  放散痛:頚椎転移からの上肢痛,腰椎転移からの下肢痛
* これまでの経過:経過が長いと骨転移のリスクが高くなる

(文献 4 より引用)

表 9. リハビリテーション治療にあたり配慮が必要となる副作用

* 消化器症状:悪心,嘔吐,食欲不振,下痢
* 骨髄抑制:好中球減少による易感染,貧血,血小板減少による出血傾向
* 神経障害:末梢神経障害,脊髄障害
* 心毒性:不整脈,心不全
* 皮膚炎,粘膜炎

5. 摂食・嚥下障害

嚥下困難は,口腔や頭頸部がんによるものだけでなく,全身の筋力低下などによっても終末期患者に生じやすい症状である.嚥下困難の原因に対して積極的な嚥下訓練を行うことは難しい場合が多いので,対症療法を行う.患者の機能や状態に応じた食形態や食事姿勢,一口量や嚥下法の指導といった対応を行う.誤嚥性肺炎により全身状態の悪化を早めるリスクもあるが,リスクを評価したうえで,食べたいという患者の希望を優先させる場合もあるだろう.

リハビリテーション治療施行時の
リスク管理・注意点

がん患者では,がんやがん治療による特有の問題や短期間での状態悪化があるために注意する.特に在宅でのリハビリテーション治療では,何かあった時の対応を療法士 1 人で行わなくてはならない場合が多いので,あらかじめリスク評価・管理をしっかり行っておく必要がある.

以下に,リスク管理を行うポイントについてまとめる.

1. 骨転移

がん患者全体の 10〜20% に,臨床上問題となる骨転移が生じるといわれる.進行がん,末期がん患者では,その割合はさらに高くなる.在宅では,原発がん治療病院からの十分な情報提供がなかったり,定期的な画像評価が困難であったりするので,表 8 のポイントなどをもとにリスクの評価を行う.

2. 治療による副作用(有害事象)

治療による副作用は,治療開始後早期に生じるものと,治療終了後も長期に持続するものがある.在宅でリハビリテーション治療を行う際には,現在治療中の患者だけではなく,治療が終了した後の患者でも副作用を生じる可能性があることを認識しておく必要がある.

リハビリテーション治療を行うにあたってリスクとなる副作用についてまとめる(表 9).

3. 心機能障害,腹水・胸水

臥床に伴う心肺系・筋骨格系の廃用,ヘモグロビン値の低下,多量の水分負荷,抗がん剤の心毒性に伴う心機能の低下や心不全を起こすことがある.また,がん性胸膜炎や腹膜炎,心不全や肝不全,腎不全,血漿タンパクの減少などによって胸水や腹水の貯留を生じることもある.自覚症状やバイタルサイン(特に SpO_2),体重増加,尿量,などに注意しながらリハビリテーション治療を行い,悪化があるようであれば,かかりつけ医や訪問看護師に相談する.

おわりに

がん患者は，がんという大きな病気によって全人的苦痛を感じたり，自己コントロール感を消失したりすることも多いといわれる．在宅で行うリハビリテーション治療は，病院にあるような設備や機器はないが，生活に直接関わることができるため，自宅での生活を少しでも居心地の良いものにすることで，患者のQOL向上につながると考える．また，患者の希望に沿った形でのリハビリテーション目標を設定することで，失いがちな自己コントロール感を少しでも取り戻す助けになるかもしれない．

文献

1) 辻　哲也：がんのリハビリテーションの概要．辻哲也編，がんのリハビリテーションマニュアル第二版，23-37，医学書院，2021．
Summary　2011年に出版されたがんのリハビリテーションマニュアルの第二版．がんのリハビリテーションについて全般的に知りたいと思う初心者の方や実践的，具体的方法について知りたいと思う現場の方，いずれにも参考になる書籍．

2) 厚生労働省：医療用麻薬によるがん疼痛緩和の基本方針．
〔https://www.mhlw.go.jp/bunya/iyakuhin/yakubuturanyou/dl/2012iryo_tekisei_guide_001.pdf〕

3) Jacox A, et al：New clinical-practice guidelines for the management of pain in patients with cancer. N Engl J Med, 330：651-655, 1994.

4) 大森まいこ：リハビリテーション目標，リスク管理の実際．大森まいこほか編，骨転移の診療とリハビリテーション．92-106，医歯薬出版，2014．
Summary　臨床場面でどのように対応したらいいのか悩むことの多い骨転移患者へのリハビリテーションについてわかりやすく説明した書籍．

5) 日本癌治療学会　がん臨床ガイドライン：リンパ浮腫．
〔http://www.jsco-cpg.jp/lymphedema/guideline/〕

6) 日本リンパ浮腫学会：リンパ浮腫診療ガイドライン．
〔https://www.js-lymphedema.org/?page_id=2954〕

特集／在宅におけるリハビリテーション診療マニュアル

在宅リハビリテーション各論

フレイル・サルコペニア・ロコモ

永井隆士[*1] 笠井史人[*2] 川手信行[*3]

Abstract 平均寿命と健康寿命の乖離を短縮するためには，フレイル，サルコペニア，ロコモティブシンドローム（ロコモ）を正しく理解し予防することが重要である．フレイルは身体の脆弱性，サルコペニアは筋肉量の減少，ロコモは移動能力の低下を意味する．65歳以上の骨粗鬆症患者240人を対象に調査を行ったところ，年齢とともにフレイル，サルコペニア，ロコモの割合は増加した．サルコペニアとフレイルの該当者が15％程度であったのに対して，ロコモ該当者は76％であった．フレイル，サルコペニア，ロコモを予防するためには，運動療法と栄養指導が重要である．在宅でできる運動として，開眼片脚起立訓練，スクワット，セラバンドを使った運動を指導する．立位が困難な症例もあるため，座位や臥位でできる運動も検討する．栄養指導では，1日3回の規則正しい食事習慣，摂取たんぱく質量と摂取エネルギー量を考慮した食事指導を行う．また，咀嚼や嚥下機能を考慮した食形態を指導すると良い．

Key words フレイル（frailty），サルコペニア（sarcopenia），ロコモティブシンドローム（ロコモ）（locomotive syndrome（locomo）），運動療法（therapeutic exercise），栄養指導（nutritional guidance）

はじめに

日本の総人口に対する65歳以上の高齢者の割合は，2030年には30％を超えると予想されている[1]．平均寿命と健康寿命は約10年離れている[1]．2020年度の国民医療費は42兆9,665億円で前年度よりも3.2％の減少となっているものの，国内総生産（GDP）に対する比率は8.0％であり前年度より増加している[2]．65歳以上が国民医療費全体の60％以上を占めており，健康な状態を保ちつつ長生きをすることが重要である．

フレイル

フレイルとは，加齢に伴う心理的，身体的，社会的機能の低下によって脆弱性が増大した臨床状態と定義されている[3]．つまり，高齢になり生理的予備能力が低下することによってストレスに対する脆弱性が亢進し，生活機能の障害が見られ，要介護状態や死亡などの転帰に陥りやすい状態である．フレイルは，自立と要介護の中間に位置すると考えられる．フレイルの診断は，体重減少，筋力の低下，易疲労感，歩行速度，身体活動の5項目から判定することができる[4)~5)]．フレイルの頻度は5.6％（男性3.8％，女性6.6％）であるが[6]，フレイルは糖尿病の約20～30％，骨粗鬆症の約16％が該当するとの報告があり[5]，合併症があることでリスクが高くなる．フレイルの発症には，運動不足や栄養不足が影響するため，在宅におい

[*1] Takashi NAGAI, 〒142-8666 東京都品川区旗の台1-5-8 昭和大学医学部リハビリテーション医学講座, 准教授／同大学医学部整形外科学講座
[*2] Fumihito KASAI, 同大学医学部リハビリテーション医学講座, 教授
[*3] Nobuyuki KAWATE, 同, 教授

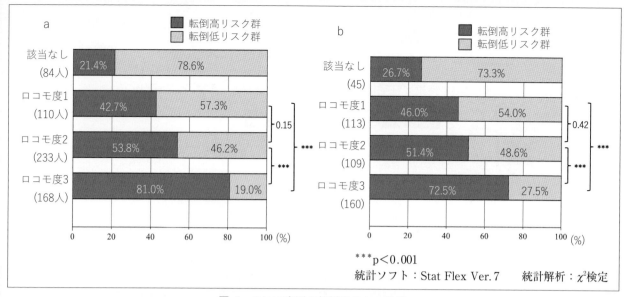

図 1. ロコモ度別の転倒リスクの結果
a：ロコモ 25　　　b：2 ステップテスト
ロコモ度が上がると，転倒高リスク群の割合が有意に増加した．

(文献 16 より引用)

てはウォーキングやラジオ体操，オーラルケアや規則正しい食生活になっているかの確認が必要である．

サルコペニア

日常の生活をするためには，動くための筋肉が必要であるが，加齢とともに筋肉の量は減少する[7]．サルコペニアとは，高齢期にみられる骨格筋量の減少と筋力もしくは身体機能（歩行速度など）の低下のことである[8]．元々は「サルコペニア」は，ギリシャ語で筋肉を意味するsarxと喪失を意味するpeniaを組み合わせたものである[9]．EWGSOP（European working group on sarcopenia in older people）により，統一した基準でサルコペニアを判定することが可能になった[10]．サルコペニアを診断する際には，握力，歩行速度，四肢骨格筋量が必要になる．四肢骨格筋量は全身を測定できる骨密度測定機や体組成計が必要になるが，SARC-Fのように問診だけで判定できるスクリーニングツールもある[11)12)]．在宅で評価を行う場合は，握力（男性28 kg未満，女性18 kg未満）または，椅子から5回立ち上がる時間を測定し12秒以上であればサルコペニアを疑って，生活習慣（食事や運動）の見直しと専門医療機関への紹介を検討する[8]．サルコペニアの予後や転帰として，生活の質の低下，転倒や骨折の増加，フレイルの発生リスクが高いことが挙げられる．また，がん患者や緊急手術を要する疾患を有している超高齢者では，サルコペニアを合併すると死亡率や死亡リスクが高くなるため[8]，放置することは危険である．

ロコモ

ロコモティブシンドローム（ロコモ）は，運動器の障害によって介護が必要な状態や介護が必要となるリスクの高い状態を表わす概念である[13]．現在では，ロコモを判断するロコチェック，ロコモの程度を判定する3種類のロコモ度テストがある[14]．ロコモ度1は移動能力の低下が始まっている状態，ロコモ度2は移動能力の低下が進行している状態，ロコモ度3は移動能力の低下が進行し，社会参加に支障をきたしている状態である．

Yoshimuraら[15]は大規模住民コホート調査の結果，ロコモ度1以上，ロコモ度2以上の有病率はそれぞれ81.0%（男性80.4%，女性81.3%），34.1%（男性30.5%，女性35.8%）であったと報告

表 1. 年齢別にみた，サルコペニア・フレイル・ロコモの結果

年　齢	人　数	フレイル	サルコペニア	ロコモ
65〜74歳	85人	10.6%(9人)	8.2%(7人)	61.2%(52人)
75〜84歳	117人	12.0%(14人)	18.8%(22人)	81.2%(95人)
85〜94歳	35人	31.4%(11人)	28.6%(10人)	94.3%(33人)
95歳以上	3人	66.7%(2人)	33.3%(1人)	100.0%(3人)
全　体	240人	15.0%(36人)	16.7%(40人)	76.3%(183人)

( )内は，年齢別の該当人数．重複を含む

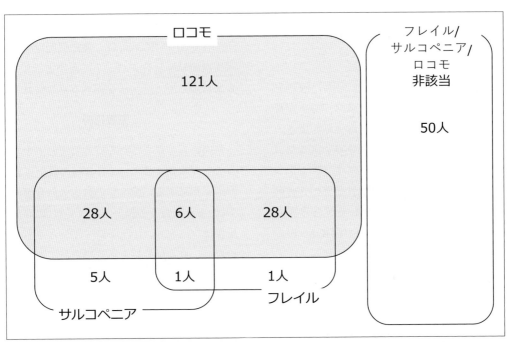

図 2. 当科骨粗鬆症外来における年齢別のフレイル・サルコペニア・ロコモの割合
ロコモとサルコペニアとフレイルの3つを合併することもある．

した．フレイル，サルコペニアの有病率はそれぞれ4.5%(男性2.8%，女性5.3%)，8.7%(男性9.7%，女性8.3%)であったことから，ロコモはフレイルやサルコペニアの前駆状態を見ている可能性がある．

2020年にロコモ度2が細分化され，ロコモ度3が新設された．我々は65歳以上の骨粗鬆症患者427人(男性55人，女性372人，平均年齢77.6歳)を対象にロコモ度2とロコモ度3の病態と転倒リスクの違いに関して調査を行った[16]．ロコモ度分類は，筋力や運動・日常生活能力のほか，骨密度や転倒・骨折の既往の違いを反映していた．転倒リスクについては，骨折の既往のほか，ロコモ度3では開眼片脚起立時間の短縮やロコチェック該当数が転倒高リスク因子であった(図1)．

当科の骨粗鬆症患者におけるフレイル，サルコペニア，ロコモの割合

2023年に当病院の骨粗鬆症外来を受診した65際以上の女性240人(平均年齢77.4±7.1歳)につ

いてフレイル，サルコペニア，フレイル，ロコモの割合を調査した．フレイル該当者36人（15.0％），サルコペニア該当者40人（16.7％），ロコモ該当者183人（76.3％）であった（**表1**）．年齢が高くなると，それぞれの比率は増加した．ロコモに関しては75歳以上の8割が該当した．ロコモとフレイルの合併は28人，ロコモとサルコペニアの合併は28人，ロコモとフレイルとサルコペニア3つとも合併していたのは6人であった（**図2**）．

在宅でできる運動

1．ロコトレ

ロコモを予防する運動として，開眼片脚起立（ダイナミックフラミンゴ体操）とスクワットが推奨されている．さらに上位レベルの運動ができる人は，ヒールレイズ（踵落とし）とフロントランジをプラスすると良い[14]．ダイナミックフラミンゴ体操は，転倒予防だけでなく大腿骨頸部の骨密度の増加も期待できる[17]．転倒の不安がある場合は，壁などを触りながら行うと良い（**図3-a～c**）．

2．座位・臥位の運動

立位を保持することが難しい場合は，椅子を利用した運動やベッドで寝た状態でできる運動を実施する．椅子を使った運動では，大腿四頭筋の筋力増強を目指して膝の伸展運動，踵起こし，つま先起こし，の運動を行う（**図3-d～g**）．ベッド上で行う運動では，仰臥位で膝の伸展，腰を浮かせる運動，腹臥位で股関節の開排などを行う（**図3-h～j**）．

3．セラバンドを利用した運動

セラバンドを利用した運動も効果がある．最近は100円ショップでもセラバンド類似のゴムバンドが売っており，数本をつなげれば十分な長さを確保できる．立位では肩関節の外転運動や，チューブを足で抑えて肩関節の屈曲，外転運動を行う（**図4-a～f**）．座位では，膝関節部分で結んで股関節を屈曲する，外転する運動足関節部分で結んで膝関節を伸展する運動，を行う（**図4-g～i**）．

4．NCGG‒HEPOP 2020

在宅でできる運動として，大沢ら[18]は，NCGG‒HEPOP 2020（national Center for geriatrics and gerontology-home exercise program for older people 2020）を使った指導を推奨している．高齢者が自宅で1人でも実施できるよう平易な内容であり，利用者の心身の状態や基礎疾患に即した内容であり，長期的に運動や活動を継続できるよう工夫されている．さらにサルコペニアやフレイルの予防に直接的につながる内容になっている．NCGG‒HEPOP 2020は，運動機能や嚥下機能，認知機能に応じて6パックに細分化されており，必要に応じてメニューを選べる点も優れている．

栄養指導

筋肉のもとになるたんぱく質をしっかり摂取することが大切であり，1日3回の規則正しい食事習慣を指導する．2020年の日本人の食事摂取基準では，1日あたりの摂取たんぱく質は75歳以上の男性は70～90ｇ，女性は60～80ｇとされている．ただし，たんぱく質を多く摂取してもエネルギーが不足していると筋肉がつくられないため，1日の摂取総エネルギーにも注意する．1日に必要なエネルギーは75歳以上で男性は2,100 kcal，女性は1,650 kcalである．例えば1食抜いてしまうと，2回の食事で必要な摂取量を補うことが難しくなる．また，加齢とともに咀嚼力や嚥下機能も低下するため，食形態の工夫や口腔内ケアも重要となる．食品は，みじん切りなどのように細かくしすぎてしまうと噛みにくいので，噛む面積は大きくなるように短冊切りや半月切りで薄くなるようにすると良い．過度に柔らかくしすぎると，咀嚼回数が減ってしまうため，柔らかすぎるのもよくない．カロリー不足が懸念される場合は，栄養補助食品の利用も検討すると良い．

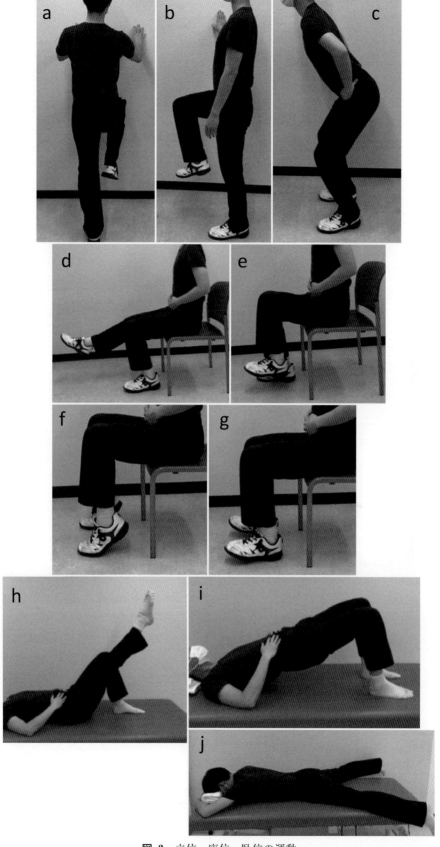

図 3. 立位・座位・臥位の運動
a：壁に両手を付いて開眼片脚起立　　b：壁に片手を付いて開眼片脚起立　　c：スクワット運動
d：膝の伸展運動　　e：足踏み運動　　f：踵あげ運動　　g：つま先あげ運動
h：膝伸展運動　　i：殿部を浮かせる運動　　j：腹臥位で股関節の開排運動

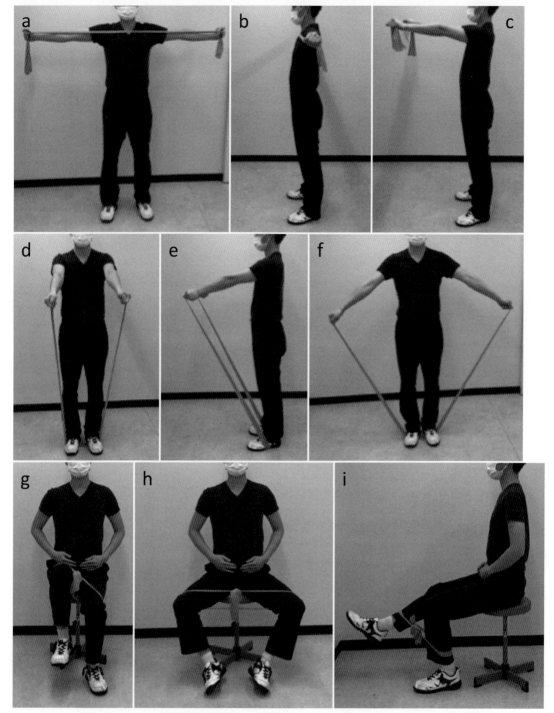

図 4. セラバンドを使っての運動(立位と座位)
a:肩関節外転位(正面)　　b:肩関節外転位(側面)　　c:肩関節屈曲位
d:セラバンドを足で踏んで肩関節屈曲(正面)　　e:肩関節屈曲(側面)　　f:肩関節屈曲外転
g:膝をセラバンドで結び,股関節屈曲　　h:股関節の外転　　i:足関節をセラバンドで結び,膝関節伸展

文 献

1) 内閣府：令和元年版高齢社会白書. (閲覧：2024年3月4日)
〔https://www8.cao.go.jp/kourei/whitepaper/w-2019/html/zenbun/s1_2_2.html〕

2) 厚生労働省：令和2(2020)年度 国民医療費の概況. (閲覧：2024年3月4日)
〔https://www.mhlw.go.jp/toukei/saikin/hw/k-iryohi/20/dl/data.pdf.〕

3) Li G, et al：An overview of osteoporosis and frailty in the elderly. *BMC Musculoskelet Disord*, **18**(1)：46, 2017.

4) Fried LP, et al：Frailty in older adults：evidence for a phenotype. *J Gerontol A Biol Sci Med Sci*, **56**(3)：M146-M156, 2001.

5) 吉村芳弘：【リハビリテーション医療におけるフレイル対策の実際】代謝性疾患とフレイル. *Jpn J Rehabil Med*, **60**(10)：871-879, 2023.

6) Yoshimura N, et al：Do sarcopenia and/or osteoporosis increase the risk of frailty? A 4-year observation of the second and third ROAD study surveys. *Osteoporos Int*, **29**(10)：2181-2190, 2018.

7) 佐藤千春ほか：InBody測定受診者の性・年代別にみた筋肉量の違い. 善仁会研究年報, (44)：78-81, 2023.

8) 佐竹昭介, 荒井秀典：サルコペニア診療ガイドライン2017年版. 日本骨粗鬆症学会雑誌, **9**(2)：145-149, 2023.

9) IH Rosenberg：Epidemiologic and methodologic problems in determining nutritional status of older persons. Proceedings of a conference. Albuquerque, New Mexico, October 19-21, 1988. *Am J Clin Nutr*, **50**(5 Suppl)：1121-1235, 1989.

10) Chen LK, et al：Sarcopenia in Asia：consensus report of the Asian Working Group for Sarcopenia. *J Am Med Dir Assoc*, **15**(2)：95-101, 2014.
Summary アジアにおけるサルコペニア研究を促進することを目的とし, サルコペニア診断のコンセンサスを確立するために, アジア諸国のサルコペニア研究の結果を収集した.

11) Nishikawa H, et al：Screening Tools for Sarcopenia. *In Vivo*, **35**(6)：3001-3009, 2021.

12) Kera Takeshi, et al：Utility of SARC-F in day-care facilities for older people. *Geriatr Gerontol Int*, **22**(10)：889-893, 2022.

13) Nakamura K：A "super-aged" society and the "locomotive syndrome". *J Orthop Sci*, **13**(1)：1-2, 2008.
Summary 個人の運動能力を評価するための簡易な事前検査を開発し, 要介護の可能性が高い要注意者を特定する計画が必要であり, ハイリスクグループに見られる状態を「ロコモティブシンドローム」と呼ぶことを提案する.

14) 公益社団法人日本整形外科学会 ロコモチャレンジ推進協議会：ロコモONLINE.
〔https://locomo-joa.jp〕(閲覧：2024年3月4日).

15) Yoshimura N, et al：Prevalence and co-existence of locomotive syndrome, sarcopenia, and frailty：the third survey of Research on Osteoarthritis/Osteoporosis Against Disability (ROAD) study. *J Bone Miner Metab*, **37**(6)：1058-1066, 2019.
Summary ROAD studyの結果. サルコペニアおよび／または虚弱の被験者のほとんどはロコモティブシンドロームも有していた. ロコモティブシンドロームを予防することは, フレイルやサルコペニアを予防し, その後の障害を予防することにつながるかもしれない.

16) 宮上 真ほか：65歳以上の骨粗鬆症患者におけるロコモ度2とロコモ度3の病態と転倒リスクの違いに関する研究. 昭和学士会雑誌, (印刷中), 2024.
Summary ロコモ度分類は, 筋力や運動・日常生活能力のほか, 骨密度や転倒・骨折の既往の違いを反映していた. 転倒リスクについては, 骨折の既往のほか, ロコモ度3では開眼片脚起立時間の短縮やロコチェック該当数が転倒高リスク因子であった.

17) Sakamoto K, et al：Effects of unipedal standing balance exercise on the prevention of falls and hip fracture among clinically defined high-risk elderly individuals：a randomized controlled trial. *J Orthop Sci*, **11**(5)：467-472, 2006.
Summary 1回1分, 1日3回の開眼片脚起立訓練(ダイナミックフラミンゴ体操)は, 転倒予防に有効である.

18) 大沢愛子ほか：【超高齢社会に備えたサルコペニア・フレイル対策-2025年を目前として-】高齢者のための在宅活動ガイド-NCGG-HEPOP®2020-. *MB Med Reha*, **274**：60-68, 2022.

病院と在宅をつなぐ
脳神経内科の摂食嚥下障害
―病態理解と専門職の視点―

好評書籍

編著 野﨑 園子

関西労災病院 神経内科・リハビリテーション科 部長

2018年10月発行　B5判　156頁
定価 4,950円（本体4,500円＋税）

「疾患ごとのわかりやすい病態解説＋13の専門職の視点からの解説」
在宅医療における脳神経内科の患者の摂食嚥下障害への介入が丸わかり！さらに、Q&A形式でより具体的な介入のコツとワザを解説しました。在宅医療に携わるすべての方にお役立ていただける一冊です！

Contents

I．まずおさえておきたい基礎知識
1. 疾患の摂食嚥下・栄養障害の特徴と対策概論
2. 嚥下機能検査

II．疾患概要と嚥下障害の特徴と対策
1. 筋萎縮性側索硬化症
2. パーキンソン病
3. 進行性核上性麻痺
4. 多系統萎縮症・脊髄小脳変性症
5. 重症筋無力症
6. ギラン・バレー症候群
7. 筋ジストロフィー
8. 慢性期脳卒中
9. 認知症
10. 呼吸と嚥下障害
11. 経管栄養―胃瘻を中心に―
12. 誤嚥防止術・嚥下機能改善術

III．専門職からみた在宅支援のポイント ―視点とQ&A―
1. 神経内科医の視点とQ&A
2. リハビリテーション医の視点とQ&A
3. 耳鼻咽喉科医の視点とQ&A
4. 在宅医の視点とQ&A
5. 歯科医師の視点とQ&A
6. 看護師の視点とQ&A
7. 歯科衛生士の視点とQ&A
8. 言語聴覚士の視点とQ&A
9. 理学療法士の視点とQ&A
10. 作業療法士の視点とQ&A
11. 管理栄養士の視点とQ&A
12. 薬剤師の視点とQ&A
13. 保健師の視点とQ&A

 全日本病院出版会
〒113-0033　東京都文京区本郷3-16-4　Tel:03-5689-5989
www.zenniti.com　　　　　　　　　　　　Fax:03-5689-8030

特集／在宅におけるリハビリテーション診療マニュアル
在宅リハビリテーション各論
高齢者，障害者の高齢化対策

菊地尚久*

Abstract 高齢者，高齢化した障害者への在宅リハビリテーションでは，筋力維持，移動能力の維持，ADLの維持が目的となる．地域包括ケアシステムは重度な要介護状態となっても住み慣れた地域で自分らしい暮らしを人生の最後まで続けることができるよう，住まい・医療・介護・予防・生活支援が一体的に提供されるシステムである．介護予防・日常生活支援総合事業は，地域の実情に応じたサービスが充実することで，地域の支え合い体制づくりを推進し，要支援者に対する効果的な支援を行うものである．地域包括ケアシステムの課題は介護予防・日常生活支援総合事業等へのリハビリテーション専門職の確保と派遣が十分でない地域が多いことが挙げられる．茨城県では「自助」「共助」の体制づくりとして「シルバーリハビリ体操指導士養成事業」を行っている．指導士養成事業は総合事業における一般介護予防事業の条件を満たしており，行政や社協からその委託を受けている．

Key words 在宅リハビリテーション(home-based rehabilitation)，高齢者(elderly people)，地域包括ケアシステム(community-based integrated care system)，シルバーリハビリ体操(rehabilitation exercises for elderly people)

はじめに

高齢者，高齢化した障害者への在宅リハビリテーションでは，その目的として筋力維持，移動能力の維持，ADL(日常生活活動)の維持が挙げられる．また引きこもりを防ぐためには，通いの場を設定し，できるだけ外に出て，他者とのつながりの場を作ることが必要である．国は2003年に地域包括ケアシステムを提言し，超高齢者社会への対応を開始している[1]．ここでは高齢者，高齢化した障害者への在宅リハビリテーションとしての地域包括ケアシステムについて，制度の紹介と課題，実際の地域での取り組みについて紹介する．

地域包括ケアシステム

日本の65歳以上の人口は，現在3,500万人を超えており，2042年の約3,900万人でピークを迎えるが，その後も75歳以上の人口割合は増加し続けることが予想されている．このような状況の中，団塊の世代が75歳以上となる2025年以降は，国民の医療や介護の需要が，さらに増加することが見込まれている．厚生労働省においては，2025年を目途に，高齢者の尊厳の保持と自立生活の支援の目的のもとで，可能な限り住み慣れた地域で，自分らしい暮らしを人生の最期まで続けることができるよう，地域の包括的な支援・サービス提供体制(地域包括ケアシステム)の構築を推進している．地域包括ケアシステムは，重度な要介護状態となっても住み慣れた地域で自分らしい暮らしを人生の最後まで続けることができるよう，住まい・医療・介護・予防・生活支援が一体的に提供されるシステムのことである．今後，認知症高齢

---

* Naohisa KIKUCHI, 〒266-0005 千葉県千葉市緑区誉田町1-45-2 千葉県千葉リハビリテーションセンター，センター長

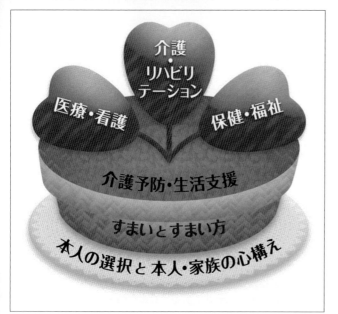

図 1. 地域包括ケアシステム

者の増加が見込まれることから，認知症高齢者の地域での生活を支える必要もある．人口が横ばいで75歳以上人口が急増する大都市部，75歳以上人口の増加は緩やかだが人口は減少する町村部等，高齢化の進展状況には大きな地域差が生じており，保険者である市町村や都道府県が，地域の自主性や主体性に基づき，地域の特性に応じて作り上げていくことが必要である．

地域包括ケアは植木鉢に生えた3枚の葉で図式化されている(図1)．「医療・看護」「介護・リハビリテーション」「保健・福祉」の3枚の葉は，専門職によるサービス提供を表現している．この前提として，それぞれの地域の自発性や創意工夫によって支えられる「介護予防・生活支援」があり，生活の基盤として必要な「住まい」が整備され，「住まい方」が確保されていることが基本となることを土と鉢で表現している．さらにすべての基礎として，住民1人1人が，地域の状況を理解し，「自ら選択」し，「心構え」を持つことの大切さを皿で表現している．つまり3枚の葉がうまく育つためには，住民が自ら選択して，住まいの整備と住まい方の確保がある状況で，それぞれの地域での介護予防・生活支援が必要であるということである[2]．

地域包括ケアシステムの形態を図2に示す．地域包括ケアシステムの「住まい」とは自宅やサービス付き高齢者向け住宅等を指し，ここで生活を送る．「医療」は，急性期病院，回復期リハビリテーション病院，慢性期病院，かかりつけ医，地域の連携病院を指す．病気になった際の入院などを急性期病院等が担い，日常の医療をかかりつけ医や地域の連携病院が担うという想定である．介護は在宅系サービスと施設・居住系サービスに分類される．在宅系サービスでは訪問介護，訪問看護，通所介護，小規模多機能型居宅介護，短期入所生活介護，24時間対応の訪問サービス，複合型サービス(小規模多機能型居宅介護＋訪問看護)などを指し，施設・居住系サービスは介護老人福祉施設，介護老人保健施設，認知症共同生活介護，特定施設入所者生活介護等を指す．介護が必要となった時に，自宅からの通所あるいは施設へ入所して介護を受けられるような体制を整える．

地域で高齢者あるいは障害者が不自由なく暮らしていくには助け合いの活動が必須である．これには自助(自分で自分を助けることで，市場サービスの購入や介護予防活動，健康維持のための検診など，自発的に行う取り組み)，互助(家族や友人などの個人的な関係性を有する者同士が支え合うことで，費用負担が制度的に裏付けられていない自発的なもの)，共助(介護保険などリスクを共有する仲間(被保険者)の負担で，社会保険のように相互の支え合いが制度化されたもの)，公助(税による公の負担で，公的機関による援助であり，税金で成り立つ社会福祉制度．生活保護や人権擁護などが該当する)の4つがある．

介護予防・生活支援総合事業

高齢者，高齢化した障害者が介護保険制度を利用して，在宅や入所で介護を受けることはもちろん必要であるが，在宅で長く暮らしていくためには互助や共助のシステムを活用することが重要で

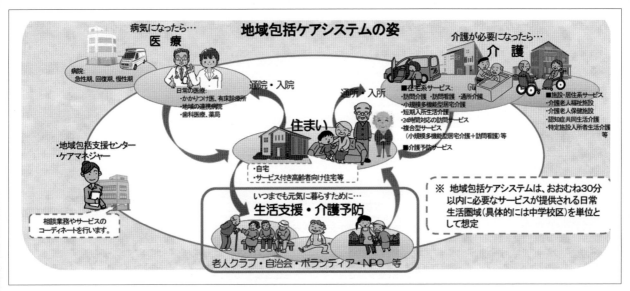

図 2. 地域包括ケアシステムの形態

ある．単身世帯などが増加し，支援を必要とする軽度の高齢者が増加する中，生活支援の必要性が増加し，ボランティア，NPO，民間企業，協同組合などの多様な主体が生活支援・介護予防サービスを提供することが必要となっている．高齢者の介護予防として，社会参加・社会的役割を持つことが生きがいや介護予防につながることが証明されている[3]．介護予防・日常生活支援総合事業は，市区町村が中心となって，地域の実情に応じて多様な事業主体によるサービスが充実することで，地域の支え合い体制づくりを推進し，要支援者等の方に対する効果的かつ効率的な支援等を可能とすることを目指すものである．多様な生活支援・介護予防サービスが利用できるような地域づくりを市町村が支援することには制度的な位置づけの強化を図る必要がある．具体的には生活支援・介護予防サービスの充実に向けて，ボランティア等の生活支援の担い手の養成・発掘等の地域資源の開発やそのネットワーク化などを行う「生活支援コーディネーター（地域支え合い推進員）」の配置などについて，介護保険法の地域支援事業に位置づけることとなる．

総合事業は，高齢者が住み慣れた地域で暮らし続けられるように，高齢者自身の能力を最大限に活かして，要介護状態になることを予防するための仕組みである．総合事業には，「介護予防・生活支援サービス事業」と「一般介護予防事業」の2種類があり，要支援1・2と認定された者などが利用できる「介護予防・生活支援サービス事業」と，65歳以上のすべての者が利用できる「一般介護予防事業」に分かれている（**図3**）．総合事業は，2015年の介護保険法改正によりスタートしたサービスで，それまで「要支援1」「要支援2」の者が利用していた「介護予防訪問介護」と「介護予防通所介護」のサービスが総合事業に移行し，市町村ごとの基準で実施されるようになった[4]．総合事業の通所型サービスは，デイサービスセンターなどの施設で，入浴，排泄，食事等の介護，日常生活上の支援や機能訓練，レクリエーション等を日帰りで利用できるサービスである（**表1**）．通所型サービスAは従来の通所介護を緩和した基準によるサービスで，サービス内容はミニデイサービス，運動・レクリエーションなどである．通所型サービスBは住民主体による支援が基本で，サービス内容は体操，運動等の活動など，自主的な通いの場となっている．通所型サービスCは短期集中予防

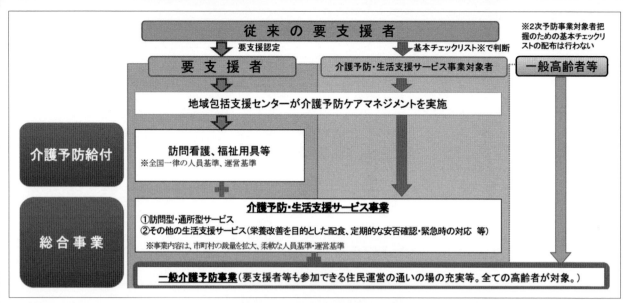

図 3. 総合事業実施の仕組み

表 1. 通所型サービス

基準	現行の通所介護相当	多様なサービス		
サービス種別	① 通所介護	② 通所型サービスA（緩和した基準によるサービス）	③ 通所型サービスB（住民主体による支援）	④ 通所型サービスC（短期集中予防サービス）
サービス内容	通所介護と同様のサービス 生活機能の向上のための機能訓練	ミニデイサービス 運動・レクリエーション等	体操，運動等の活動など，自主的な通いの場	生活機能を改善するための運動器の機能向上や栄養改善等のプログラム
対象者とサービス提供の考え方	○既にサービスを利用しており，サービスの利用の継続が必要なケース ○「多様なサービス」の利用が難しいケース ○集中的に生活機能の向上のトレーニングを行うことで改善・維持が見込まれるケース ※状態等を踏まえながら，多様なサービスの利用を促進していくことが重要．	○状態等を踏まえながら，住民主体による支援等「多様なサービス」の利用を促進		・ADLやIADLの改善に向けた支援が必要なケース 等 ※3～6か月の短期間で実施
実施方法	事業者指定	事業者指定／委託	補助(助成)	直接実施／委託
基準	予防給付の基準を基本	人員等を緩和した基準	個人情報の保護等の最低限の基準	内容に応じた独自の基準
サービス提供者(例)	通所介護事業者の従事者	主に雇用労働者＋ボランティア	ボランティア主体	保健・医療の専門職（市町村）

サービスで，サービス内容は生活機能を改善するための運動器の機能向上や栄養改善等のプログラムで，ADLやIADLの改善に向けた支援が必要なケース等を対象として3～6か月の短期間で実施する．

地域包括ケアシステムの課題

現状での地域包括ケアシステムの課題は，都道府県レベルの市町村支援において都道府県リハビリテーションセンターからの地域リハビリテー

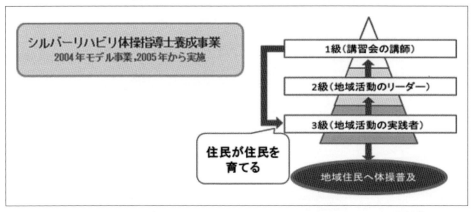

図 4. シルバーリハビリ体操指導士養成事業

ション支援活動の整備が不十分であること，市町村レベルでは介護予防・日常生活支援総合事業等へのリハビリテーション専門職の確保と派遣が十分でない地域が多いこと，「自助と互助」の取り組みが期待されているが，「住民主体の通いの場」へのリハビリテーション専門職の派遣では「自立支援」だけではなく，「住民の主体性発揮」や「住民の自主運営」につながることが必要であるが，移行がまだ不十分であること，市町村ではリハビリテーション専門職の支援への期待が「身体機能改善」に偏りがちで，「仲間づくり」「ボランティアの育成」「互助の推進」などの地域づくりへの視点が乏しいことが挙げられる．多くの地域において，急速な高齢化が進行し，人口も減少傾向にあることからこれらの課題を解決することが急務であると言える．

シルバーリハビリ体操

高齢者が自立した生活を送るには，行政の福祉サービス利用のほかに家族，地域での支え合いが重要で，高齢者自身による「自助」，地域社会で支え合う「共助」が組み合わさって，継続できることが必要である．茨城県では「自助」「共助」の体制づくりとして「シルバーリハビリ体操指導士養成事業」を行っている[5]．シルバーリハビリ体操指導士はおおむね50歳以上の希望者を対象とし，地域において介護予防のための，シルバーリハビリ体操を普及させるボランティア活動実践者である．体操指導士を希望する者に対して「シルバーリハビリ体操指導士養成講習会」を行い，3級から開始して，1級までを取得することができ，受講修了者に対して知事が認定を行う．講習会の内容は，解剖運動学や高齢者保健福祉制度の講義，介護予防のための体操（いきいきヘルスいっぱつ体操ほか）実技などから構成されている．1級指導士は3級指導士講習会を開催することができるため，1級指導士がいれば，一度に30人程度の3級指導士を要請できるところが特徴である（図4）．シルバーリハビリ体操指導士（住民の体操指導者）は，健康プラザや市町村の主催する講習会を修了すると，市町村や指導士会らが開催する体操教室において，ボランティアとしてシルバーリハビリ体操を指導することができる．

シルバーリハビリ体操は大田仁史先生が考案した体操で，関節の運動範囲を維持拡大するとともに筋肉を伸ばすことを主眼とする体操である．立つ，座る，歩くなど日常の生活を営むための動作の訓練になる「いきいきヘルス体操」や「いきいきヘルスいっぱつ体操」で構成されており，一般高齢者や虚弱高齢者も対象となる．「いきいきヘル

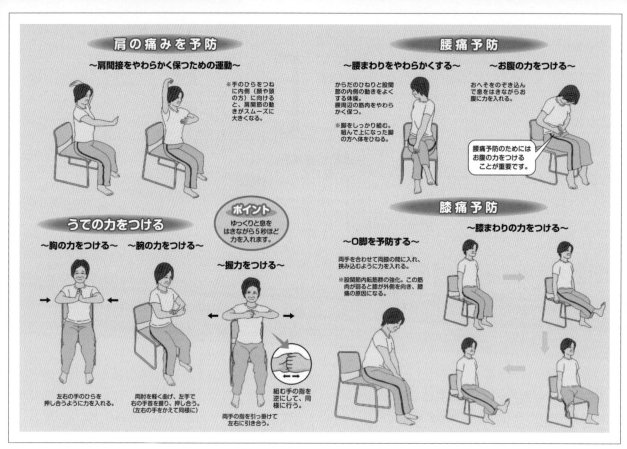

図 5. シルバーリハビリ体操
(茨城県立健康プラザリーフレットより引用)

ス体操」(図5)は脳卒中による片麻痺者のための体操で,関節拘縮予防のために臥位でも,座位でもできるように組み立てられ,筋肉を伸ばすことを主としている.「いきいきヘルスいっぱつ体操」(図5)は日常の生活動作がぎこちない者や,肩や膝など運動器に慢性の痛みのある高齢者を対象に筋力強化訓練等を行い,体力の向上や維持を図る.指導士の養成事業は総合事業における一般介護予防事業の条件を満たしており,2017年8月の県の調査では44市町村のうち40市町村の市町村士会が行政や社協から委託を受けている.また通所型サービスBまたはCにも十分対応できることがモデル事業で確認できており,2市町村が介護予防事業として実施するようになった.

佐藤らはシルバーリハビリ体操指導士養成講習会の受講後の体操教室開催が高齢者の1年後の心身機能に与える影響について報告している[6]. 対象はシルバーリハビリ体操指導士とし,受講直後から受講1年後まで指導士活動を行わなかった活動なし群と,1回以上の指導士活動を行った活動あり群に分けた.評価項目は握力,開眼片脚立位保持時間,うつや不安障害に対するスクリーニング調査票(K6日本語版),高齢者向け生きがい感スケールの調査票(K-I式),および気分プロフィール評価の調査票(POMS2®短縮版)とし,指導士養成講習会受講直後および受講1年後に評価を実施した.その結果,受講1年後における活動あり群の握力は,活動なし群と比較して有意に高値を示した.また受講1年後における活動なし群の握力は,受講直後と比較して有意に低下を認めた.活動あり群の開眼片脚立位保持時間は受講直後および受講1年後の両時点で活動なし群と比較

して有意に高値を示した．受講1年後におけるPOMS2®短縮版の下位項目「混乱—当惑」および「緊張—不安」では，両群とも受講直後と比較して有意に低値を示した．POMS2®短縮版の下位項目「抑うつ—落ち込み」では，活動なし群と比較して有意に低値を示した．また受講1年後における活動なし群の「抑うつ—落ち込み」では，受講直後と比較して有意に高値を示した．これらの結果から指導士として活動を行った高齢者は，1年後にも握力を維持できる可能性が推測された．

文献

1) 中村秀一：【病院リハビリテーションの進化】地域包括ケアとリハビリテーション．病院，82：570-573，2023．

2) 田中 滋：【ロコモと地域包括ケア】地域包括ケアシステムの意義 概念と機能．*Loco Cure*，3：104-109，2017．
   Summary 地域包括ケアシステムとは，「中学校区ほどの日常生活圏域を1つの単位として，何らかの支援を必要とする人々，虚弱ないし要介護の高齢者，認知症の人とその家族，障がい者など誰もが住み慣れた地域で様々な支援を得つつ，できる限り自立し，安心して暮らし続けられる仕組み」で，そのシステムの主な対象は4層存在する．

3) 竹内寛貴ほか：高齢者の社会参加とフレイルとの関連 JAGES2016-2019縦断研究．日本公衆衛生雑誌，70：529-543，2023．
   Summary 社会参加とフレイル発症リスクとの関連を検証した結果，8種類の社会参加をしている人，社会参加数が多い人ほど3年後のフレイル発症リスクが低かった．健康寿命延伸に向けた社会参加の促進が有用であることが示唆された．

4) 田中明美：【これでいいのか介護予防と総合事業】(PART2)自治体 奈良県生駒市の総合事業 モデル事業を検証し対象者の状態に合わせた多彩な事業を創出．医療と介護Next，3：398-401，2017．

5) 大田仁史：【これからの"地域"づくり-リハビリテーションの視点から-】住民主体による介護予防—シルバーリハビリ体操活動の組織化—．*MB Med Reha*，229：13-21，2018．
   Summary 高齢社会を乗り切るには行政や専門職と住民が一体となった活動が必要で，地域での活動を活発化するには課題に対する関心の高い活動家を育て，組織化する必要があり，茨城県のシルバーリハビリ体操指導士養成事業はこの原則に従って組織化した．

6) 佐藤勇太ほか：シルバーリハビリ体操指導士の継続的な体操教室開催が高齢者の身体機能および心理機能に与える影響．ヘルスプロモーション理学療法研究，13：71-80，2023．

ピン・ボード

第49回日本足の外科学会学術集会

会　期：2024年11月7日(木)〜8日(金)
会　場：虎ノ門ヒルズフォーラム(東京都港区)
会　長：窪田　誠
　　　　(東京慈恵会医科大学整形外科学講座教授)
学会テーマ：大切なのは，疑問を持ち続けること
　—The important thing is not to stop questioning—

プログラム(抜粋)：
招待講演・特別講演：ご高名な先生方をお招きしております．
"Plano valgus and cavo varus deformity"
Dr. Bruce J. Sangeorzan (University of Washington Orthopaedics and Sports Medicine. Seattle, USA)
"Challenging orthopedic foot and ankle surgery beliefs"
Dr. Harold Kitaoka (Mayo Clinic, Dept. of Orthop. Surg., Rochester, USA)
「直立二足歩行を支えるヒト足部構造の機能と進化」
荻原直道 先生(東京大学理学系研究科)

教育研修講演：7講演あり，4つの講演はシンポジウムの直前に行われ，まずその道に深い造詣をお持ちの名誉会員の先生に，診断と治療の変遷についてお話しいただきます．続いて気鋭の中堅の先生に，日本でそして世界で現在どのような治療が行われているのかをお話しいただく予定です．

シンポジウム，パネルディスカッション：シンポジウムは4テーマ，パネルディスカッションは6テーマを予定しております．
慢性足関節不安定症の病態と治療—どこまで分かっているのか，どこまで治せるのか—
変形性足関節症の治療—患者満足度の検討—
成人期扁平足(PCFD)：手術手技の選択—可撓性のある扁平足をトータルでどう扱うか
外反母趾：治療困難例の検討—うまくいかなかったこと，改善できたこと— など
　その他，教育研修講演，特別企画，ランチョンセミナー，イブニングセミナーなど，一般演題，ポスターも含め，充実の企画をご用意しております．

《医工連携企画へのご参加依頼》
学術集会の企画1つとして「医工連携企画」を行います．これは足の外科学会の医療安全管理委員会が「安全な医療器機の開発」という目標を掲げて，数年にわたり企画しているものです．

1．医工連携セミナー
学術集会初日，夕刻に医工連携についての概説，実際の進め方などについて講習します．また，医師側のニーズ(アイデア)，企業側のシーズ(技術)を発表する機会を設けます．学術集会への参加登録をいただいた方はどなたでも参加できます．

2．ものづくり企業の展示
学術集会の会場内に，実際に企業がお持ちの技術，製作物を展示する小スペースを設けます．ものづくり企業の展示は無償ですが，学術集会への参加登録費と，医工連携「カンファレンスパーク」への登録，出展の申し込みが必須です．
参加をご希望の企業は，「カンファレンスパーク(https://cpk.jp/conference/69/top)」にご登録のうえ，学術集会運営事務局にメールにてお申し込みください．出展は国内の自社製品開発会社に限らせていただきます．またスペースに限りがあり，出展できない場合がございますので予めご了承ください．

※詳細は，第49回足の外科学会学術集会ホームページをご覧いただくか，または運営事務局にご確認ください．https://www.congre.co.jp/jssf2024/

運営事務局：
第49回日本足の外科学会学術集会(JSSF 2024)
株式会社コングレ内　担当：木場
〒103-8276　東京都中央区日本橋3-10-5
オンワードパークビルディング
E-mail：jssf2024@congre.co.jp
Tel：03-3510-3701　Fax：03-3510-3702

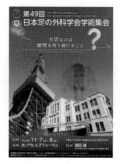

Monthly Book MEDICAL REHABILITATION

好評 No.276 2022年7月 増刊号

回復期リハビリテーション病棟における疾患・障害管理のコツQ&A
―困ること,対処法―

編集企画　西広島リハビリテーション病院院長　**岡本隆嗣**

B5判　228頁　定価5,500円（本体5,000円＋税）

学ぶべきこと、対応すべきことが多岐にわたる回復期リハビリテーション病棟で遭遇する様々な疾患・障害の管理や対応方法を1冊にまとめました！回復期リハビリテーション病棟での現場において、今後のための入門書として、今までの復習として、ぜひお役立てください！

目次

<疾患管理>
- 脳疾患の管理
- 糖尿病の管理
- 血圧の管理
- 脂質異常症の管理
- 心疾患の管理
- 呼吸器疾患の管理
- 腎疾患の管理
- DVTの管理
- 脳卒中後の大腿骨骨折の管理
- 変形性膝関節症の管理
- 骨粗鬆症の管理
- 栄養・食事管理
- 薬剤管理
- 体温管理
- 精神症状の管理

<障害管理>
- 歩行障害の管理
- 嚥下障害の対応
- 肩手症候群の対応
- 痙縮への対応
- しびれ・疼痛への対応
- 高次脳機能障害の対応
- 排尿障害の対応
- 排便障害の対応

<その他>
- 病棟管理

24の疾患・障害に関する40項目のギモンにお答えしています！

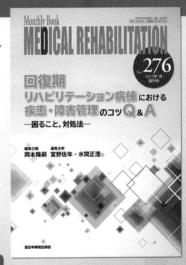

全日本病院出版会　〒113-0033　東京都文京区本郷3-16-4　Tel:03-5689-5989
www.zenniti.com　Fax:03-5689-8030

MEDICAL REHABILITATION バックナンバー一覧

2021年
- No. 262 超実践！心臓リハビリテーション治療 ―初心者からエキスパートまで― 編集／青柳陽一郎
- No. 263 障害児の移動能力を考える 編集／小﨑慶介
- No. 264 脳血管障害の診断・治療の進歩とリハビリテーション診療 編集／藤原俊之
- No. 265 病識低下に対するリハビリテーションアプローチ 編集／渡邉 修
- No. 266 胸部外科手術の進歩と術前術後のリハビリテーション診療 編集／小山照幸
- No. 267 実践！在宅摂食嚥下リハビリテーション診療【増刊号】 編集／菊谷 武（増刊号／5,500円）
- No. 268 コロナ禍での生活期リハビリテーション―経験と学び― 編集／宮田昌司・岡野英樹
- No. 269 種目別スポーツ リハビリテーション診療 ―医師の考え方・セラピストのアプローチ―【増大号】 編集／池田 浩（増大号／4,400円）

2022年
- No. 270 「骨」から考えるリハビリテーション診療 ―骨粗鬆症・脆弱性骨折― 編集／萩野 浩
- No. 271 リハビリテーション現場で知っておきたい高齢者の皮膚トラブル対応の知識 編集／紺家千津子
- No. 272 大規模災害下でのリハビリテーション支援を考える 編集／冨岡正雄
- No. 273 認知症の人の生活を考える―患者・家族のQOLのために― 編集／繁田雅弘・竹原 敦
- No. 274 超高齢社会に備えたサルコペニア・フレイル対策 ―2025年を目前として― 編集／近藤和泉
- No. 275 女性とウィメンズヘルスとリハビリテーション医療 編集／浅見豊子
- No. 276 回復期リハビリテーション病棟における疾患・障害管理のコツQ&A―困ること，対処法―【増刊号】 編集／岡本隆嗣（増刊号／5,500円）
- No. 277 AYA世代のがんへのリハビリテーション医療 編集／辻 哲也
- No. 278 リハビリテーション診療に使えるICT活用術 ―これからリハビリテーション診療はこう変わる！― 編集／藤原俊之
- No. 279 必須！在宅摂食嚥下リハビリテーションの知識 編集／福村直毅
- No. 280 運動器の新しい治療法とリハビリテーション診療【増大号】 編集／平泉 裕（増大号／4,400円）
- No. 281 訪問リハビリテーションで使える困ったときの対処法 編集／和田真一
- No. 282 脳血管障害の片麻痺患者へのリハビリテーション治療マニュアル 編集／安保雅博

2023年
- No. 283 骨脆弱性とリハビリテーション診療 ―脆弱性骨折からがんの転移まで― 編集／宮腰尚久
- No. 284 最期まで家で過ごしたい―在宅終末期がん治療・ケアにおいてリハビリテーション医療ができること― 編集／大森まいこ
- No. 285 脳心血管病 予防と治療戦略 編集／上月正博
- No. 286 在宅でみる呼吸器疾患のリハビリテーション診療 編集／海老原 覚
- No. 287 高次脳機能障害と向き合う―子どもから高齢者まで― 編集／橋本圭司
- No. 288 関節リウマチのリハビリテーション診療update 編集／松下 功
- No. 289 リハビリテーション診療に必要な動作解析【増刊号】 編集／宮野佐年（増刊号／5,500円）
- No. 290 コロナ禍の経験から得た感染症対策 編集／宮越浩一
- No. 291 嚥下内視鏡検査（VE）治療・訓練に役立つTips ―担当分野ごとのポイントを把握しよう！― 編集／太田喜久夫
- No. 292 知っておくべき！治療用装具・更生用補装具の知識の整理 編集／菊地尚久
- No. 293 リハビリテーション医療の現場で役立つくすりの知識【増大号】 編集／倉田なおみ（増大号／4,400円）
- No. 294 腎臓疾患・透析患者のリハビリテーション診療 編集／武居光雄
- No. 295 ここまでやろう！大腿骨近位部骨折の包括的リハビリテーション 編集／尾崎まり

2024年
- No. 296 知らなかったでは済まされない！ドレーン・カテーテル・チューブ管理の基本と注意点 編集／菅原英和
- No. 297 リハビリテーション医療の現場で知っておきたい精神科関連の実践的知識 編集／井上真一郎
- No. 298 ここがポイント！半側空間無視のリハビリテーション診療 編集／水野勝広
- No. 299 リハビリテーションチームで支える神経難病診療 編集／植木美乃
- No. 300 膝スポーツ障害・外傷のリハビリテーション診療実践マニュアル【増大号】 編集／津田英一（増大号／4,400円）
- No. 301 リハビリテーション診療において必要な書類の知識 編集／高岡 徹
- No. 302 がんロコモ―がん患者の運動器管理とリハビリテーション診療― 編集／酒井良忠
- No. 303 咀嚼・嚥下機能の評価とトラブルシューティング ―窒息・誤嚥性肺炎の危機管理― 編集／柴田斉子
- No. 304 肩関節障害に対する機能評価からの治療戦略 編集／西中直也

各号定価2,750円（本体2,500円＋税）．（増刊・増大号を除く）
在庫僅少品もございます．品切の場合はご容赦ください．
（2024年9月現在）

掲載されていないバックナンバーにつきましては，弊社ホームページ（www.zenniti.com）をご覧下さい．

2025年 年間購読 受付中！
年間購読料 40,150円（消費税込）（送料弊社負担）
（通常号11冊＋増大号1冊＋増刊号1冊：合計13冊）

全日本病院出版会　検索 click

Monthly Book Orthopaedics

2024年5月増大号 Vol.37 No.5

医師とセラピストをつなぐ スポーツエコー活用

編集企画 **岩本 航**（江戸川病院スポーツ医学科部長）

Web動画付

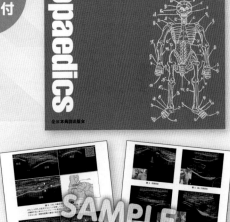

スポーツ診療現場で普及が広がるエコーを診療コミュニケーションのツールとして、より高度に、より快適に使いこなすための、"+αの活用術"を惜しみなく伝える1冊。
手技の理解を助ける65本のweb動画付!

定価 6,270円（本体 5,700円＋税）
B5判　214ページ

もくじ紹介

- 手関節のスポーツ診療に役立つ超音波解剖・異常所見・インターベンション
- 手関節のスポーツ障害に対するエコーを活用したリハビリテーション
- 肘関節のスポーツ診療に役立つ超音波解剖・異常所見・インターベンション
- 肘関節のスポーツ障害に対するエコーを活用したリハビリテーション
　─投球障害肘の内側部障害に着目して─
- 肩関節のスポーツ診療に役立つ超音波解剖・異常所見・インターベンション
- 肩関節のスポーツ障害に対するエコーを活用したリハビリテーション
- 胸郭出口症候群の診療に役立つ超音波解剖・異常所見・インターベンション
- 胸郭出口症候群に対するエコーを活用したリハビリテーション
- 腰・殿部のスポーツ診療に役立つ超音波解剖・インターベンション
- 腰・殿部痛に対する超音波を活用したリハビリテーション
- 股関節のスポーツ診療に役立つ超音波解剖・異常所見・インターベンション
- グロインペインに対するエコーを活用した運動療法
- 膝関節のスポーツ診療に役立つ超音波解剖・異常所見・インターベンション
- 運動器エコーを活用した大腿四頭筋セッティング
- 膝関節の内側部痛・外側部痛に対するエコーを活用したリハビリテーション
- 足関節捻挫の診療に役立つ超音波解剖・異常所見・インターベンション
- 足関節捻挫に対するエコーを活用したリハビリテーション
- スポーツによる足関節後方障害の診療に役立つ超音波解剖・異常所見・インターベンション
- スポーツによる足部後方障害に対するエコーを活用したリハビリテーション
- 肉離れの診療に役立つ超音波解剖・異常所見
　─ハムストリング近位部損傷；医師および理学療法士の評価すべき点─
- スポーツ障害に対するエコーを活用したPRP療法について

全日本病院出版会　〒113-0033 東京都文京区本郷3-16-4　Tel:03-5689-5989
www.zenniti.com　Fax:03-5689-8030

FAXによる注文・住所変更届け

改定：2024年1月

　毎度ご購読いただきましてありがとうございます．
　読者の皆様方に弊社の本をより確実にお届けさせていただくために，FAXでのご注文・住所変更届けを受けつけております．この機会に是非ご利用ください．

◎ご利用方法
　FAX専用注文書・住所変更届けは，そのまま切り離してFAX用紙としてご利用ください．また，注文の場合手続き終了後，ご購入商品と郵便振替用紙を同封してお送りいたします．**代金が税込5,000円をこえる場合，代金引換便とさせて頂きます．**その他，申し込み・変更届けの方法は電話，郵便はがきも同様です．

◎代金引換について
　代金が税込5,000円をこえる場合，代金引換とさせて頂きます．配達員が商品をお届けした際に，現金またはクレジットカード・デビットカードにて代金を配達員にお支払い下さい(本の代金＋消費税＋送料)．(※年間定期購読と同時に5,000円をこえるご注文を頂いた場合は代金引換とはなりません．郵便振替用紙を同封して発送いたします．代金後払いという形になります．送料は，定期購読を含むご注文の場合は弊社が負担します)

◎年間定期購読のお申し込みについて
　年間定期購読は，1年分を前金で頂いておりますため，代金引換とはなりません．郵便振替用紙を本と同封または別送いたします．送料弊社負担，また何月号からでもお申込み頂けます．
　毎年末，次年度定期購読のご案内をお送りいたしますので，定期購読更新のお手間が非常に少なく済みます．

◎住所変更届けについて
　年間購読をお申し込みされております方は，その期間中お届け先が変更します際，必ずご連絡下さいますようよろしくお願い致します．

◎取消，変更について
　取消，変更につきましては，お早めにFAX，お電話でお知らせ下さい．
　返品は，原則として受けつけておりませんが，返品の場合の郵送料はお客様負担とさせていただきます．その際は必ず弊社へご連絡ください．

◎ご送本について
　ご送本につきましては，ご注文がありましてから約1週間前後とみていただきたいと思います．

◎個人情報の利用目的
　お客様から収集させていただいた個人情報，ご注文情報は本サービスを提供する目的(本の発送，ご注文内容の確認，問い合わせに対しての回答等)以外には利用することはございません．

　その他，ご不明な点は弊社までご連絡ください．

株式会社 全日本病院出版会　〒113-0033 東京都文京区本郷3-16-4-7F
電話 03(5689)5989　FAX 03(5689)8030　郵便振替口座 00160-9-58753

FAX 専用注文書

リハ 2410 増刊

　　年　　月　　日

○印	Monthly Book Medical Rehabilitation	定価(消費税込み)	冊数
	2024年＿＿月～12月定期購読(送料弊社負担)		
	MB Med Reha No.300　膝スポーツ障害・外傷のリハビリテーション診療 実践マニュアル　増大号	4,400円	
	MB Med Reha No.293　リハビリテーション医療の現場で役立つくすりの知識　増大号	4,400円	
	MB Med Reha No.289　リハビリテーション診療に必要な動作解析　増刊号	5,500円	
	MB Med Reha No.280　運動器の新しい治療法とリハビリテーション診療　増大号	4,400円	
	MB Med Reha No.276　回復期リハビリテーション病棟における 疾患・障害管理のコツ Q&A─困ること, 対処法─　増刊号	5,500円	
	MB Med Reha No.269　種目別スポーツ　リハビリテーション診療 ─医師の考え方・セラピストのアプローチ─　増大号	4,400円	
	バックナンバー(号数と冊数をご記入ください)		

○印	Monthly Book Orthopaedics	定価(消費税込み)	冊数
	2024年＿＿月～12月定期購読(送料弊社負担)		
	MB Orthopaedics Vol.37 No.10　運動器の痛みに対する薬の上手な使いかた　増刊号	6,600円	
	MB Orthopaedics Vol.37 No.5　医師とセラピストをつなぐ スポーツエコー活用 web 動画付　増大号	6,270円	
	バックナンバー(巻数号数と冊数をご記入ください 例：36-12 など)		

○印	書籍	定価(消費税込み)	冊数
	運動器臨床解剖学─チーム秋田の「メゾ解剖学」基本講座─改訂第2版	6,490円	
	輝生会がおくる！リハビリテーションチーム研修テキスト─チームアプローチの真髄を理解する─	3,850円	
	四季を楽しむ　ビジュアル嚥下食レシピ	3,960円	
	優投生塾 投球障害攻略マスターガイド【Web 動画付き】	7,480円	
	足の総合病院・下北沢病院がおくる！ ポケット判 主訴から引く足のプライマリケアマニュアル	6,380円	
	外傷エコー診療のすすめ【Web 動画付】	8,800円	
	明日の足診療シリーズⅣ　足の外傷・絞扼性神経障害、糖尿病足の診かた	8,690円	
	明日の足診療シリーズⅢ　足のスポーツ外傷・障害の診かた	9,350円	
	明日の足診療シリーズⅡ　足の腫瘍性病変・小児疾患の診かた	9,900円	
	明日の足診療シリーズⅠ　足の変性疾患・後天性変形の診かた	9,350円	
	足関節ねんざ症候群─足くびのねんざを正しく理解する書─	6,050円	
	睡眠環境学入門	3,850円	
	健康・医療・福祉のための睡眠検定ハンドブック up to date	4,950円	
	小児の睡眠呼吸障害マニュアル第2版	7,920円	

お名前　フリガナ　　　　　　　　　　　㊞　　　診療科

ご送付先　〒　－　　□自宅　□お勤め先

電話番号　　　　　　　　　　　　　　　□自宅　□お勤め先

バックナンバー・書籍合計 5,000円以上のご注文は代金引換発送になります

─お問い合わせ先─
(株)全日本病院出版会営業部
電話 03(5689)5989

FAX 03(5689)8030

FAX 03-5689-8030　全日本病院出版会行

　　　　　　　　　　　　　　　　　　　　　年　月　日

住所変更届け

お名前	フリガナ
お客様番号	毎回お送りしています封筒のお名前の右上に印字されております8ケタの番号をご記入下さい。
新お届け先	〒　　　都道府県
新電話番号	（　　　）
変更日付	年　月　日より　　　月号より
旧お届け先	〒

※ 年間購読を注文されております雑誌・書籍名に✓を付けて下さい。

- ☐ Monthly Book Orthopaedics （月刊誌）
- ☐ Monthly Book Derma. （月刊誌）
- ☐ Monthly Book Medical Rehabilitation （月刊誌）
- ☐ Monthly Book ENTONI （月刊誌）
- ☐ PEPARS （月刊誌）
- ☐ Monthly Book OCULISTA （月刊誌）

FAX 03-5689-8030

全日本病院出版会行

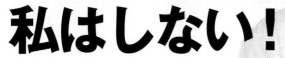

MB Orthopaedics 誌最新特集から抜粋！

好評「日常整形外科診療に役立つ特集」のご案内

Monthly Book Orthopaedics オルソペディクス

各号定価2,750円（本体2,500円＋税）

Vol.37 No.2 2024年2月号

私の膝外来―エキスパートの診察室―

編集　石川正和　香川大学教授

本邦を代表する「膝関節医」は、外来で何処に注目し診療を行っているのか？主要疾患を中心にエキスパートの着眼点を知れる虎の巻！

Vol.37 No.4 2024年4月号

仙腸関節障害のすべて

編集　村上栄一　JCHO 仙台病院院長

小さな部位ながら 腰痛診療の要となる仙腸関節について、本分野のパイオニアたちが膨大な情報と知識のすべてを解説！

Vol.37 No.6 2024年6月号

多角的アプローチでみる慢性腰痛

編集　大谷晃司　福島県立医科大学教授

整形外科的アプローチにくわえ、精神科、麻酔科、内科、理学療法の視点から、慢性腰痛診療のヒントとコツが詰まった1冊！

Vol.37 No.7 2024年7月号

知っておくべき二次性骨折予防の基本知識

編集　萩野　浩　山陰労災病院院長

二次性骨折の予防について、前衛的な取り組みをしてきた施設のノウハウを紹介し、骨粗鬆症治療薬の開始だけではない、長期的目線を養う1冊！

Vol.37 No.8 2024年8月号

高齢者リウマチ性疾患の診かた

編集　高橋伸典　愛知医科大学教授

高齢発症関節リウマチの特性、リウマチ性多発筋痛症などとの鑑別、身体機能維持のポイント、積極的訓練の重要性など"高齢者"にこそ必要な視点をまとめた1冊！

全日本病院出版会　〒113-0033 東京都文京区本郷 3-16-4　Tel:03-5689-5989
www.zenniti.com　Fax:03-5689-8030

足の総合病院

ポケット判 主訴から引く 足のプライマリケアマニュアル

編著　下北沢病院

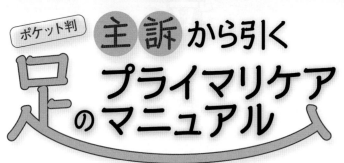
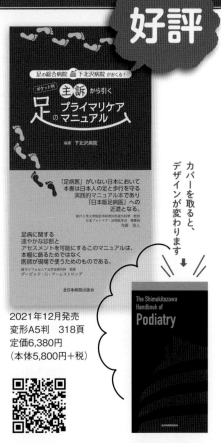

好評

カバーを取ると、デザインが変わります↓

2021年12月発売
変形A5判　318頁
定価6,380円
（本体5,800円＋税）

足の疾患を診るうえで、最初の問診で確認しなければならないこと、行った方がよい検査など随所に「下北沢病院流」がちりばめられている本書。
足に関わる疾患が網羅されており、これから足を診る先生にとっては手放せない1冊に、既に足をご専門にされている先生にとっても、必ず知識が深まる1冊になります。
ぜひご診療の際はポケットに忍ばせてください。

詳しくはこちら

日常診療で役立つ「足関節ねんざ症候群」の解説書！

足関節ねんざ症候群

―足くびのねんざを正しく理解する書―

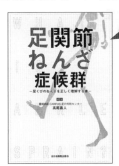

好評

編集　高尾昌人
重城病院CARIFAS足の外科センター所長

2020年2月発行
B5判　208頁
定価6,050円
（本体5,500円＋税）

詳しくはこちら！

「足関節ねんざ症候群」の知識をわかりやすく整理し、実地医家が
診療を進めるうえで押さえておくべき要点をコンパクトにまとめた一書！
知識のアップデートに役立つ本書をぜひお手に取りください！

全日本病院出版会

〒113-0033　東京都文京区本郷 3-16-4　Tel:03-5689-5989
www.zenniti.com　　　　　　　　　　　　Fax:03-5689-8030

Monthly Book Orthopaedics

2024年10月増刊　Vol.37 No.10　**新刊**

運動器の痛みに対する薬の上手な使いかた

編集企画：川口善治（富山大学教授）
定価 6,600 円（本体 6,000 円＋税）
B5 判　222 ページ

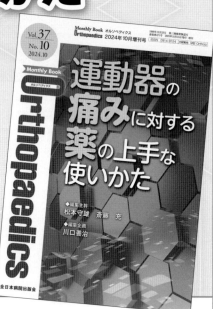

Ⅰ章では、各薬剤の特徴と運動器疼痛処方における現在の立ち位置を詳しく知ることができる。Ⅱ、Ⅲ章において日常でよく診る痛みへの具体的な処方例を参考にすることで、より実践に近づいた薬剤知識を得ることができる。特に処方に際して注意点の多いスポーツ選手と小児への言及については、Ⅲ章にまとめた。

もくじ

Ⅰ．薬剤別

NSAIDs／アセトアミノフェン その薬剤機序・特性から使用法を考える／ワクシニアウイルス接種家兎炎症皮膚抽出液／Ca^{2+}チャネル $α_2δ$ リガンド／抗てんかん薬（カルバマゼピン、バルプロ酸ナトリウムなど）／デュロキセチン／三環系抗うつ薬／抗不安薬（ベンゾジアゼピン系薬物）／中枢性筋弛緩薬（エペリゾン、チザニジン）／トラマドール／ブプレノルフィン貼付剤／オピオイド鎮痛薬（強度）／漢方薬／新薬（現状）

Ⅱ．疾患別

非特異的腰痛と薬物療法／運動器の痛みに対する薬の上手な使いかた／腰椎椎間板ヘルニアに対する薬物治療／肩こり／頚椎症性神経根症／肩関節周囲炎／上肢の関節痛（肩痛を除く）／股関節痛／変形性膝関節症の薬物療法／足関節痛／線維筋痛症／関節リウマチ／がん性疼痛／痛覚変調性疼痛：混乱に彩られた方便

Ⅲ．その他

アンチ・ドーピングに留意したアスリートに対する鎮痛薬の処方／小児の痛みと鎮痛薬の処方

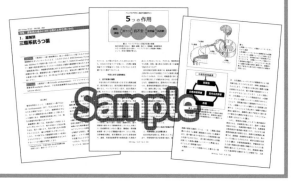

全日本病院出版会

〒113-0033　東京都文京区本郷 3-16-4　Tel：03-5689-5989
www.zenniti.com　Fax：03-5689-8030

優投生塾 投球障害攻略マスターガイド

好評

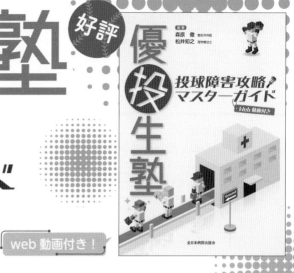

編著 森原　徹・松井知之
（丸太町リハビリテーションクリニック）

2023年10月発行　B5判302頁　定価7,480円（本体6,800円＋税）

web動画付き！

投球障害をこれ1冊で完全マスター！

肩・肘の投球障害について、具体的な疾患の症例供覧から疼痛期・投球準備期・競技復帰期のリハビリテーション、さらにはデータやバイオメカニクスまで完全ガイド！投球動作の各フェーズに即した評価・アプローチを図写真とWeb動画で紹介した実践書です。

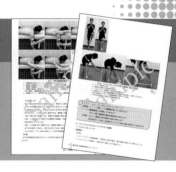

主なContents

講座1　投球障害肩・肘の選手を競技復帰に導くには
A. 投球障害肩・肘疾患の概要
　1. 投球障害肩・肘とは
　2. 各疾患における病態・診断・治療
B. スポーツ肩・肘外来の実際
　1. 投球動作の正確な理解と各疾患の関係
　2. 診断に必要な問診による情報
　3. 投球動作を想定した理学所見のとり方
　4. 肩・肘関節の視診，触診，およびスペシャルテスト
C. 投球障害肩・肘の正確な治療を行うために
　1. 保存療法と手術療法の選択
　2. 医師，理学療法士，指導者，選手間の時間軸の共有

講座2　投球障害に対するリハビリテーションアプローチ①
　疼痛期：疼痛の早期改善と疼痛原因の早期抽出
　1. 姿勢と肩関節運動
　2. 疼痛期のリハビリテーション（IBC，ICS，ICGH，ICE）
　3. 投球準備期への準備（3次元的なアライメント調整および上・下肢との連動）

講座3　投球障害に対するリハビリテーションアプローチ②
　投球準備期：身体機能と投球動作の結びつけ
　1. はじめに
　2. 投球動作分析の考え方とポイント
　3. 投球動作を再現したファンクショナルスローイングテスト
　4. 運動連鎖から考える投球動作分析
　5. ファンクショナルスローイングテストが改善しない場合

講座4　投球障害に対するリハビリテーションアプローチ③
　競技復帰期：競技復帰をスムーズに行うための復帰プログラムおよびテーピングテクニック
　1. 競技復帰に向けた投球の再開
　2. 投球動作を考慮したテーピングテクニック
　3. 各フェーズに応じたテーピングの実際

講座5　スポーツ現場で簡単に身体機能をチェックできる方法
　パフォーマンスの低下，投球障害を早期に発見するチェック法
　1. はじめに
　2. CIBC（複合IBC）の実際
　3. スポーツ現場でできるファンクショナルスローイングテスト
　4. TAC（トータルアスリートチェック）の実際

資料1　野球選手の身体機能
　1. はじめに
　2. 野球選手の身体機能
　3. 女子野球選手の身体特性
　4. データをリハビリテーションにどう活かすか
　5. まとめ

資料2　投球動作のバイオメカニクス
　1. 投球動作を知るためのバイオメカニクスの基礎
　2. 健常投手における投球動作のバイオメカニクス
　3. 健常投手における肘関節ストレス
　4. 投球障害肘選手における投球動作のバイオメカニクス
　5. 投球障害肘選手に対するリハビリテーション前後の投球動作比較

詳しい目次はこちら！

全日本病院出版会　〒113-0033　東京都文京区本郷3-16-4　Tel:03-5689-5989
www.zenniti.com　Fax:03-5689-8030

次号予告

リハビリテーション医療とDX(デジタルトランスフォーメーション)

No.306(2024年10月号)

編集／東京湾岸リハビリテーション病院院長　近藤国嗣

リハビリテーション領域のビッグデータ解析に
　用いられるAI・機械学習の動向
　………………………………宮崎　裕大ほか
離島におけるリハビリテーションの現状と
　DXへの期待……………………古橋　　哲
リハビリテーション医療データと
　費用対効果分析…………………池田　登顕
失語症診療におけるリハビリテーション
　医療DXのトピックス…………向野　雅彦
深層学習による姿勢推定技術を活用した
　歩行分析の今……………………奥山　航平
パーキンソン病におけるリハビリテーション
　医療DX…………………………大山　彦光
脳損傷後の視覚評価における
　リハビリテーション医療への応用
　………………………………大松　聡子ほか
脳画像による脳内ネットワークの評価と
　リハビリテーション医療への応用
　……………………………………大瀧　亮二
リハビリテーション医療×生成AI：
　可能性と課題の探究……………桑江　　豊
上肢機能と活動量の定量化のトピックス
　……………………………………竹林　　崇

編集主幹：宮野佐年　医療法人財団健貢会総合東京病院
　　　　　　　　　　リハビリテーション科センター長
　　　　　水間正澄　医療法人社団輝生会理事長
　　　　　　　　　　昭和大学名誉教授
　　　　　小林一成　医療法人財団慈生会野村病院顧問

No.305　編集：
川手信行　昭和大学教授
水間正澄　医療法人社団輝生会理事長

Monthly Book Medical Rehabilitation No.305

2024年10月15日発行(毎月1回15日発行)
定価は表紙に表示してあります.
Printed in Japan

発行者　末定広光
発行所　株式会社　全日本病院出版会
　〒113-0033　東京都文京区本郷3丁目16番4号7階
　　　　電話 (03) 5689-5989　Fax (03) 5689-8030
　　　　郵便振替口座 00160-9-58753

印刷・製本　三報社印刷株式会社　電話 (03) 3637-0005
広告取扱店　株式会社文京メディカル　電話 (03) 3817-8036

ⓒ ZEN・NIHONBYOIN・SHUPPANKAI, 2024

・本誌に掲載する著作物の複製権・翻訳権・上映権・譲渡権・公衆送信権(送信可能化権を含む)は株式会社全日本病院出版会が保有します.
・JCOPY ＜(社)出版者著作権管理機構 委託出版物＞
　本誌の無断複写は著作権法上での例外を除き禁じられています.複写される場合は,そのつど事前に,(社)出版者著作権管理機構(電話 03-5244-5088, FAX 03-5244-5089, e-mail: info@jcopy.or.jp)の許諾を得てください.
・本誌をスキャン,デジタルデータ化することは複製に当たり,著作権法上の例外を除き違法です.代行業者等の第三者に依頼して同行為をすることも認められておりません.